EL FUTURO ES LO QUE HACES HOY

GABY HOSTNIK

EL FUTURO ES LO QUE HACES HOY

Gimnasia emocional para dar plenitud y bienestar a tu vida

Papel certificado por el Forest Stewardship Council®

FSC
www.fsc.org
MIXTO
Papel | Apoyando la silvicultura responsable
FSC® C117695

El contenido de este libro tiene únicamente fines informativos e inspiracionales. El autor y el editor no asumen ninguna responsabilidad por cualquier acción tomada a partir de la información contenida en este libro, y los lectores deben usar su propio juicio y sentido común al aplicar el contenido de este libro a sus vidas. En ningún caso sustituye a la consulta con un médico o profesional de la salud ni pretende servir de diagnóstico, prescripción o tratamiento.

Penguin Random House Grupo Editorial

Primera edición: marzo de 2026

Printed in Spain — Impreso en España

ISBN: 978-84-02-43120-2
Depósito legal: B-1.110-2026

Compuesto en Fotoletra, S. L.
Impreso en Black Print CPI Ibérica
Sant Andreu de la Barca (Barcelona)

BG 3 1 2 0 2

A quienes me acompañaron
en el camino del corazón

ÍNDICE

INTRODUCCIÓN

A lo largo de mi vida he sido muy curiosa y me he hecho preguntas que quizá no eran habituales para la edad o para los intereses del momento, por la profundidad que implicaban. Siempre busqué cultivar mi interioridad: a través de la lectura, de las conversaciones y de la escritura; en retiros de silencio, en travesías por la montaña, en la escucha de experiencias de personas sabias, en la educación formal, en mis aficiones, en los espacios expresivos y deportivos, y en entrevistas que me invitaron a pensar distinto.

Desde muy temprana edad sentí la pulsión de cultivar la sensibilidad para reflexionar sobre la existencia humana. Hoy lo resumiría en una gran pregunta: ¿cuál es el sentido de nuestra trascendencia?

Hace muchos años, una maestra me dijo: «Tu mejor inteligencia es tu intuición». Y es que había veces que llegaba antes o sabía cosas que no podía explicar. Corazonadas que todos llevamos dentro, pero que a menudo la razón no consigue ni entender ni traducir.

Vivimos un momento histórico de aceleración en el que es normal que nos surja esta pregunta: ¿detrás de qué corremos? La velocidad no siempre va de la mano de la profundidad. Necesitamos mirar hacia dentro: los años me han enseñado que en la pausa y en el silencio es donde uno mejor puede reconectar consigo mismo y observarse.

Hace más de diez años, inicié un camino personal de exploración interior, motivada por la necesidad de comprenderme mejor y, ante todo, de vivir con mayor coherencia entre lo que sentía, lo que pensaba y lo que hacía. Al comienzo, la mayor incomodidad, y también la fuerza que me impulsó al cambio, surgió en el ámbito laboral: tenía una profunda necesidad de rediseño. Sentía que transitaba un camino lleno de automatismos y de creencias que ya no me representaban, con poco disfrute y sin verdadera autorrealización.

Pasamos la mayor parte de nuestras horas trabajando. Esta evidencia, junto con mi búsqueda profunda, se convirtió en una señal imposible de ignorar.

Recuerdo una mañana, viajando en el tren hacia el trabajo, inspirada por nuevas lecturas, conversaciones y proyectos, que me hice las preguntas: **¿qué historia quiero escribir con mi vida? ¿Qué decisiones me ayudan a alinear mis sentimientos, mis pensamientos y mis actuaciones?**

Estos interrogantes dieron paso a una búsqueda que me llevó años: me impulsó a tomar decisiones y a realizar grandes transformaciones. Me convertí en una artesana de los recomienzos: diseñé un nuevo espacio laboral, me convertí en una especialista en el arte de cambiar, creé métodos propios de acompañamiento para personas y organizaciones y emprendí un viaje para buscar nuevas experiencias y especializarme en saberes que ampliaran mi mirada. Todo ello me acercó a la **educación emocional**, a las **neurociencias** y a una perspectiva existencial que me permitió entender **el valor del propósito y de las decisiones que trazan nuestra trayectoria vital**. Desde siempre, mi búsqueda tuvo un eje claro: lo propiamente humano; esa dimensión profunda que nos habita y nos trasciende, que se expresa en lo que sentimos siendo quienes somos, en cómo nos vinculamos y en la manera en la que encontramos sentido a lo que hacemos.

Con el tiempo, descubrí que la educación emocional ofrece un lenguaje que ayuda a nombrar lo que los adultos tantas veces callamos, no entendemos o no sabemos expresar; que la neurociencia aplicada nos brinda mapas para comprender cómo funcionamos (cuerpo y mente), y el propósito, una brújula para decidir cómo queremos vivir. Los vínculos y los entornos que habitamos, en tanto, se vuelven el escenario donde todo eso cobra vida, se refleja y se transforma.

Desde ahí fui tejiendo preguntas, saberes, pistas y prácticas que integran **el sentir, el pensar y el vivir con sentido**.

En julio de 2019, en una clase de educación emocional en la Universidad de Barcelona, me llamó mucho la atención algo que dijo uno de mis profesores, Rafael Bisquerra: «A nuestro cerebro no le interesa que seamos felices y que tengamos bienestar, lo único que le interesa es la supervivencia pura y dura». Estuve días pensando en esta frase, y despertó en mí interrogantes que fui planteándome con el tiempo, así como la inquietud de investigar este tema con mayor profundidad. No entendía cómo podíamos relegar algo tan sagrado, como es el sentir y el bienestar, a una especie de automatismo.

Comparto a continuación algunas mis preguntas:

1. ¿Cómo impacta esta visión de «supervivencia pura y dura» en la forma en la que nos educamos emocionalmente?
2. Si solo somos supervivencia, ¿cómo influye esta creencia en la forma en la que construimos nuestras decisiones, acciones, relaciones y propósitos?

3. ¿Por qué actuamos como actuamos?
4. ¿Es posible entrenar el cerebro para dejar de reaccionar desde la amenaza y empezar a elegir desde la conciencia?
5. ¿Qué estrategias adaptativas hay que trazar en la búsqueda del bienestar humano?
6. ¿Qué valores guían nuestras decisiones?
7. ¿A qué aspiramos como seres humanos y en qué aspectos depositamos esa búsqueda?

Nuestro cerebro no busca nuestro bienestar porque no tiene ningún tipo de interés en que seamos felices. Es cortoplacista y simplemente procura que sigamos vivos.

Entonces, si la supervivencia la tenemos garantizada por diseño y añadidura, ¿qué significa el buen vivir?

Mi pensamiento de ese momento fue que, si queremos vivir una vida más consciente y rica en plenitud, tenemos que hacer cosas para que eso mismo suceda, creando un espacio interno y un entorno externo para ello. No podemos controlar lo que pasa fuera, pero **podemos gestionar lo que sucede dentro de cada uno de nosotros**. Cuando tomamos acción por esto, nos permitimos salir de la queja constante, del agobio, de la apatía, de la pasividad y de culpar a los demás por lo que sucede en nuestras vidas.

Vivimos con un ritmo de vida cada vez más acelerado, muy desconectados de nosotros mismos y del entorno, en el que **pareciera que no hay tiempo para entender qué necesitamos, qué nos gustaría que nos pase y hacia dónde vamos**. En el terreno emocional, donde trabajo y facilito cada día, el futuro no será tan artificial como ancestral: volver a lo humano, a lo simple, a lo que siempre nos sostuvo.

En este libro, capítulo a capítulo, con teoría y práctica, recorreremos los **siete pilares que sustentan el verdadero bienestar**. Bajo un enfoque integral, entenderemos cómo vivir una vida con actitud de sabiduría, intención y foco de acción. Comprenderemos qué dimensiones lo configuran: lo emocional, lo vincular, el sentido vital, el cuerpo físico y el entorno.

Pilar 1. El buen vivir
Pilar 2. Lo emocional
Pilar 3. Tu propósito
Pilar 4. Círculos de empatía
Pilar 5. El cuerpo
Pilar 6. El entorno
Pilar 7. Neuroplasticidad

Te invito a comprender cómo las emociones, las conductas, las experiencias y las relaciones afectan nuestro cerebro y nuestro cuerpo, y cómo estas influyen en nuestra percepción del bienestar integral para poder modelar, en la medida de lo posible, nuestro buen vivir. Te aliento a que tomes lo que te resulte útil, recorriendo este camino vital que siempre es desde dentro hacia fuera, con aportaciones de ideas, estrategias y hábitos que te ayuden a encontrar respuestas.

Y mientras lees el libro, pregúntate: ¿qué nuevas habilidades puedo aprender?

Tómate tu tiempo para asimilar esos aprendizajes y utilizar las herramientas: cualquier habilidad que aprendamos nos va a requerir una práctica diaria. Quizá vayamos más rápido o más despacio, lleguemos más o menos lejos, pero siempre podemos ir un paso más allá de donde estamos.

Este libro es una invitación para que te priorices y que te regales una pausa para reconectar contigo mismo. Ojalá que encuentres pistas y señales que te permitan explorar y apropiarte de la búsqueda de ese sentido del bienestar. Conectar lo cotidiano con lo trascendente: encontrar significado en lo que somos y hacemos día a día.

De entender cómo vivir de manera más consciente y orientada, donde lo que hacemos, sentimos y pensamos tiene sentido no solo para nosotros, sino también para los demás.

Estas páginas están escritas con el corazón. Son el fruto de años de vivencias, acompañamientos, aprendizajes y encuentros diarios en mi camino como profesora, mentora, consultora, divulgadora y facilitadora de puentes entre el saber y el sentir.

También he querido compartir algo de mi propia transformación, porque, cuando el conocimiento pasa por el cuerpo y por la emoción, deja de ser teoría para volverse vida en acción.

Te invito a leer con calma, a reflexionar con curiosidad y a practicar con intención. Que cada capítulo sea una oportunidad para elegir cómo queremos pensar, sentir y vivir. El futuro se construye con lo que hacemos hoy.

¡Esta eterna aprendiz te desea buen camino!

1

¿EN BUSCA DEL BIENESTAR O LA FELICIDAD?

> Buscar la serenidad me parece una ambición más razonable que buscar la felicidad. Y quizá la serenidad sea una forma de felicidad.
>
> JORGE LUIS BORGES

Bienestar frente a felicidad

A menudo me descubro observando cómo, en nuestra vida cotidiana, nos surgen preguntas que, si bien parecen simples, tocan en realidad lo más profundo de nuestra existencia. Son interrogantes que no tienen una única respuesta y que, sin embargo, nos acompañan silenciosamente: ¿qué nos da sentido? ¿Qué nos sostiene de verdad cuando lo externo tambalea? ¿El sentido de la vida es la búsqueda de la felicidad o más bien un estado interior que nace desde dentro?

Desde pequeña me intrigaba qué es aquello que realmente nos da sentido como seres humanos, y si eso estaba ligado a la felicidad. ¿Significaba alcanzar metas externas (como terminar una carrera, formar una familia, lograr un ascenso o concretar un viaje) o tenía que ver más con un sentir profundo y cotidiano?

Con los años descubrí que esa misma inquietud no era solo mía: también se da en mis alumnos cuando exploramos juntos qué entendemos por felicidad y bienestar.

Al comenzar un nuevo curso, suelo preguntar a mis alumnos: ¿qué es lo que más buscamos las personas en la vida? Generalmente, después de varias rondas de intercambio entre todos los grupos, la conclusión es casi siempre la misma: bienestar o felicidad, ya sea la propia, ya sea la de los seres queridos. Acto seguido, suele aparecer una pregunta recurrente: ¿es lo mismo bienestar y felicidad? Con frecuencia, me comparten que para ellos la felicidad está compuesta por momentos fugaces o por algo que es inalcanzable; incluso hay quienes sienten que les genera una presión devastadora. Se abre entonces un debate muy interesante con gran diversidad de opiniones y definiciones.

Muchas veces se utiliza la palabra «bienestar» como sinónimo de felicidad, pero eso no quiere decir que signifiquen lo mismo.

En el diccionario emocional se describe el **bienestar** como la evaluación subjetiva que realizamos sobre el nivel de satisfacción general que tengamos en nuestras vidas. **Este concepto tiene que ver con sentirnos a gusto con nosotros mismos y con el entorno.** Esto incluye los propósitos vitales, los deseos, las necesidades y los retos que tengamos en nuestras vidas.

Una pregunta que ayudaría a entender esta definición es: ¿cuánto nos gusta la vida que llevamos?

La felicidad, en cambio, es un estado de bienestar emocional, que supone la vivencia y la experiencia de emociones positivas y la ausencia del miedo. Incluye emociones de carga o valencia positiva y de energía mucho más intensa y explosiva y, por tanto, mucho más agradables, como la euforia, la exaltación o la alegría, pero también más efímeras. Si después de un momento de experimentar felicidad no viene otra experiencia similar, el sentimiento puede dejarnos una huella profunda de vacío vital. Esto puede sucederte, por ejemplo, cuando ganas un torneo de tenis o de fútbol, también cuando llegas a la meta después de correr un maratón: el corazón se siente como un volcán en erupción, dada la pasión y la intensidad que siente. Esto no quiere decir que esté mal sentir felicidad, sino que hay que tener cuidado a no hacernos adictos de ese chute constante de energía, recordando que el cerebro está diseñado para repetir todo aquello que te genere placer.

El bienestar es amplio, un espectro; tiene que ver con darle espacio a todas las emociones, tanto las que conocemos como positivas (como la confianza, la curiosidad o la gratitud), como las negativas. Cuando experimentamos bienestar tienen también lugar emociones como la tristeza, la decepción, el dolor, la frustración o la apatía. En cambio, en un estado de felicidad no se admiten esas emociones, o esta se desvanece en el momento en el que las notamos.

El bienestar aparece, por ejemplo, cuando sentimos gratitud al compartir una comida en familia y, al mismo tiempo, tristeza porque falta alguien en la mesa. También cuando nos invade la curiosidad al iniciar un nuevo proyecto, pero emerge el miedo de pensar que no se va a estar a la altura de las circunstancias. O cuando disfrutamos de un paseo en la naturaleza con calma y confianza, mientras cargamos todavía con la frustración de un problema pendiente. Incluso puede darse en la alegría de un logro personal que convive con la decepción de que no todo salió como esperábamos.

A nivel cerebral, bienestar y felicidad tampoco significan lo mismo.

La comunicación entre neuronas se da mediante «mensajeros» que se denominan «neurotransmisores» (transmisores entre neuronas): moléculas que fabrica una neurona y las envía a otras. Estos «mensajeros» del cerebro permiten que pensemos, sintamos, recordemos y actuemos. Son las palabras químicas con las que nuestro cerebro conversa consigo mismo y con todo el cuerpo; impactan, por tanto, en todas nuestras conductas.

Llamativamente, tanto el bienestar como la felicidad se hallan vehiculizados por el mismo tipo de neurotransmisores, pero en proporciones diferentes: dopamina, serotonina, endorfinas, adrenalina, oxitocina y ácido gamma-aminobutírico (GABA, por sus siglas en inglés).

En la felicidad, entre todos los neurotransmisores, destaca la dopamina: es el implicado en estados de picos intensos de placer, euforia y recompensa. En cambio, el bienestar se sustenta en la serotonina: es el que transmite sensaciones de buen ánimo y de estar a gusto con la vida.

Cuando nos referimos al bienestar, otra distinción importante para tener en cuenta es la diferenciación entre el **bienestar hedónico** y el **eudemónico**.

El bienestar hedonista se refiere a la **percepción de satisfacción que nos proporcionan todos los sentidos. Tiene que ver con el placer más personal** y, quizá por eso, es más impulsivo y cortoplacista, ya que busca el placer, el disfrute inmediato y la evitación del dolor; por ejemplo: disfrutar de una rica comida, de un viaje o de un reconocimiento en el trabajo, de tu pareja o de tus hijos.

En cambio, el bienestar eudemónico (que proviene de la eudemonía de Aristóteles) va más allá de la **satisfacción individual:**

Principales neurotransmisores y sus funciones

NEUROTRANSMISOR		FUNCIONES PRINCIPALES
Dopamina	→	Motivación, placer, memoria, creatividad
Serotonina	→	Estado de ánimo, emociones, regulador del hambre
Endorfinas	→	Sensación de placer y calma, disminución de las sensaciones de dolor
Adrenalina	→	Estrés, reacciones de lucha o huida
Glutamato	→	Memoria, plasticidad
GABA	→	Atención, sueño, regulador de la ansiedad
Acetilcolina	→	Percepción sensorial, atención, aprendizaje
Noradrenalina	→	Emociones, estrés, memoria

- La dopamina genera sensaciones de recompensa, incluso de placer, y está muy relacionada con los estados de motivación y de optimismo.
- La serotonina genera estados de ánimo positivos y favorece la autoestima y la confianza en uno mismo.
- Las endorfinas disminuyen las sensaciones de dolor; también favorecen el estado de ánimo positivo.
- La adrenalina energiza al cuerpo y al cerebro, e impacta en las sensaciones de vitalidad.
- La oxitocina está implicada en la nutrición de los vínculos sociales y en la sensación de pertenencia.
- El GABA genera sensaciones de calma y paz mental, y es un regulador de la ansiedad.

tiene relación con el sentimiento de utilidad y con una meta vital que va más allá de nosotros, tomando en cuenta el bien colectivo y social. Se enfoca en ser y vivir bien a lo largo del tiempo. Busca el sentido, el desarrollo interior y la coherencia con un propósito colectivo; por ejemplo: trabajar en un proyecto que ayuda a otros, construir y nutrir relaciones profundas o aprender algo que te transforma.

El bienestar hedónico responde, por tanto, a la pregunta: **¿esto me hace sentir bien ahora?**; mientras que el eudemónico lo hace a: **¿esto le da sentido a mi vida?**

Teniendo esto en cuenta, cabe preguntarse si el bienestar es más una construcción con sentido que una búsqueda de placer inmediato, tal como nos han hecho creer.

Como educadora emocional, no puedo dejar de compartir las dimensiones y aspectos que incluye **el bienestar emocional**:

- La predisposición que tenemos en **tomar contacto y reconocer nuestros propios estados emocionales**.
- **La rapidez o la lentitud con la que nos recuperamos** de las distintas adversidades o reveses que se nos presentan en la vida.
- El foco que pongamos en **alargar, disfrutar y agradecer** cuando estamos viviendo estados emocionales más placenteros.

Más allá de esta mirada académica, hay una cuestión que siempre me acompaña: ¿qué significa realmente el bienestar para mí? Porque enseñar sobre emociones me ha hecho también mirarme hacia dentro, revisar mis propios estados y descubrir que el bienestar no es solo teoría, sino un tono vital que atraviesa lo cotidiano.

¿Qué es el bienestar para mí?

Cuando me preguntan qué es para mí la felicidad, me gusta partir de la frase de Borges con la que abría este capítulo. Pienso que una vida serena es más sostenible y compatible con la longevidad del cuerpo, de los vínculos y de la mente. Creo que de tanto estudiar y enseñar las emociones, la serenidad se parece más a un tono emocional que tiende al equilibrio, una especie de madurez emocional.

Hay una sabiduría que nos dan los años y que, en mi caso, se traduce en la búsqueda de una calma para el alma: que mi vida esté integrada, que haya armonía. Y sé también que mi bienestar nunca depende solo de mí, porque siempre está influido por cómo se sienten los que me rodean y, sobre todo, aquellos a quienes más quiero. Esa dimensión socioemocional nos recuerda que estamos profundamente conectados. Tal vez la serenidad no solo sea una forma de felicidad: quizá sea su forma más profunda.

Yo misma a diario les pregunto a mis alumnos qué significa para ellos el bienestar o el buen vivir. Se sorprenderían al ver la cantidad de personas que responden cosas como:

- «Encontrar la tranquilidad, mente y cuerpo en calma».
- «Sentirme con paz, alegría y gratitud».
- «Estar en paz: aunque sea caótico el exterior, manejarlo con tranquilidad».
- «Estar en armonía con mi interior», «coherencia, integridad y calma interna».
- «Vivir en paz, a pesar de los desafíos de la vida».
- «Sentir paz».
- «Sentir calma en mi día a día, más allá de las circunstancias».
- «Sentirse bien en todos los sentidos».

- «Tener cosas para agradecer, sentir que pertenezco a algo más grande y poder conectar con los de mi alrededor».

La plenitud del buen vivir

Recuerdo un día en concreto en el que, una vez terminando una clase de habilidades socioemocionales en la universidad, se me acercó un alumno de manera algo ofuscada a decirme que no estaba para nada de acuerdo con la cita de Borges. En su opinión, la serenidad era establecer expectativas muy bajas y ser conformista, y me comentó que él tomaba todas sus decisiones y hacía sus acciones vitales en busca de llegar a la felicidad. Para él, la felicidad era aspirar al número diez, mientras que veía la serenidad como una actitud derrotista, conformarse con algo mediocre, no asumir riesgos. Entendía su malestar y disconformidad, pero la suya era una apreciación muy personal. Cada uno lo define y lo busca como mejor le parece, desde luego. Le pedí permiso a este alumno para compartir su duda con todos sus compañeros de curso y les conté esta metáfora.

Desde muy pequeña, soy amante de la montaña, el senderismo y el montañismo. Me encantan el regalo, el refugio y la medicina que ofrece la naturaleza y, desde entonces, se ha convertido en un lugar al que acudo para buscarme, conectarme, volver a energizarme, profundizar en mis raíces y ampliar mis horizontes. Por supuesto, soy consciente de que no todo el que va a la montaña la disfruta y la vive de la misma manera. La vida es pico (cima) y valle (llanura). Si te pones a pensar en la experiencia de vivir, pasamos mucho más tiempo en el llano que en la cima. De hecho, cuando uno se prepara durante meses para una expedición o travesía desafiante en la montaña, no hay mejor lección que saber disfrutar del proceso, la preparación y el camino, y saber que, aunque uno puede poner todo lo mejor de sí, habrá veces que inclemencias climáticas, accidentes, cuestiones físicas o de contexto no nos permitirán alcanzar esos objetivos.

En la montaña, como en la vida, podemos prepararnos, entrenar y dar lo mejor de nosotros, pero siempre habrá factores que no controlemos. A veces llegaremos a la cima, y otras no. Sin embargo, el bienestar está en el camino, en la forma en la que lo recorremos, en cómo integramos la alegría, el esfuerzo, la frustración o la decepción.

Saber que eso, también, es parte de la vida.

Ahí es donde la serenidad cobra sentido: no como conformismo, sino como un tono vital que nos permite habitar el llano, aceptar los contratiempos y celebrar las cimas cuando llegan. Significa también comprender que no podemos vivir siempre aspirando a «algo más» o sosteniendo expectativas desmedidas, sino aprender a transitar los grises de la vida y la variabilidad del camino. Y conviene subrayarlo: la serenidad no es resignación, es una emoción de valencia positiva, quizá de energía más baja, pero profundamente nutricia y necesaria para nuestro cuerpo y nuestra mente.

Es por este motivo que, quizá, abrazo y me siento más conectada con el concepto de bienestar que de felicidad: en la sociedad en la que vivimos, la búsqueda de la felicidad se ve condicionada por un alto exitismo, una vara y meta muy elevada que a veces parece inalcanzable. Esto frustra mucho a las personas.

Para mí, por el contrario, la búsqueda del bienestar nos invita a convivir con todos los matices de la vida: con lo claro y lo oscuro, con lo que nos impulsa y también con lo que nos desafía. Y, sobre todo, nos recuerda que podemos construir plenitud en ese pequeño «metro cuadrado» que habitamos, allí donde sí tenemos influencia y capacidad de acción, aceptando que más allá de él siempre habrá incertidumbre.

El bienestar no tiene fecha de caducidad: tiene altos y bajos, por supuesto que sí, pero puede durar para toda la vida. Y quizá la vida justamente se trate de eso: de disfrutar del hecho de tener objetivos y de avanzar hacia ellos, en vez de poner el foco solamente en el resultado. En el libro *Vuelo nocturno*, Antoine de Saint-Exupéry escribía: «También los infortunios forman parte de nuestras pertenencias». Creo que de todos los momentos se aprende y se crece; aún más en la adversidad. El bienestar es, entonces, una búsqueda para toda la vida.

Así, el **buen vivir puede definirse como un estado de equilibrio que se logra cuando el cerebro y el sistema nervioso funcionan de manera adaptativa y saludable**. Esto incluye la gestión emocional, la conexión social positiva, la resiliencia frente al estrés y el sentido de propósito. El buen vivir no solo depende de factores externos, sino de cómo respondemos y nos adaptamos a las experiencias y de cómo fomentamos prácticas y hábitos que nos permiten vivir de una manera plena y saludable.

Los vacíos del ser no se rellenan con tener, hacer o alcanzar, sino con lo que somos capaces de sembrar dentro y compartir con los demás. Cuando tratamos de llenarlos con poder, reconocimiento, fama, estatus, dinero o seguidores, lo que se genera es el goce de los sentidos, o el placer subjetivo: una sensación inmediata, intensa, pero pasajera, asociada a estímulos externos que activan nuestros circuitos de recompensa. Ese placer se disfruta en el momento, aunque rara vez perdura o crea sentido.

	CUADRO COMPARATIVO FELICIDAD VS. BIENESTAR	
	Felicidad	**Bienestar**
Duración	Estado emocional transitorio y temporal	Estado emocional integral y continuo
Objetivo	Satisfacción, placer y emociones de valencia positiva	Indaga el equilibrio, el desarrollo de habilidades e incluye emociones de valencia positiva y negativa
Características	Búsqueda ligada al placer	Búsqueda ligada a la adaptación y a la superación de adversidades
Implicancia social	La conexión social no es un requisito para la felicidad	El bienestar está asociado a los vínculos sociales positivos
Neurotransmisor destacado	Dopamina	Serotonina
Foco	Gratificación inmediata	Largo plazo
Indicadores	Satisfacción inmediata y experiencias placenteras	Salud emocional, mental y física, satisfacción vital y gestión del estrés

Por eso hablamos de bienestar (si se prefiere, de «bien-estar»), porque en su raíz no se refiere a tener, sino que está hablando de «estar bien», del modo en que habitamos el mundo desde el ser. Es un concepto que se vincula con la calidad de nuestra propia conexión emocional, de nuestra presencia y de nuestras relaciones, más que con nuestros logros externos. En definitiva, hablamos del buen vivir.

Este libro quiere ser una invitación a revaluar nuestro propio concepto de felicidad y de bienestar: una llamada a desligarlo de la productividad, del hecho de hacer o de tener, y a vincularlo al estado del ser.

EJERCICIO

Date un momento para pensar. Tómate el tiempo que necesites para responder a estas preguntas.

¿Qué significa bienestar para mí?

....

....

....

....

¿Sobre qué pilares se apoya el bienestar en mi vida (en vínculos sociales, trabajo, aficiones, etc.)?

....

....

....

....

¿Qué aspectos tengo más atendidos en mi día a día (la actividad física, la alimentación, mis pasatiempos, etc.)?

....

....

....

....

¿En qué aspectos tendría que prestar más atención?

....

....

....

....

Para finalizar, ¿la búsqueda de bienestar debería ser nuestro propósito primordial?

....

....

....

....

....

Entrenar y recablear el cerebro en positivo

Si los vacíos del ser no se colman con lo que acumulamos fuera, es momento de mirar hacia dentro y preguntarse: ¿qué podemos cultivar para vivir con más sentido? Ahí es donde entra en juego nuestro cerebro, ese órgano que guarda la llave de cómo sentimos, pensamos y actuamos, siempre en diálogo constante con el cuerpo. La buena noticia es que no está condenado a quedarse igual: podemos entrenarlo, moldearlo y recablearlo en positivo.

Nuestros cableados cerebrales no son ni estáticos ni fijos: los cerebros son plásticos y adaptables. Conocer nuestro cerebro aporta pistas y recursos para afinar y ajustar nuestro entrenamiento diario. Gracias a esta plasticidad, el cerebro tiene la capacidad para modificarse y adaptarse a los cambios constantes.

El entrenamiento diario de la mente (a través de la gestión de los pensamientos y los sentimientos), el cultivo del bienestar y la genuina transformación interna mediante la atención hacia los estados mentales positivos son posibles debido a la propia estructura y funcionamiento del cerebro. La evidencia científica nos demuestra que, gracias a la neuroplasticidad del cerebro, **hoy más que nunca el cambio, la adaptación y la mejora son posibles y necesarios**.

No somos responsables de los problemas que nos surgen, pero sí tenemos en nuestra mano liderar cómo los afrontamos y qué hacemos para revertirlos.

La motivación y el estado anímico que cultivamos a diario generan emociones que, a su vez, regulan cómo percibimos tanto el exterior como nuestro interior. **El cerebro filtra la realidad según el tono emocional predominante**: cuando nos sentimos abatidos, tendemos a fijarnos en lo negativo; en cambio, cuando estamos animados, somos capaces de detectar más oportunidades y recursos.

Esto está relacionado con nuestra predisposición a ver el vaso medio lleno o medio vacío. Tener una actitud más optimista u otra más pesimista no es solo una cuestión de carácter: influye directamente en nuestra manera de evaluar lo que nos ocurre y, por ende, en nuestra salud.

Por eso tenemos que ser conscientes de si la actitud mental que tenemos nos facilita abordar los acontecimientos de la vida desde una óptica positiva y esperanzadora, o justo lo contrario.

Esto se relaciona con el **sesgo de negatividad**, que es la tendencia a darle mayor importancia a aspectos negativos de un determinado evento, persona o situación. Cuando este sesgo domina nuestra mirada, le damos más relevancia a los estímulos negativos que a aquellos que puedan ser positivos o neutrales.

Por ejemplo, nos atraen más los titulares alarmantes (crisis, accidente, problema) que las buenas noticias. Asimismo, cuando reaccionan a algo que has hecho en el trabajo y recibes diez elogios y una crítica, es muy probable que te quedes rumiando solo sobre la crítica. Podría ser también que una breve discusión con alguien querido pese más que semanas de buenos momentos.

PREGUNTAS PARA REFLEXIONAR

- ¿En qué situaciones tiendo a ver el vaso más medio vacío que medio lleno?
- ¿De qué manera influye mi estado de ánimo en cómo percibo a los demás y lo que me ocurre?
- ¿Qué pensamientos o emociones repito cada día y qué huella pueden estar dejando en mi cerebro?

Como veíamos anteriormente, los humanos, y nuestro cerebro, estamos diseñados por defecto para la supervivencia. Y esto es un motivo crucial, porque, en función de la actitud mental con la que abordemos las situaciones, tendremos mayor capacidad de afrontamiento frente a las adversidades y cómo gestionamos el estrés diario. **Por eso, es esencial aprender a recablear y a entrenar nuestro cerebro en positivo.** Un paso para comenzar a trabajar en esto es **revisar cómo nos hablamos a nosotros mismos** y pensar cómo pensamos.

Pensar y metacognición

Nuestros pensamientos comienzan con las conversaciones secretas que tenemos en nuestra mente. Pueden ser positivos: «Me irá espectacular en la presentación del proyecto, voy a conseguir ese trabajo, me voy a curar»; o negativos: «No voy a lograrlo, no estoy a la altura de mis compañeros, nunca lograré esa meta».

Muy a menudo, veo y escucho a mis alumnos buscar herramientas para prevenir el *burnout*, para gestionar la ansiedad, la tensión o el estrés. Ahora me pregunto: ¿qué pasaría si observáramos a diario la manera en la que enfocamos nuestra atención, nuestra actitud frente a los retos, si frenáramos el piloto automático y entendiéramos cómo y en qué estamos pensando y, sobre todo, cómo es nuestro diálogo interior?

Por eso es importante fijar la mirada en nuestro vaso y preguntarse: ¿está medio lleno o medio vacío?

Solemos tender a focalizar y a pensar en todo lo que no tenemos, en lo que nos sale mal o en lo que nos falta; por ello es necesario recordar que no es más ni menos volver a pasar por el corazón todo lo que sí controlamos y está al alcance nuestras manos:

- Tus pensamientos y creencias.
- Tus decisiones.
- Tu actitud.
- Tu gratitud por lo que tienes.
- Tu empeño por aprender.
- Tu elección de las personas que te rodean.
- Tus pausas y reacciones.
- Tu forma de tratar a los demás.

Lo que podemos cambiar a cualquier edad, circunstancia y contexto es nuestra manera de pensar.

Aprovecho para introducir un término que es fundamental para cablearnos en positivo: es el trabajo de la **metacognición**, es decir, entrenarte a pensar en qué estás pensando. En la búsqueda de cultivar una vida plena, es importante prestar atención para poder reflexionar sobre nosotros mismos, sobre nuestro «yo»; **ser conscientes de que somos conscientes**. La metacognición no es ni más ni menos que un estado de alta consciencia.

Para lograr un cambio de pensamiento, un cambio de chip, como dicen, primero tienes que saber en qué estás pensando: mucho de lo que nos sucede no tiene que ver con el contexto, sino con cómo estoy pensando. Una manera sencilla de entender nuestro estilo de pensamiento es comprender cómo distinguimos los nuevos retos que se nos presentan en la vida. **¿Te centras en la oportunidad escondida y los aprendizajes que tienes frente al reto o en los problemas que se te presentan?**

Esto ayuda a entender si sueles tener mentalidad más flexible (aceptar los desafíos, aprender de los errores y valorar el esfuerzo como parte natural del crecimiento) o mentalidad más fija (una actitud mental más rígida, de evitar los retos, con miedo a los errores y con la sensación de que fallar es una amenaza a tu valor personal).

El cómo abordamos los obstáculos y la incertidumbre en la vida es fundamental en la búsqueda de nuestro bienestar: cuando nos centramos únicamente en el problema, se activa el sistema de amenaza del cerebro regulado, entre otras estructuras, por la amígdala. Esto dispara una cascada de reacciones químicas: aumento del cortisol y la adrenalina, tensión física, sensación de alerta constante. En este estado, nuestra mente se estrecha y queda más enfocada en detectar peligros que en encontrar alternativas.

En cambio, cuando ponemos el foco en la búsqueda de soluciones, favorecemos una química interna completamente distinta.

Se liberan neurotransmisores como la dopamina y la serotonina, que generan motivación, apertura y sensación de posibilidad. Además, entran en juego nuestras funciones ejecutivas, ubicadas en la corteza prefrontal: planificar, decidir, organizar, regular las emociones y pensar a largo plazo. Cuando estas funciones se sincronizan, nuestro cerebro trabaja de manera más flexible y creativa, y aumenta la probabilidad de encontrar salidas efectivas.

EJERCICIO

Da tus primeros pasos para empezar a trabajar tu metacognición

PRIMER PASO. Identifica una situación de la vida cotidiana que te incomoda y que quieras cambiar.

....

....

....

SEGUNDO PASO. Para y piensa: **¿en qué estás pensando cuando sientes esa situación incómoda?**

....

....

....

El cerebro tiende a **anticipar amenazas** como forma de protección (sesgo de negatividad que vimos antes). Se cree que más del 90 % de las cosas que pensamos y por las que nos preocupamos sabemos que no son verdad y que nunca terminan ocurriendo. Saber esto no quita el dolor o el miedo del presente, pero puede darnos perspectiva: muchas de nuestras angustias son basadas en anticipaciones que no se materializan, y reconocer esto puede ser un primer paso para gestionarlas. Como mencionábamos antes, nos preocupamos de manera desproporcionada porque nuestro cerebro, influido por el sesgo de negatividad, da más relevancia a posibles amenazas que a lo neutro o positivo.

TERCER PASO. Cuando te encuentres en esa situación con plena conciencia, tendrás que elegir en qué pensar. Ahí está el secreto: entender que muchas veces son los pensamientos automáticos y negativos los que nos hacen sentir y actuar de esa manera.

Vuelve a esa situación cotidiana que referías: **¿en qué decides activamente que vas a pensar?**

....

....

....

CUARTO PASO. Practica, practica y practica. Solo a base de repetición logramos que el hábito forme parte de nuestras vidas y, así, conseguiremos que cambie nuestra manera de pensar cuando vivamos ese tipo de situaciones.

Repite los pasos anteriores siempre que te enfrentes a un obstáculo.

QUINTO PASO. Felicítate: nunca está de más darnos a nosotros mismos una palmada de aliento. Solemos minimizar las pequeñas victorias diarias, aunque sostengo que son el origen de las grandes victorias.

Todo lo que pensamos cambia al cerebro, no solo lo que hacemos. Por eso es importante ser custodios de nuestros pensamientos y entender que el cerebro no sabe distinguir la realidad de la ficción: si pensamos constantemente con pesimismo, eso no va a favorecer ni la plasticidad ni potencialidad de cambio que tiene el mismo y, por tanto, nuestro propio potencial de cambio y nuestra resiliencia.

Nuestro cerebro es dinámico y se va moldeando a sí mismo continuamente, en relación e interacción con el cuerpo y con el entorno y en respuesta a cada experiencia que vivimos.

Su plasticidad es la gran esperanza del ser humano.

Recordemos también que somos seres sociales, y una de las maneras de fomentar el pensamiento positivo y cultivar el buen vivir es **rodearse de personas que tienen pensamientos positivos y que nos estiman y apoyan**. Esto, como todo en la vida, requiere práctica.

Uno de los conceptos fundamentales con los que trabajo en mis formaciones es el de **gimnasia emocional**. Así como vamos a entrenar fuerza a los gimnasios, o a practicar yoga, tenis, fútbol o pilates; a escalar o andar en bici, y tantos deportes más, tenemos la capacidad de entrenar físicamente a nuestro cerebro en clave positiva y de bienestar. Una de las maneras de hacerlo es **gestionando las emociones y los pensamientos**. Siempre es el cuerpo el que nos ayuda a traer nuestra presencia al presente, y el mejor vehículo para la plena conciencia y gestión de los pensamientos y emociones. Cuanta mayor es la presencia y la atención, mayor es la conexión con nosotros mismos y con los demás.

El valor de la atención

Vivimos en un mundo en el que reina la sobreestimulación, la aceleración y la dispersión, donde a diario se nos bombardea con una cantidad inmensa de información que muchas veces no llegamos a procesar, además de no alcanzarnos el tiempo para poder profundizar y reflexionar sobre los estímulos que recibimos.

Constantemente, estamos siendo interrumpidos: nuestros cerebros están acelerados e hiperconectados, nos cuesta dejar nuestros móviles y vivimos en modo alerta, lo que provoca lentamente una degradación cognitiva. Esto hace referencia a que el «sistema operativo del cerebro» comienza a funcionar más lento, con errores, o a olvidar cómo realizar ciertas tareas que antes hacía con facilidad.

Todos estos factores provocan que la capacidad de concentración y de atención de todas las personas año tras año esté mermando.

Según la investigadora Gloria Mark, especialista en el estudio de la atención, la multitarea y el impacto de la multitarea digital, tras una interrupción, puede llevar en promedio de veintitrés a veinticinco minutos retomar la tarea original. Además, cada vez que cambiamos de tarea, el cerebro paga un «peaje cognitivo» en tiempo y precisión. Cuanto más compleja es la actividad, mayor es el coste de alternar.

Con esto no quiero decir que cada vez tengamos menos atención, sino que necesitamos entrenarla, cuidarla y protegerla frente al bombardeo de estímulos de la vida moderna.

Un informe de Microsoft se volvió viral al afirmar que nuestra atención sostenida había caído un 30 % en apenas una década. Sin embargo, esta conclusión provenía de una encuesta de consumidores y no de un estudio científico. Lo que sí está claro, gracias a la evidencia de especialistas en la materia, es que nuestra atención se fragmenta cada vez más por las interrupciones digitales y la multitarea. Según los hallazgos, pasamos apenas unos minutos (a veces menos de 60 segundos) en una misma tarea antes de cambiar, y después de una interrupción podemos tardar largos minutos en retomar el hilo.

Te propongo que pienses: ¿cuántas veces cambias de tarea a lo largo del día? ¿Cuánto tiempo puedes sostener una lectura profunda o mantener el foco en una sola actividad?

A diario, mis alumnos y las personas que acompaño me dicen: «Gaby, no tengo tiempo para pensar, todo lo que hago es urgente. Todo lo hago rápido, con prisa; siento que hacerlo todo a máxima velocidad y las listas interminables para hacer cosas son la norma de esta época». El resultado de este contexto en el que vivimos es evidente: **a mayor distracción, menor comprensión y capacidad de asimilar cuestiones complejas y profundas** que requieren un mayor uso de la atención, concentración y memoria. Un cerebro hiperestimulado y fragmentado es incapaz de conectar con las propias necesidades vitales.

Somos muchos los que tenemos esa sensación de no llegar, de estar siempre agotados, de vernos sobrepasados por el cansancio físico y mental, hacemos malabares entre el trabajo, la familia, las agendas cargadas, el WhatsApp, los correos electrónicos, los compromisos sociales, etc.

Un estudio publicado en *Nature Communications* por investigadores de la Universidad de Nueva York y el Instituto Max Planck de Neurociencia demostró que, cuando dirigimos nuestra atención con propósito, no solo cambiamos lo que vemos, sino también cómo lo procesamos en el tiempo. Los patrones de actividad cerebral se alargan, permitiendo integrar mejor la información y responder con mayor eficacia. En otras palabras: prestar atención activa alarga nuestros «tiempos lentos» internos, lo que podría traducirse en mayor concentración y claridad mental.

Una mente con autocontrol se refleja en un procesamiento mental estable. Las personas que tienen una mente más calmada (es decir, cuyos procesos neuronales duran más tiempo en promedio y se agitan menos que los de otros) poseen un mayor autocontrol.

Por tanto, podríamos decir que la calma interior se convierte en la base para dirigir mejor la atención y las decisiones.

La atención es un estado de activación que nos permite filtrar lo que percibimos a través de los sentidos, dar prioridad a lo más importante y procesarlo con eficacia, mientras mantenemos un control consciente de nuestras acciones. Es la atención la que nos encauza hacia la consecución de nuestros objetivos y la que regula nuestro comportamiento. La manera en la que enfocamos esa atención puede ser fuente de equilibrio o de desequilibrio en nuestras vidas: **allí donde vaya nuestra atención, irán nuestras** emociones; ahí estarán nuestros resultados. Es un mecanismo que nos ayuda a saber cuándo, a qué y cómo responder a las múltiples demandas.

En el año 2019, tuve la suerte de escuchar a Charo Rueda, catedrática de Psicología en la Universidad de Granada, en el congreso de neuroeducación en Barcelona. Sus palabras, todavía hoy, resuenan con fuerza en mi memoria: **«La atención es el corazón de la inteligencia»**; una idea que resume la fuerza clave de estos tiempos. Si la atención está dispersa o secuestrada (por altos niveles de estrés, por exceso de tecnología o emociones displacenteras), nuestra inteligencia disminuye: no podemos razonar bien, no pensamos de manera creativa, ni encontramos soluciones profundas.

Muchas veces descuidamos nuestra salud, bienestar y lo que es realmente importante en esta vida, como el hecho de entender el por qué y el para qué de nuestras vidas. Perdemos en profundidad y claridad en favor de la superficialidad. Nos cuesta pausar, parar, pensar y analizar. Y cuantas más distracciones e interrupciones vivimos, menor capacidad de comprensión tenemos. Vivimos constantemente buscando recompensas inmediatas y chispazos de dopamina instantáneos que atrofian nuestra atención. El cerebro dedica una enorme cantidad de energía en inhibir información que recibe del mundo externo a través de los sentidos.

Solo podemos desarrollar lo que somos capaces de observar, comprender y sostener en nuestro foco mental.

Si no dirigimos la atención a nuestras pasiones, a nuestros valores, a nuestras preguntas más profundas, la búsqueda de nuestro propósito vital se diluye entre las distracciones. Por eso conviene preguntarnos:

- **¿Cómo sabemos qué queremos cambiar si no nos damos tiempo para escucharnos?**

- **¿Cómo descubrimos si queremos estudiar algo nuevo si nunca detenemos la prisa?**
- **¿Cómo reconocemos el deseo de comenzar un emprendimiento o un nuevo trabajo si vivimos en piloto automático?**

Si no somos capaces ni de reflexionar ni de pensar con claridad, difícilmente podremos profundizar en esos aspectos que dan sentido a nuestra vida.

Hay un aprendizaje que rescato como metáfora de lo que nos enseña la naturaleza: «Admiro a quien sabe que entre plantar y cosechar existe un regar y esperar». La naturaleza lo sabe. Ninguna semilla germina de golpe. Necesita tierra, agua, sol y tiempo. Tiempo para echar raíces, para fortalecerse bajo la superficie, para crecer invisible antes de mostrarse al mundo. Es un buen recordatorio para comprender que siempre estamos en proceso y que hay cosas que llevan su tiempo; la paciencia es la madre de todas las virtudes y hay que celebrar nuestros pequeños pasos diarios.

La voluntad es la que nos ayuda a ejercitar la corteza prefrontal del cerebro, que es la sede de nuestras funciones ejecutivas, como son la flexibilidad cognitiva, la memoria de trabajo, el control inhibitorio, la planificación, el razonamiento y la resolución de problemas. Tener la voluntad bien educada es la consecuencia de un trabajo personal sostenido en el tiempo a base de constancia, perseverancia y disciplina. **Es también recordar que lo inmediato no nos sesgue la ganancia futura.**

Todo siempre depende hacia dónde dirijamos nuestra atención: cuando no la dirigimos a ningún sitio en concreto, el cerebro fluye por la senda que ofrece menos resistencia. Es como cuando salimos a la montaña y tomamos un camino que no está ni marcado ni señalizado: la primera vez llevará mucho más esfuerzo, pero habrá quedado una huella débil de la senda recorrida. Si se atraviesa ese sendero varias veces, quedará marcado.

Desde el punto de vista biológico, esas neuronas que disparan juntas (al principio, son como una especie de hilo fino y, tras sucesivas repeticiones, se transforman en un cable de acero cada vez más grueso) no es más ni menos que el mundo de los hábitos. Este proceso es la neuroplasticidad de la que hablábamos antes: la capacidad del cerebro para reorganizarse, crear nuevos caminos y fortalecer los existentes. Así nacen los hábitos: no de grandes actos, sino de pequeñas repeticiones sostenidas en el tiempo.

Somos creadores conscientes de nuestros hábitos cuando aprendemos a poner atención deliberada en lo que queremos construir: emociones, pensamientos, acciones. Somos seres capaces de elegir dónde poner nuestro foco, qué caminos neuronales fortalecer y, así, qué tipo de vida queremos vivir.

No somos solo reacciones automáticas. Recordemos que, cuando realizamos algo de forma automática sin atención, el cerebro no puede consolidar esa memoria y de esa manera se olvida lo que se ha vivido. De hecho, el cerebro recuerda solo aquello que deja una huella, que importa. En 2010, en un estudio de la Universidad de Harvard se concluía que una mente divagante es una mente infeliz, y que en promedio pasamos más del 47 % del tiempo en piloto automático.

Así, en una mente con poco dominio de su atención, aumenta la sensación de insatisfacción vital.

Cuando aumenta la sensación de insatisfacción vital, nos alejamos de lo que somos y del para qué hemos venido a este mundo.

¿Estamos pensando en algo diferente a lo que estamos haciendo en este momento? ¿Lo opuesto a la velocidad es la serenidad y el disfrute?

En vidas tan agitadas y con tanta dispersión, tenemos que poder encontrarle el sentido a lo que hacemos.

Entrena la voluntad: limitar el uso de la tecnología y ejercitar la capacidad de aplazar la recompensa inmediata en favor de una mayor en el futuro es extremadamente importante y vital para los tiempos que vivimos.

EJERCICIO

Entrena tu atención con la regla de los quince minutos (si puedes aguantar más, mejor).

Cuando un estímulo o disparador de un hábito que tengas identificado aparezca y provoque en ti sensaciones físicas o emocionales molestas, intenta al menos durante quince minutos no claudicar a tu hábito y redirigir tu atención a otra actividad más agradable para ti.

Si logras pasar de los quince minutos, ponte el reto de sumar otros quince minutos más.

Recuerda ser amable contigo mismo: ten autocompasión y mucha paciencia.

Otra propuesta sería comprometernos a no alternar tanto entre tareas: diseñar bloques de trabajo y, cuando estemos en una de ellas, poner el foco pleno allí. Podemos preguntarnos: ¿qué podría hacer en este momento para entrar en un estado de flujo que me permita concentrarme más profundamente?

También es clave invertir en momentos de «no hacer»: permitirnos perder el tiempo, hacer nada antes de afrontar una tarea desafiante. Darle al cerebro espacio para divagar, para que la atención pueda vagar y, después, emerjan mejores ideas. A veces necesitamos dejar al cerebro «en remojo». Y no olvidemos el juego: precisamos recuperar el asombro y la curiosidad. En eso, los niños siguen siendo nuestros grandes maestros.

Entre la urgencia y la distracción digital, siempre existe la posibilidad de volver al camino que nos lleva a la calma y a la conexión humana.

Una de las funciones ejecutivas que mencionamos más arriba —y que, en mi opinión, es la habilidad clave en estos tiempos disruptivos que corren— es la llamada «flexibilidad cognitiva», es decir, el proceso de cómo enfocamos la atención y cómo pensamos las cosas. Nos permite cambiar nuestra manera de pensar cuando disponemos de nuevos datos, ver alternativas diferentes y generar respuestas diferentes y variadas frente a una misma situación. Es lo contrario a la rigidez mental y no es solamente necesaria para generar y producir nuevas ideas, sino que también es útil para limitar las que no nos favorecen. La flexibilidad cognitiva es la capacidad de ir cambiando nuestro curso de acción a medida que adquirimos conocimientos nuevos.

El estrés elevado limita la flexibilidad mental y la capacidad para encontrar soluciones y alternativas.

Te pregunto: ¿Cuándo cambiaste de opinión por última vez?

Una pregunta que me hago a diario es: **¿tendremos la flexibilidad mental y la inteligencia emocional para rediseñarnos la cantidad de veces que sea necesario?**

Creo que hacernos preguntas es la mejor tecnología interna que tenemos las personas para adentrarnos en nuevos mundos y aprender nuevas cosas. Es cierto que, quizá, no demos con respuestas para todos los interrogantes, pero es vital cultivar la curiosidad de los eternos aprendices.

¿Dónde, cómo, cuándo y con quién van a invertir el tiempo y la energía? ¿Qué es lo que sí podemos controlar y está al alcance de nuestras manos?

La flexibilidad cognitiva se pone en juego muchas más veces de las que creemos: por ejemplo, cuando en el trabajo, un proyecto se desvía del plan inicial y debemos encontrar otra estrategia; o cuando una conversación con alguien cercano nos invita a escuchar con una mirada distinta y a replantearnos la nuestra; o también cuando un imprevisto (un viaje cancelado, una reunión que se posterga) nos obliga a reorganizar tanto nuestra agenda como nuestro ánimo. Además, la ejercitamos en lo más íntimo: al revisar creencias que no nos representan o al soltar hábitos que sentimos que nos limitan.

Cada una de estas experiencias es una oportunidad de entrenar el cerebro en apertura, creatividad y adaptación. Y al mismo tiempo, un recordatorio de que la serenidad y el bienestar no dependen de que las cosas salgan como las planeamos, sino de nuestra capacidad de rediseñarnos y de seguir aprendiendo incluso en medio de la incertidumbre.

En el capítulo siete, profundizaremos en este concepto de flexibilidad, exploraremos en detalle qué es la neuroplasticidad, la base biológica del cambio, y cómo podemos entrenarla para que ese cambio no sea tan solo posible, sino también sostenible en el tiempo.

Entrena tu flexibilidad cognitiva

1. **Tomar conciencia.** Trabajar nuestra capacidad para centrar nuestra atención y ser conscientes de las distracciones en el momento en el que sucedan.
2. **Percibir.** Entender nuestro diálogo interno, asumiendo que la mayoría de los pensamientos que tenemos no tienen por qué definir quiénes somos.
3. **Creer.** En la capacidad transformadora de uno mismo para motorizar los cambios y conseguir los objetivos.
4. **Revaluar.** La toma de conciencia de nuestras propias capacidades y tomar acción a partir de ahí.

Solo dedicándonos a una misma cosa repetidamente modificamos nuestro cerebro de forma más duradera. **Por eso es vital elegir, priorizar y dedicar tiempo a aquello que queremos convertir en comportamientos duraderos.**

El bienestar requiere un esfuerzo sostenido y la práctica continua de estos hábitos que nos permitan poder sostenerlo en el tiempo. Solo obtenemos beneficios duraderos si seguimos practicando.

Si somos lo que entrenamos todos los días, **¿qué mejor que automatizar los buenos hábitos diarios?**

La automatización de hábitos es una de las formas más inteligentes de ahorrar energía mental y liberar atención para lo verdaderamente importante: aprender, crear, vincularnos y crecer.

Cada vez que prestamos atención a una emoción, un pensamiento o una acción, estamos sembrando una semilla en nuestro cerebro. Repetida con constancia, esa semilla se convierte en un sendero, luego en un camino y, finalmente, en una autopista mental: **un hábito**.

Por último, **te comparto** cuatro **de mis consejos preferidos en estos tiempos**:

- Observa a la persona en la que deseas convertirte.
- Enfócate en las recompensas a largo plazo.
- Rodéate de personas que te alientan al cambio.
- Valora los pequeños pasos diarios.

Pon tu atención y tu esfuerzo en lo que sí puedes influir, y aprende a dejar ir aquello que no está bajo tu control.

CIERRE DEL CAPÍTULO

Priorízate y céntrate en ti mismo

En los próximos capítulos profundizaremos y entenderemos por qué es necesario priorizarse para el cerebro y, en definitiva, para nosotros mismos.

- **Primero:** planificar el futuro, tener metas, objetivos y un propósito.
- **Segundo:** explorar las distintas maneras de alcanzar esos objetivos (de ahí la importancia de la flexibilidad cognitiva).
- **Tercero:** creer en nosotros mismos y en nuestras infinitivas posibilidades de transformación.
- **Cuarto:** la importancia de los círculos de empatía que nos acompañan en nuestra vida cotidiana.

El bienestar se construye en lo cotidiano.
Cuando elegimos vivir desde el ser, cuando nuestras acciones tienen sentido, nuestros vínculos nos nutren y cada paso del camino se vive como parte del viaje; como una forma de habitar el tiempo con plenitud, dejando huella en lo que hacemos y sembrando una vida que trascienda el instante.

2

LO QUE EL CORAZÓN QUIERE SENTIR: ENTRENAR LA MENTE A NUESTRO FAVOR

Sentir es escuchar la sabiduría del corazón.

GABY HOSTNIK

¿Te has dado el espacio para preguntarte cómo te sientes hoy?

Parece una pregunta simple, pero no lo es. Si hay algo que siempre me ha llamado la atención es lo poco habilitado que está en nuestras vidas el acto de **expresar lo que sentimos**. Está claro que todos sentimos (no se puede no sentir); otra cosa muy distinta, sin embargo, es legitimar ese sentir: darle un lugar, un lenguaje y un espacio.

Tener la capacidad de hacer una pausa y registrar nuestras emociones y sensaciones corporales es una habilidad necesaria (y muy poco entrenada). Tenemos que preguntarnos con honestidad: ¿cómo me siento? ¿Qué necesito? Es importante preguntárselo también al otro con verdadera intención: ¿cómo te sientes tú?

Hoy sabemos que **entender cómo nos sentimos es básico para el bienestar integral y una mente saludable**. Sin conciencia de lo que sentimos, difícilmente podemos comprender qué necesitamos, hacia dónde vamos o qué sentido tiene lo que hacemos. A pesar de que es un conocimiento que deberíamos haber aprendido en el camino de la vida, no siempre ha sido así.

En lo personal, me hubiera encantado recibir este aprendizaje desde pequeña: en casa, en la escuela infantil, en el club de deportes. Me hubiera gustado conocer y aprender la riqueza emocional y el tremendo vocabulario de emociones que tenemos en la lengua española. Comprender el valor de la conciencia y del registro emocional y del autoconocimiento.

Sé que no es solo una percepción personal o profesional. Es un deseo que escucho a diario. Durante años, la cultura nos educó para **reprimir, suprimir, evitar o huir de las emociones**. Se nos enseñó que lo emocional era lo «blando», lo «débil» y lo que no se podía dimensionar. El contacto con uno mismo fue una dimensión silenciada en nuestra educación, como si el mundo emocional no fuera parte del desarrollo humano. Se nos educó ignorando la importancia de aprender a estar en contacto con nosotros mismos.

Muchos de nosotros crecimos escuchando frases como: «No seas tan sensible»; «Llorar es de débiles»; «No te muestres vulnerable»; «Tu fragilidad no te llevará a buen puerto». Aunque dichas sin maldad, esas palabras calaron hondo. Lo cierto es que ninguno de nosotros fue educado emocionalmente. Ni en América Latina ni en Europa, lugares donde suelo enseñar y facilitar experiencias y espacios de aprendizaje. Simplemente, no sabíamos cómo hablar de lo que sentíamos, y por eso lo escondíamos.

A los varones, especialmente, se les enseñó desde la cuna a ponerse una coraza. Se les dijo, en tono de mandato silencioso: «Ate esas emociones con un piolín bien fuerte. Los hombres no lloran».

También las etiquetas emocionales (la «llorona», el «cabrón» o el «intenso») han hecho estragos. Como si una emoción pudiera definir quién eres; como si sentir con fuerza fuera un rasgo de carácter a corregir. Cuando, en realidad, las emociones son mensajeras. Y cuanto mejor las escuchemos, en nosotros y en los demás, más puentes construiremos.

Y así, generación tras generación, fuimos desalentando lo más humano que tenemos: la capacidad de sentir y de expresarlo. Se normalizó la desconexión emocional, personas competentes hacia fuera, pero incapaces de nombrar lo que sienten hacia dentro.

¿Qué generó esto? Miedo a la vulnerabilidad: una cultura que desconfía de la ternura, porque la confunde con fragilidad; personas que funcionan, pero que no se escuchan; relaciones en las que se habla mucho, pero se siente poco; adultos que llegan al límite sin haber aprendido a poner en palabras lo que los habita.

Nos enseñaron a ocultar lo emocional, sin advertirnos que expresar lo que sentimos es tan vital como respirar.

Olvidamos que ponerle nombre a la emoción no nos debilita: nos humaniza, nos conecta y nos sostiene.

Una pregunta que siempre les hago a mis nuevos alumnos es: **¿qué sería hoy distinto en tu vida si hubieras tenido educación emocional desde pequeño?** Las respuestas me conmueven cada vez:

- «Tendría menos miedo a equivocarme».
- «No me costaría distinguir las emociones».
- «Me conocería más».
- «Me animaría a más cosas».
- «Tendría menos conflictos con los demás».

- «Me respetaría».
- «Sabría cuál es mi propósito».
- «No dudaría tanto de mí».
- «Me tomaría las cosas menos personalmente».
- «Tendría más herramientas para afrontar lo difícil».
- «Reaccionaría menos desde la impulsividad».
- «Me habría permitido sentir y no cargar con tanta culpa».
- «No sufriría tanto».
- «Sentiría menos miedo al reinventarme».
- «Me vincularía mejor».

Ahora te pregunto:

> ¿Qué sería diferente hoy en tu vida si hubieras tenido este tipo de aprendizaje emocional desde pequeño? ¿Qué necesitabas escuchar en tu infancia para vivir las emociones de otra manera hoy?

Como profesora de inteligencia emocional, una de las premisas que más comparto con mis alumnos es:

Darnos permiso para sentir y expresar lo que sentimos.

He sido testigo de cómo miles de personas, alumnos, profesionales y líderes que han pasado por mis clases y talleres se quedaban sorprendidos de estos nuevos aprendizajes. Muchos de ellos teniendo incluso varios diplomados, másteres y cargos altos en empresas, organizaciones e instituciones; aun así, descubren que, al entrenar estas habilidades, transforman no solo su forma de pensar, sino también su forma de vivir.

En otros tiempos, el que era «inteligente» dominaba las matemáticas, tenía buen rendimiento académico o acumulaba varios títulos. La razón siempre fue superior a la emoción. La escuela tradicional puso el foco en contenidos lógicos-matemáticos y lingüísticos, no en la educación emocional, tampoco en el autoconocimiento. Aprendimos a memorizar, no a sentir. Hoy, **ser emocionalmente inteligente** es mucho más que eso:

- Es reconocer lo que te sucede.
- Es nombrarlo sin miedo ni vergüenza.
- Es aprender a autorregularte sin reprimirte.
- Es poder estar contigo mismo sin evadirte.
- Es ser flexible y tener apertura hacia el aprendizaje
- Es aprender a acompañarte y acompañar a los demás.

Porque, solo al entrenar la mente a nuestro favor, el corazón puede sentirse realmente acompañado.

Aunque Daniel Goleman es conocido popularmente como el padre de la inteligencia emocional, fueron en realidad Peter Salovey y John Mayer quienes en 1990 publicaron el artículo fundacional, bajo el título *Emotional Intelligence*, que asentó las bases para su estudio académico posterior. En ese primer trabajo se anticipó ya lo que hoy conocemos con más evidencia: las emociones tienen un impacto profundo en todos los aspectos de nuestra vida cotidiana.

Años después, fue Goleman quien se convirtió en el gran divulgador de este concepto a nivel mundial, con una obra accesible tanto en el ámbito educativo como en el empresarial. En una conferencia a la que asistí en Estados Unidos, él mismo confesó que durante mucho tiempo el mundo racional y corporativo no terminaba de tomar en serio esta idea. «Era percibida como algo blando, intangible o irrelevante», nos dijo, hasta que la ciencia comenzó a mostrar datos concretos de su impacto en el bienestar, el rendimiento y la toma de decisiones.

A ese respecto, hace más de veinte años, John Mayer, Richard Roberts y Sigal Barsade publicaron una revisión integradora de dos décadas de estudios, mostrando cómo la inteligencia emocional predice el bienestar, el rendimiento académico, la calidad de los vínculos y la salud mental. Una evidencia que hoy sigue plenamente vigente.

¿Por qué es importante comprender qué significa realmente la inteligencia emocional?

Podríamos citar múltiples definiciones, pero una síntesis clara sería esta: **la inteligencia emocional es la integración entre la inteligencia intrapersonal y la interpersonal**. Es decir, por un lado, **cuánto me conozco, me motivo y me inspiro a mí misma** (inteligencia intrapersonal); y por otro, **cómo me vinculo, me comunico y me autorregulo con los demás** (inteligencia interpersonal).

Desde una mirada pedagógica, me gusta descomponer este concepto en componentes prácticos que permitan a mis alumnos evaluarse a sí mismos en su día a día. En mis clases, suelo invitarles a hacer un ejercicio simple de autoobservación: responder si determinadas habilidades emocionales no las aplican nunca, solo algunas veces o siempre. Aunque las respuestas pueden ser extremas, funcionan como disparadores que revelan con honestidad la bioindividualidad de cada uno: ¿en qué aspecto emocional necesito enfocarme más?

Cuando esta reflexión se hace en grupo, emerge algo valioso: la posibilidad de construir un consenso emocional en el aula, entendernos desde la diferencia y generar aprendizajes colectivos.

	Nunca	Algunas veces	Siempre
1. Invierto tiempo en conocerme y conectarme conmigo mismo.			
2. Sé frenar el piloto automático, tomar pausas y entender bajo qué mentalidad estoy pensando y decidiendo.			
3. Cuando las cosas van mal, mi estado de ánimo no se altera demasiado.			
4. Llego a acuerdos razonables con otras personas, aun cuando tenemos posturas enfrentadas.			
5. Sé identificar mis emociones y gestionarlas de manera adecuada.			
6. Sé establecer mis prioridades en cada momento.			
7. Cuando hago las cosas bien, me felicito.			
8. Cuando los demás me provocan de forma intencionada, soy capaz de no dar respuestas impulsivas.			
9. Estoy comprometido con mi realización y propósito personal.			
10. Gestiono mis pensamientos, pienso en lo que de verdad me interesa.			

Más allá de las elecciones personales y los resultados individuales, hay algo que se repite con frecuencia entre mis alumnos: «Me doy cuenta de que no invierto tiempo en conocerme, motivarme y conectarme conmigo mismo».

El verdadero conocimiento comienza desde dentro. Si no nos damos esa oportunidad de mirar hacia nuestro mundo interno, ¿cómo podríamos saber qué nos inspira? ¿Qué nos moviliza o qué necesitamos realmente?

Por eso, alfabetizarnos emocionalmente es mucho más que aprender sobre emociones: es atrevernos a nombrarlas, validarlas en nosotros y en los demás; es cultivar empatía y construir vínculos más humanos, presentes y seguros.

Emocionarse es natural, incluso estimulante, pero también es un acto de responsabilidad. Requiere cuidar nuestro estado interno, escuchar lo que sentimos y aprender a gestionarlo con conciencia y respeto.

Ojalá cada vez más personas se den permiso para sentir. Sentir no es debilidad: es sabiduría en movimiento.

Sentir en grande

¿Y si la verdadera inteligencia no fuera pensar más rápido sino sentir con mayor claridad?

Uno de los temas que más ha despertado mi curiosidad a lo largo de mi recorrido académico es el vínculo entre el cerebro y el corazón. A menudo me he formulado preguntas como: **¿quién lidera: el corazón o el cerebro? ¿Trabajan juntos? ¿Cómo se comunican? ¿Dónde se originan realmente las emociones? ¿Es lo mismo una emoción que un sentimiento? ¿Cuántas emociones hay? ¿Podemos aprender a gestionarlas?**

Estas preguntas no solo han orientado mi formación, sino que siguen funcionando como brújula en mi práctica diaria, acompañando a otras personas en su camino de conocerse y habitarse mejor.

Tradicionalmente, se creyó que las emociones nacían en el corazón; su origen, en realidad, está en el cerebro. Sin embargo, el corazón es uno de los primeros órganos en responder a los estados emocionales; por eso muchas veces las emociones se «sienten» ahí: en el pecho apretado, en los latidos acelerados, en esa vibración interna que antecede a las palabras.

Se suele decir que las emociones son el lenguaje del cuerpo: antes de que podamos explicar lo que sentimos, nuestro cuerpo lo está diciendo. La tensión muscular, el nudo en la garganta, el temblor de las manos, mariposas en el estómago o el calor en la cara son mensajes fisiológicos que nos hablan de lo que ocurre por dentro. El cuerpo no miente, y muchas veces sabe antes que nosotros lo que estamos atravesando.

Desde una mirada neurobiológica, la **amígdala**, ubicada en el sistema límbico, es el núcleo donde se activan las emociones, especialmente aquellas ligadas al peligro o la supervivencia. El sistema límbico está implicado en la formación de la memoria, las emociones, la motivación, aspectos de la conducta y el aprendizaje. Esta región se conecta con la corteza prefrontal, sede de las funciones ejecutivas: toma de decisiones, planificación, razonamiento e inhibición. Esta conexión nos recuerda que la mente no es neutral, sino que está constantemente modulada por lo que sentimos.

Hoy sabemos que el cerebro y el corazón están en constante comunicación y permanente diálogo: son aliados y trabajan juntos en sincronía en la construcción de nuestras percepciones. Esta danza fisiológica entre ambos permite que podamos interpretar lo que sentimos, filtrar lo que experimentamos y dar sentido a la realidad que vivimos.

No percibimos el mundo tal cual es, sino tal como somos.

En esa subjetividad, el corazón aporta su impronta: sus ritmos y señales modelan la vivencia emocional que acompaña cada percepción.

En el corazón, símbolo universal del sentir, es donde resuenan nuestros deseos más profundos. **Una vez que un deseo emocional se instala, nuestra experiencia se moldea para validarlo**: vemos señales donde queremos verlas, interpretamos gestos o decisiones desde lo que estamos sintiendo. Las emociones moldean nuestra percepción del mundo. En definitiva, lo emocional es un filtro constante: **lo que sentimos influye en lo que percibimos, en cómo lo interpretamos y en cómo respondemos**. Por ejemplo:

- Si me siento enfadado, tenderé a ver amenazas o críticas donde quizá no las hay.
- Si estoy triste, el mundo me parecerá más gris o sin sentido.
- Si me siento agradecido, entusiasmado o enérgico, es más probable que vea oportunidades o señales positivas a mi alrededor donde otros solo ven obstáculos.

Podríamos decir que el corazón tiene un llamado y que la mente se encarga de traducir ese llamado en forma de narrativa lógica. Por ejemplo:

- **Corazón:** «Estoy agotado, fatigado y ansioso».
- **Mente:** «Necesito organizar mi agenda para incluir descanso, ejercicio y espacios de autocuidado».

- ✓ **Corazón:** «Me duele ver desigualdad y falta de empatía en mi entorno».
- ✓ **Mente:** «Voy a participar en un voluntariado o en un proyecto que promueva inclusión y cuidado colectivo».
- **Corazón:** «Siento curiosidad y entusiasmo por un aprendizaje nuevo».
- **Mente:** «Voy a inscribirme en ese curso y dedicarle horas semanales para desarrollarme en esa área».
- ✓ **Corazón:** «Siento que hace tiempo tengo descuidadas a mis amistades».
- ✓ **Mente:** «Quiero pasar más tiempo con mis amigos y nutrir vínculos donde haya apoyo y confianza».

Lo que sentimos influye directamente en lo que pensamos, en cómo decidimos y hacia dónde vamos. **Por eso, cuando el corazón apunta, la mente dibuja el camino.** Sentir es la chispa inicial; la mente construye la ruta narrativa y lógica que permite darle forma y dirección. **Lo que el corazón quiere sentir la mente se lo acaba mostrando.** Por eso, a mí me gusta decir que, en vez de ver al cerebro como la única fuente de nuestra sabiduría emocional, es importante darnos cuenta de que es un notable compañero de nuestro corazón, que no su maestro.

Este principio, que comparto siempre en mis cursos de Educación emocional, resume una verdad profundamente humana: **el sentir no acompaña al pensar, lo guía**. Las emociones positivas (como la gratitud, la curiosidad, la esperanza, la confianza, la ilusión o el entusiasmo) activan áreas del cerebro asociadas a la creatividad, la planificación y la solución de problemas. Es decir, tienen la capacidad de favorecer el pensamiento más avanzado, donde se inventa nuestro futuro y donde se crean y valoran nuevas alternativas y estrategias para solucionar problemas y tomar decisiones.

Por eso es vital entrenar el vínculo entre corazón y mente: cuanto más conscientes somos de lo que sentimos, más capacidad tenemos para intervenir sobre lo que pensamos, decidimos y proyectamos. Y pone de manifiesto el poder que tiene el sentir sobre la cognición: sentir es un acto creador de la realidad.

Exploración emocional

Pregúntate:

- ¿Qué deseo profundo me está guiando hoy?
- ¿Qué necesidad emocional está más presente en mí en este momento (reconocimiento, seguridad, pertenencia, amor, descanso)?

Escribe una situación reciente en la que reaccionaste emocionalmente. ¿Qué crees que querías sentir en ese momento? ¿Cómo afectó eso a tu interpretación de la realidad?

Hay que tener en cuenta que, desde el punto de vista de la función biológica, las emociones son **reacciones preconscientes** que se ponen en marcha de manera automática cuando respondemos de manera rápida ante cualquier situación tanto externa (como puede ser una amenaza o una sorpresa) como interna (por ejemplo, un pensamiento que nos alegre o nos preocupe).

Cuando una emoción la hacemos consciente, se transforma en un sentimiento; por tanto, podemos racionalizar y reconducir las emociones mediante las funciones

ejecutivas. Los sentimientos no son primarios: en ellos influyen los factores culturales y educativos de cada uno, también las vivencias y las experiencias pasadas. Cualquier respuesta reflexiva es siempre más lenta que una respuesta emocional.

Tenemos que recordar que la función biológica de las emociones es la de generar respuestas rápidas y urgentes. De hecho, «emoción» significa, literalmente, *hacer mover de un lugar a otro*.

Al dar un paso más, entra en juego la reflexión, que permite que cobremos conciencia de cada emoción desencadenada y de la acción emprendida.

Por tanto, la principal diferencia entre personas impulsivas y reflexivas es la facilidad con la que se dan cuenta de sus emociones y de sus acciones como respuestas, y de la capacidad de reconducirlas.

Por eso, **emocionalmente inteligente es aprender a poner pausa entre el estímulo que recibimos y la respuesta que damos**.

¿Te has puesto a pensar el tremendo impacto que tienen las emociones en tu vida diaria?

Laboratorio de emociones

Una de las preguntas que más suelen aparecer al iniciar un nuevo curso es: ¿cuántas emociones hay realmente?

La respuesta no es simple: si bien el origen de las emociones es biológico, su expresión y descripción están profundamente influenciadas por la cultura, el lenguaje y la experiencia individual.

La lengua española, por ejemplo, posee un repertorio emocional extraordinariamente rico. Uno de los recursos que suelo utilizar aquí es el *Diccionario de emociones y fenómenos afectivos*, en el que se recogen más de seiscientas palabras vinculadas con el mundo emocional.

Sin embargo, a pesar de esta abundancia léxica, solemos tener un vocabulario emocional muy limitado. Recuerdo que, en los primeros años como docente universitaria, les pedía a mis alumnos de posgrado que escribieran en una hoja todas las emociones que conocieran. En promedio, la mayoría no superaba las quince. Solo de forma excepcional alguien llegaba a unas treinta. Este ejercicio, tan revelador como sencillo, me ayudó a confirmar algo que intuía:

No podemos gestionar lo que no sabemos nombrar.

Poner nombre a lo que sentimos es el primer paso para gestionarlo: identificar una emoción con precisión nos permite comprender qué nos está señalando, elegir cómo responder y no quedarnos atrapados en la reacción automática. En educación emocional hablamos de pasar de la confusión a la claridad, de la impulsividad a la conciencia. Sin este vocabulario, la gestión emocional se vuelve casi imposible: no podemos transformar lo que ni siquiera sabemos reconocer.

Para simplificar el estudio de las emociones, se suelen mencionar las seis emociones consideradas básicas o primarias: **miedo, ira, asco, tristeza, alegría y sorpresa**.

Estas seis emociones **son universales: aparecen en todas las culturas y tienen una función adaptativa**, es decir, nos preparan para responder ante ciertos estímulos del entorno y asegurar nuestra supervivencia. **A partir de ellas, surgen otras**

emociones más complejas, que combinan diferentes intensidades, contextos y matices.

Un dato que siempre me ha llamado la atención es que, dentro de esta lista de emociones básicas, solo una tiene una valencia claramente positiva y placentera: la alegría. El resto suelen generar sensaciones desagradables o estar asociadas a estados de alerta, incomodidad o dolor. Esta prevalencia de emociones negativas no es un error del sistema emocional, sino una manifestación clara del **sesgo de negatividad** que hemos heredado como especie: un mecanismo cerebral profundamente arraigado que prioriza detectar amenazas para garantizar nuestra supervivencia. Este tema lo hemos abordado en el primer capítulo y lo seguiremos desarrollando.

También merece una mención especial la sorpresa, que muchas veces se vincula como emoción positiva. En realidad, se trata de una emoción neutra, cuya función es prepararnos para procesar rápidamente información nueva o inesperada. Su carga emocional no es ni agradable y tampoco desagradable en sí misma, sino que depende del contexto y de cómo interpretemos lo que ha ocurrido. Por ejemplo:

- Si la sorpresa viene acompañada de una buena noticia, puede vivirse con entusiasmo.
- Si lo inesperado nos saca de control o nos confronta con algo que no deseamos, la reacción emocional puede ser negativa, incluso angustiante.

Incluso en casos considerados culturalmente positivos (como una fiesta sorpresa), hay personas que experimentan malestar o ansiedad. No disfrutan de los imprevistos, necesitan previsibilidad y sienten que pierden el control. Cada vivencia emocional es única y debe leerse desde la historia, la personalidad y la sensibilidad de quien la transita.

Nombrar, identificar y ampliar nuestro vocabulario emocional no es solo un ejercicio lingüístico: es también un acto de conciencia. Cuanto más conscientes somos de lo que sentimos, más posibilidades tenemos de gestionarlo, de expresarlo y de compartirlo con claridad.

EJERCICIO

Haz una lista: **¿cuán rico es tu vocabulario emocional? ¿Cuántas emociones conoces?**

....

....

....

....

....

Observa con atención esa lista de emociones: **¿qué porcentaje de ellas podrías considerar emociones agradables o facilitadoras de bienestar? ¿Cuántas tienden a generar malestar o incomodidad?**

Es importante aclarar que **todas las emociones son válidas**. Cada una cumple una función adaptativa, tiene un propósito biológico y nos ofrece información clave sobre nuestro entorno o mundo interno. Sin embargo, no todas son equivalentes, tampoco tienen el mismo impacto o nos predisponen de la misma manera.

Más que clasificarlas como «buenas» o «malas», lo interesante es observar cómo configuran nuestra mirada cotidiana. **¿Percibes la realidad con más confianza o con más temor? ¿Tu diálogo interno suele inclinarse hacia el entusiasmo o hacia el desánimo? ¿Sueles ver el vaso medio lleno o medio vacío?**

Este ejercicio nos ayuda a reconocer qué tipo de vocabulario emocional tenemos más a mano. Y eso es fundamental, porque contar con **un vocabulario emocional rico, variado y accesible potencia nuestra conciencia emocional y mejora lo que los especialistas llaman «granularidad emocional»**: la capacidad de distinguir con precisión entre matices afectivos similares, como frustración, decepción o enfado; o entre alegría, euforia y satisfacción.

A mayor diferenciación emocional, mejor capacidad para:

- Interpretar lo que sentimos.
- Tomar decisiones con asertividad.
- Comunicarnos con claridad.
- Regular nuestras reacciones.
- Construir vínculos más empáticos, confiables y humanos.

Y es que, cuanto mejor nombramos lo que sentimos, más libres somos para elegir cómo responder.

Quienes tienen un repertorio amplio de términos para emociones negativas tienden a mostrar mayores niveles de distrés y peor estado de salud. En cambio, un vocabulario rico en emociones positivas se relaciona con mayor bienestar y mejores indicadores de salud física.

¿Será que al nombrar lo que sentimos empezamos a recordar quiénes somos?

¿Es en el pulso de nuestras emociones donde late la verdad de nuestro camino? ¿Qué ocurre en nuestro interior cuando las emociones se entrelazan y nos habitan al mismo tiempo?

Cada persona, a su manera, experimenta, observa y aprende de sus propias reacciones y respuestas emocionales. Es un laboratorio emocional en permanente exploración; un espacio íntimo donde lo que sentimos se mezcla, se transforma y nos revela algo nuevo. Así como en los laboratorios se combinan sustancias para observar reacciones únicas, nuestras emociones, al mezclarse, dan lugar a matices complejos que nos ayudan a entender mejor lo que estamos atravesando.

Estas son algunas de las combinaciones más frecuentes entre emociones básicas, y cómo pueden manifestarse en la vida cotidiana:

1. **Miedo + Tristeza = Ansiedad o desesperanza**
   Por ejemplo: cuando enfrentamos una pérdida, una separación o un despido.
2. **Ira + Tristeza = Frustración**
   Por ejemplo: cuando damos lo mejor de nosotros, pero no somos reconocidos.
3. **Alegría + Sorpresa = Euforia o entusiasmo**
   Por ejemplo: al recibir una noticia inesperadamente buena, como un ascenso o un premio.
4. **Sorpresa + Miedo = Alarma o sobresalto**
   Por ejemplo: ante una situación inesperada y amenazante, como un accidente o una mala noticia.

5. **Alegría + Tristeza = Nostalgia**
   Por ejemplo: al mirar fotos antiguas, despedirse de alguien querido o volver al lugar donde crecimos.
6. **Miedo + Alegría = Excitación o riesgo placentero**
   Por ejemplo: hablar en público con nervios y entusiasmo o en la práctica de deportes extremos.

¿Qué función tienen las emociones? ¿Qué nos aportan y facilitan?

Las emociones son guías internas que influyen en cómo nos vinculamos, decidimos, aprendemos, nos comunicamos y construimos nuestra identidad. Nos acompañan desde que nacemos y tienen funciones específicas que vale la pena conocer.

- **En lo vincular.** Cuando nuestro sistema emocional detecta una amenaza, real o percibida, entramos en modo supervivencia. **Las emociones se activan para protegernos**, pero también pueden alejarnos del otro.

  ✓ Nos volvemos más reactivos y menos reflexivos.
  ✓ Interpretamos gestos neutros como amenazas o críticas.
  ✓ Podemos aislarnos emocionalmente, perdiendo conexión y empatía.

  Por contra, al sentir seguridad emocional, nuestro cuerpo y mente entran en modo vínculo seguro. En este estado:

- ✓ Aumenta nuestra empatía y nuestra capacidad de perdonar y de escuchar.
- ✓ Aparece la disposición a compartir, cuidar y colaborar.
- ✓ Florecen la confianza, la cooperación y la apertura emocional.

Es aquí donde surgen los vínculos más sanos y nutritivos: los que nos sostienen vitalmente.

- **En la toma de decisiones.** Lejos de ser un proceso puramente racional, **decidir implica sentir**. Las emociones actúan como unos filtros que nos ayudan a priorizar, evaluar riesgos y anticipar consecuencias. Esto se explica gracias a la conexión entre el sistema límbico (emociones) y la corteza prefrontal (toma de decisiones y pensamiento estratégico).

    - ✓ El miedo reduce nuestra claridad y limita nuestra creatividad.
    - ✓ La curiosidad o el entusiasmo abren posibilidades y fomentan decisiones más innovadoras.
    - ✓ La tristeza o el estrés, sobre todo si es crónico, pueden hacernos dudar, postergar o desconectarnos del largo plazo.

- **En el aprendizaje.** Las emociones son el pegamento de la memoria. Sin ellas, lo aprendido ni se fija ni deja huella. Lo que nos emociona se graba con más fuerza, y eso explica por qué los aprendizajes más significativos suelen estar ligados a experiencias con fuerte carga emocional.

- ✓ Miedo al hablar en público. La ansiedad hace que recordemos cada detalle del momento, aunque haya sido incómodo.
- ✓ Alegría en el aula. Una clase que resulta divertida o inesperada queda grabada en la memoria, no solo por el contenido, sino por lo que sentimos.
- ✓ Sentir es lo que da sentido. No hay aprendizaje profundo sin emoción.

- **En la motivación.** Las emociones también son señales que nos muestran lo que importa, lo que deseamos, lo que nos entusiasma. Son combustible vital.

  - ✓ Emociones como la alegría, el orgullo o la satisfacción nos muestran que vamos por buen camino.
  - ✓ Sentir esperanza, gratitud o inspiración ayuda a sostener el esfuerzo, incluso cuando no hay resultados inmediatos.
  - ✓ La motivación se mantiene en el tiempo cuando hay conexión emocional con lo que hacemos.
  - ✓ En definitiva, lo que nos emociona, nos moviliza.

- **En la comunicación.** Ya antes de hablar, estamos comunicando. Las emociones impactan directamente en cómo percibimos al otro, cómo interpretamos sus gestos y cómo le respondemos. El sistema límbico reacciona antes que la razón, y nuestras neuronas espejo nos permiten «sentir con el otro».

  - ✓ Un líder dice «todo está bien», pero su cuerpo transmite tensión. El equipo lo percibe.

- ✓ Un docente apasionado contagia entusiasmo, más allá del contenido.
- ✓ En modo supervivencia, escuchamos peor, reaccionamos más, bajamos la empatía. La comunicación se empobrece.
- ✓ La inteligencia emocional mejora la calidad del diálogo y la conexión.

- **En la identidad.** Las emociones no solo nos atraviesan, nos definen. Nos ayudan a comprender qué valoramos, qué tememos perder, qué nos inspira, qué nos duele y qué soñamos. Son señales que nos permiten ir construyendo una narrativa coherente sobre quiénes somos. Cuando prestamos atención a lo que nos emociona de verdad, podemos ver con más claridad.

  - ✓ Lo que nos importa profundamente.
  - ✓ Aquello que nos moviliza por dentro.
  - ✓ El sentido vital que da dirección a nuestras elecciones.

Las emociones son pistas de nuestro propósito y sentido vital: un tema que abordaremos en profundidad en el próximo capítulo.

EJERCICIO

Aprópiate de lo que sientes

Entrar en contacto con nuestras emociones no es solo una cuestión de sensibilidad, sino también de responsabilidad personal. Reconocerlas, nombrarlas y escucharlas nos permiten actuar con mayor claridad, no desde el automatismo.

Te propongo estas preguntas para que puedas mirar hacia dentro y observar tu propio mapa emocional:

1. ¿Qué emociones están más presentes en tu vida cotidiana?
2. ¿Hay algunas que te resulten especialmente desafiantes de transitar o expresar?
3. Si prestaras atención a tu día a día, ¿cuál dirías que es la emoción que más se repite?
4. ¿Reconoces ciertos «bucles emocionales» (estados que se repiten y a veces te cuesta soltar)?

Cada emoción es también química en movimiento

Cada emoción que sentimos pone en marcha un cóctel específico de neurotransmisores, hormonas y señales bioquímicas que impactan directamente en nuestro cuerpo. Son esos mensajes los que recorren cada célula y modulan no solo cómo nos sentimos, sino también cómo nos comportamos, decidimos y nos vinculamos.

Por eso es tan importante entrenar la conciencia emocional y enriquecer nuestro vocabulario emocional: cuantas más palabras tengamos para nombrar lo que sentimos, más capacidad tendremos para identificar el origen de esas emociones y comprender qué nos está ocurriendo.

La química del bienestar

En el cerebro humano se han identificado **más de sesenta neurotransmisores**, cada uno con funciones específicas, aunque, en algunos casos, estas funciones se solapan o se complementan entre sí. Sin embargo, hay un pequeño grupo, más de seis, que cumple un rol central en el funcionamiento de este órgano tan fascinante. Los hemos mencionado en el primer capítulo y seguiremos profundizando en ellos a lo largo de los próximos.

Tu estado de ánimo está íntimamente vinculado a la química interna de tu cuerpo, que para nada es aleatoria: se ve influida por muchos factores, como, por ejemplo, los pensamientos que eliges sostener, cómo interpretas lo que te sucede, el nivel de estrés que tienes, el descanso que tomas, el movimiento o ejercicio que realizas, la alimentación que sigues, el entorno en el que vives, el nivel de contaminación ambiental al que estás expuesto e, incluso, las personas de las que te rodeas.

La buena noticia es que, si bien hay elementos que no dependen de ti (como tu genética o ciertas condiciones externas), **tienes un margen real de acción sobre tu bienestar**.

Puedes influir en tu química interna mediante lo que piensas, cómo cuidas tu cuerpo, qué eliges leer, escuchar o consumir y de los vínculos que cultivas a diario.

Aquí es cuando entra en escena el cuarteto más famoso del bienestar: **la dopamina, la serotonina, la oxitocina y las endorfinas**, que son los mensajeros químicos que traducen tus hábitos, tus emociones y tu estilo de vida en estados de ánimo más o menos saludables. Y sí, puedes aprender a activarlos a tu favor.

El cerebro no funciona de forma aislada, sino en red, en constante conexión con el cuerpo a través de múltiples «autopistas» de comunicación. Cuando hablamos de buen ánimo, no interviene un solo factor: distintos neurotransmisores actúan en sinergia, colaborando entre sí. Por eso, cuando fortalecemos uno de estos circuitos, también estamos potenciando a los demás. Mejorar un aspecto de nuestro bienestar impacta en cadena, gracias a este funcionamiento en red que todo lo integra.

Esta química del bienestar se activa cuando el cerebro detecta algo que interpreta como beneficioso para nuestra supervivencia. Una vez cumplida su función, se apaga, quedando lista para volver a activarse ante un nuevo estímulo positivo. Así, estos neurotransmisores funcionan como señales que nos orientan y **nos motivan a repetir aquello que nos hace bien**.

Aunque estas sustancias trabajan de manera silenciosa, sin necesidad de palabras, sus efectos son profundamente visibles: basta observar con atención para notar cómo influyen en el ánimo, en la energía y en las decisiones que tomamos día a día.

Se los denomina así porque son neurotransmisores y neuromoduladores claves que influyen directamente en nuestro estado de ánimo, motivación, conexión social y sensación de placer y de bienestar. Cada uno cumple funciones distintas, pero juntos regulan aspectos esenciales para una vida emocional saludable, con sentido y conexión.

Dopamina: el neurotransmisor del logro y la motivación

Es clave en los circuitos de recompensa. Nos impulsa a actuar, anticipar placer y perseguir metas. El sistema dopaminérgico está muy relacionado con la atención, la toma de decisiones y el aprendizaje. Nos ayuda a vincular acciones con emociones positivas.

Cuando tenemos un objetivo que nos ilusiona, la dopamina nos acompaña en cada paso, dándonos pequeñas dosis de placer que nos animan a seguir avanzando. Lo curioso es que se libera más dopamina durante el camino que cuando finalmente alcanzamos la meta. Por eso, muchas veces sentimos más entusiasmo en el proceso que en el resultado final. Esto tiene mucho que ver con cómo activamos nuestra automotivación: no se trata solo de llegar, sino de aprender a disfrutar el recorrido.

Por ejemplo, el entusiasmo que se siente al comenzar un proyecto alineado con tu vocación o propósito activa la dopamina.

EJERCICIO

El pequeño logro del día

Antes de acostarte, anota una acción que hayas completado durante el día y que te acerque a lo que valoras. Puede ser algo tan simple como terminar una tarea laboral, decir «no» a tiempo o beber más agua.

Reflexión: ¿cómo te sentiste al lograrlo? ¿Qué te gustaría reforzar mañana?

Cabe hacer una diferenciación: no toda la dopamina es igual. La **dopamina «buena»** es la que se activa cuando avanzamos hacia metas alineadas con nuestro propósito y valores; nos acompaña en el proceso, refuerza la constancia y sostiene la motivación. En cambio, la **dopamina «instantánea»** muy de estos tiempos digitales, es fruto de recompensas rápidas y superficiales, como revisar compulsivamente el correo esperando un «me gusta» o buscar validación inmediata.

Esa activación momentánea da un alivio fugaz, pero a la larga aleja de lo que realmente importa: vínculos y proyectos con sentido, y bienestar duradero.

Serotonina: el regulador del estado de ánimo y la estabilidad emocional

Equilibra emociones, regula el sueño, el apetito, la memoria y el deseo sexual. Una serotonina estable aporta mayor claridad y autorregulación emocional. Se asocia con estados de calma, gratitud y sentirse valioso. Aparece cuando nos sentimos seguros y orgullosos. El estado anímico nos indica la química interna que tenemos y sus consecuencias. Por ejemplo, un entorno seguro y coherente con tus valores favorece la producción natural de serotonina.

EJERCICIO

Diario de gratitud con foco en vínculos

Escribe cada noche tres cosas por las que te sentiste agradecido. Pon énfasis en los vínculos o situaciones que te conectaron con otras personas.

Reflexión: ¿quién te hizo sentir valorado o acompañado hoy? ¿Lo saben ellos?

Oxitocina: la hormona del vínculo y la empatía

Se libera en experiencias de afecto, contacto físico, confianza o cooperación. También refuerza la memoria emocional positiva. Es la base biológica de la empatía, el apego seguro y los vínculos nutritivos. Cuando conectamos y generamos sentimientos de pertenencia, la oxitocina potencia la cooperación, la lealtad y el compromiso mutuo.

Por ejemplo, un abrazo, una conversación profunda o un gesto de cuidado mutuo potencian la oxitocina.

EJERCICIO

Un acto de conexión

Haz al menos una vez al día algo pequeño y genuino por alguien más sin esperar nada a cambio: enviar un mensaje afectuoso, dar un abrazo sentido, escuchar sin interrupciones.

Reflexión: ¿qué sentiste al ofrecer conexión? ¿Y al recibirla?

Endorfinas: los analgésicos naturales del cuerpo

Se liberan para aliviar el dolor físico y emocional. También se activan con la risa, el ejercicio y la creatividad, aumentando tu nivel de energía. Ayudan a sostener emocionalmente momentos difíciles. Refuerzan la resiliencia emocional.

Por ejemplo, un momento de *flow* o disfrute pleno ayuda a liberar endorfinas. De esto también hablaremos en los próximos capítulos.

EJERCICIO

Regálate veinte minutos para ti

Elige una actividad que te dé placer físico o emocional. Puede ser bailar, caminar al aire libre, escuchar música, reír con alguien o pintar.

Reflexión: ¿qué cambia en tu energía o humor después de esa pausa activa y enérgica?

Cuando nuestro estado de ánimo está bajo, solemos replegarnos: nos volvemos menos comunicativos, menos empáticos, menos generosos y perdemos interés por disfrutar, aprender o conectar con los demás. Es como si se nos apagaran las ganas desde dentro. La motivación y el estado anímico, por tanto, impactan notablemente en la generación de emociones, en cómo percibimos lo que sucede y en nuestro diálogo interno. Esto nos recuerda eso de que no vemos las cosas como son sino como somos.

Lo importante es saber que no tenemos que quedarnos ahí: regular el ánimo no solo es posible, sino necesario. **Podemos entrenar el cerebro y las acciones para favorecer un equilibrio saludable en nuestra química interna.** Cultivar estados de bienestar emocional no es casualidad, es una práctica consciente. Y cuanto más comprendamos cómo influimos en nuestros neurotransmisores, más herramientas tendremos para reconectar con nosotros mismos y con la vida.

No se trata de perseguir un estado continuo de felicidad, sino de cultivar acciones cotidianas que despierten tu química del bienestar.

El bienestar no es cuestión de suerte, sino una forma de entrenamiento. Y, como en toda gimnasia, lo que repetimos, se fortalece. También en lo emocional somos lo que entrenamos cada día.

Si quieres entrenar tu química del bienestar, te propongo que observes y registres tus hábitos de forma sencilla. Una herramienta útil puede ser este pequeño esquema, que te ayudará a identificar qué activa en ti cada neurotransmisor, con qué frecuencia lo cultivas y qué acciones podrías sumar en tu día a día para fortalecerlo:

Neurotransmisor	¿Qué lo activa en ti?	¿Con qué frecuencia lo cultivas?	¿Qué hábito puedes sumar?

El estrés como aliado

Un estado emocional que aflora una y otra vez en todos los espacios en los que trabajo es el estrés. También en la vida cotidiana:

- **«Estoy estresada»**, dice una alumna que siente que no le da la vida con la agenda a tope.
- **«Me preocupa el estrés de mi equipo»**, confiesa un líder que ve cómo sus colaboradores pierden energía y motivación.
- **«El médico me dijo que la alergia es por estrés»**, relata alguien sorprendido de que su cuerpo grite lo que su mente callaba.
- **«Me despierto en la noche sobresaltado por las preocupaciones del día»**, comparte un hombre que no logra desconectar.
- **«Cometo errores en el trabajo**, donde siempre he sido una experta», escucho decirle a una directora de empresa.
- **«Estoy muy irritable, tanto en el trabajo como en casa; siento que voy cada vez más acelerado y he perdido la paciencia»**, cuenta una alumna de educación ejecutiva.
- **«Lo que siempre queda relegado en mi caso es el deporte, con la falta que me hace»**, admite una amiga que siente que el ejercicio físico ha sido su cable a tierra.

Es como si el estrés se hubiera instalado como telón de fondo de nuestra vida cotidiana. Hoy, hablar de estrés se ha vuelto casi una forma de nombrar la manera en la que habitamos el mundo moderno: en tensión, corriendo, exigiéndonos más de lo que podemos sostener.

El ritmo acelerado, la hiperconectividad, la sobrecarga de estímulos, la dispersión atencional y la autoexigencia han convertido al estrés en un fenómeno cotidiano, tan habitual que muchas veces ni siquiera lo identificamos. Se disfraza de productividad, de ocupación constante, de estar con la agenda a tope o de ser eficiente.

No obstante, el estrés no es solo una sensación: es una respuesta fisiológica y cerebral. Se activa cada vez que nuestro organismo interpreta que hay una amenaza, real o imaginaria, externa o interna, física o emocional. Es una reacción que nos ayudó y nos ayuda a sobrevivir. El cuerpo se pone en alerta, moviliza recursos y se prepara para responder.

Según el *Diccionario de emociones y fenómenos afectivos*, **el estrés es un estado emocional que aparece cuando sentimos que los retos o demandas superan nuestra capacidad de respuesta o nuestros recursos personales**. Por eso es tan importante diferenciar entre estrés saludable («eustrés») y estrés negativo («distrés»).

Eustrés o estrés positivo. Es una forma de activación que nos moviliza y potencia.

- Es de corta duración.
- Genera energía y aumenta nuestra motivación.
- Nos sentimos capaces de afrontar lo que viene.
- Favorece la atención, la agilidad mental y la productividad.
- Puede mejorar el rendimiento, especialmente en situaciones desafiantes o estimulantes.

El buen estrés puede ser fuente de motivación para ponernos en acción. De hecho, el estrés positivo nos ayuda a priorizar y nos mantiene atentos. Es ese «empujón» el que nos prepara para rendir en un examen, presentar un proyecto o afrontar un desafío.

Distrés o estrés negativo. Surge cuando la presión se vuelve excesiva o sostenida en el tiempo, y sentimos que no tenemos los recursos para afrontarla.

- Se vuelve crónico.
- Se acompaña de ansiedad, preocupación y agotamiento emocional.
- Nos supera y nos paraliza.
- Afecta nuestro bienestar físico, mental y emocional.
- Disminuye la productividad y la creatividad.
- Puede desencadenar síntomas físicos o enfermedades psicosomáticas.

Cuando es breve y manejable, **el estrés puede actuar como un recurso adaptativo**: mejora la concentración, nos da energía extra y refuerza la sensación de que somos capaces de superar obstáculos. Incluso, sabemos que esta activación libera neurotransmisores como la adrenalina y la dopamina, que potencian el foco, la memoria y la motivación.

El neurocientífico y escritor estadounidense Robert Sapolsky, en su libro *¿Por qué las cebras no tienen úlceras?*, explica que los seres humanos somos los únicos mamíferos **capaces de estresarnos solo con nuestros pensamientos, sin que exista una amenaza real presente**. Esto refuerza lo que abordamos en el capítulo anterior sobre la necesidad de aprender a gestionar nuestros pensamientos, ya que suelen ser precognitivos, es decir, anteceden a las emociones y pueden activarlas incluso en ausencia de estímulos externos.

Cuando el estrés se vuelve crónico, afecta seriamente nuestra salud mental y emocional: la atención se dispersa, se reduce la flexibilidad cognitiva, se limita nuestra capacidad de encontrar soluciones creativas, de planificar o tomar decisiones y se genera una sensación de bloqueo o de callejón sin salida. En ese estado, muchas personas pierden el entusiasmo, la motivación y la capacidad de adaptación; también experimentan un profundo agotamiento mental y emocional.

Según la encuesta mundial de Gallup (2023), **el 42 % de las personas adultas reportó sentirse estresada la mayor parte del día anterior**. Es una cifra que crece cada año. Esto sugiere que el estrés no es solo un asunto individual: es un síntoma del estilo de vida contemporáneo, marcado por la sobreexigencia, la hiperconexión y la falta de pausa.

Un mapa personal del estrés. Para empezar a gestionar mejor el estrés, necesitamos observarlo, comprenderlo y nombrarlo. Puedes comenzar por hacerte estas preguntas:

- ¿Cuáles son mis principales factores estresantes? ¿Qué situaciones o personas me generan más tensión?
- ¿Qué señales físicas, mentales o emocionales me alertan de que estoy estresado?

El primer paso para regular el estrés es reconocerlo sin juzgarlo: no se trata de eliminarlo, sino de aprender a transformarlo en información y autoconciencia.

Tres factores emocionales que alimentan el estrés

Desde el punto de vista emocional, hay tres condiciones que suelen aumentar el estrés o transformarlo en distrés:

1. **Incertidumbre:** aparece cuando no tenemos ni respuestas claras ni garantías. Nos cuesta tolerar la espera o lo no resuelto.
2. **Falta de información:** no saber, no entender o no tener contexto aumenta la ansiedad y la confusión.
3. **Sensación de pérdida de control:** cuando sentimos que no podemos decidir, anticipar o intervenir, el estrés se intensifica.

Incertidumbre	Falta de información	Pérdida de control
¿Qué me genera incertidumbre hoy?	¿Qué necesito saber que aún no sé?	¿En qué áreas siento que no tengo poder de decisión?
¿Cómo la siento en mi cuerpo?	¿Qué emociones aparecen?	¿Qué haría si pudiera actuar diferente?

- ¿Cuál de los tres factores te afecta más actualmente?
- ¿Qué patrones identificaste?
- ¿Cómo te afecta física o emocionalmente?

Si nuestro organismo nos envía avisos para mejorar nuestra vida, ¿por qué silenciar su inteligencia?

Mi refugio interno

¿Qué herramientas tengo para afrontar esas tormentas internas? Pedir ayuda, respirar, hacer pausas, buscar datos, confiar, aprender algo, compartir expectativas o dudas con alguien...

Al percibir una amenaza, real o imaginada, física o emocional, nuestro cuerpo activa un sistema de alerta y libera **cortisol**, una hormona clave para la supervivencia. Su función es clara: movilizar energía rápidamente, elevar la glucosa en sangre y preparar al cuerpo para reaccionar. Es decir, ponernos en «modo acción».

En pequeñas dosis, el cortisol es funcional: nos ayuda a concentrarnos, estar atentos y resolver situaciones complejas. Pero si se mantiene alto durante mucho tiempo, sus efectos no son protectores. Todo lo contrario, el exceso de cortisol impacta en:

- **Nuestro estado de ánimo.** Nos hace más irritables o más apáticos.
- **Nuestra conciencia emocional.** Nos dificulta identificar cómo nos sentimos.
- **Nuestra memoria y capacidad de aprendizaje.** Nos vuelve menos eficientes.

Por eso el estrés crónico, ese que no se detiene nunca, suele estar acompañado de emociones como **miedo, ansiedad, enfado**, o una sensación constante de estar sobrepasados.

Otro de los términos que más resuenan hoy día, junto con el estrés, es el ***burnout***, o síndrome del trabajador quemado, que se produce cuando las exigencias laborales sobrepasan todo límite humano. Según el *Diccionario de emociones y fenómenos afectivos de la lengua española*, se trata de un estado de agotamiento profundo generado por una exposición sostenida al estrés crónico en el ámbito laboral.

Este síndrome se manifiesta en tres dimensiones centrales:

- **Agotamiento emocional:** una sensación que persiste de cansancio físico y mental.
- **Despersonalización:** una actitud de distanciamiento o de indiferencia hacia las personas con las que se trabaja.
- **Baja realización personal:** pérdida de sentido, de motivación y de confianza en la propia eficacia profesional.

El *burnout* puede afectarnos a todos, sin importar la edad, el rol o la industria. Incluso en el mundo emprendedor, donde la pasión es motor, la falta de límites puede llevar a la extenuación. Cuanto más alto es el nivel de agotamiento, mayor suele ser el vacío interior, el desencuentro con uno mismo y la desconexión emocional con los demás. Hay señales que actúan como alertas tempranas:

- Pérdida de entusiasmo por lo que antes nos motivaba.
- Sensación de niebla mental o confusión.
- Dificultades para dormir o descansar.
- Estados anímicos sombríos.
- Pensamientos de inutilidad o desesperanza.

Si estas señales se sostienen en el tiempo, pueden desembocar en un colapso que afecta la salud física, emocional y relacional.

Necesitamos recuperar el derecho al descanso, a la pausa consciente y al cuidado de nuestros límites. No para rendir más, sino para vivir mejor; porque incluso el cambio más deseado necesita espacio para ser integrado, y toda transformación requiere tiempo para ser sentida.

Gestionar la ansiedad: entre lo que controlamos y lo que imaginamos

Una de las frases que más comparto en mis clases y talleres es: **«Aprendamos a ocuparnos de lo que depende de nosotros y a soltar lo que no está en nuestras manos»**.

Aunque parezca simple, esta idea encierra una de las claves más potentes para disminuir la ansiedad y recuperar la calma interna. Y es que, cuando nos centramos en lo que podemos hacer, en lo que sí depende de nuestras decisiones, nuestros hábitos, nuestras actitudes, dejamos de desgastarnos en el intento de controlar lo incontrolable: el futuro, la mirada ajena, el qué dirán o los imprevistos que ni siquiera han ocurrido.

Aquí emerge un segundo punto crucial: **no alimentar nuestros miedos**. Muchas veces, sin darnos cuenta, somos nosotros quienes damos fuerza **a esos miedos con pensamientos repetitivos, escenarios catastróficos o suposiciones que no están sucediendo**. Cuanto más los pensamos, más crecen. Por eso es importante recordar: no todo lo que pensamos es cierto, y no todo lo que tememos es real.

Una práctica cotidiana para desactivar la ansiedad

Ante a una preocupación, cuestiónate: ¿Esto depende de mí o no? ¿Está ocurriendo ahora o solo en mi mente? Solo con las respuestas a estas dos preguntas empiezas a recuperar presencia, a tomar perspectiva y a elegir una respuesta más saludable.

Miedo real frente a miedo imaginario

Aprender a distinguir entre estos dos tipos de miedo es esencial para gestionar la ansiedad con más claridad y menos reactividad.

El **miedo real** es adaptativo: nos protege, nos pone en alerta y nos ayuda a sobrevivir. Por ejemplo: «Estoy caminando sola de noche y escucho ruidos extraños». Aquí, el miedo es funcional: prepara al cuerpo para actuar, defenderse o pedir ayuda.

El **miedo imaginario** es anticipatorio: nace en la mente y no acostumbra a tener sustento en la realidad presente. Por ejemplo: «¿Y si mañana en el trabajo me pasa algo y no sé cómo manejarlo?». Este miedo consume energía emocional innecesaria, paraliza y activa un bucle de pensamientos que aumentan la ansiedad.

Criterio	Miedo real	Miedo irreal
Basado en hechos objetivos	Sí (hay peligro real o inmediato)	No (es anticipación o interpretación)
Activa una respuesta protectora útil	Sí, prepara para actuar	No, bloquea o paraliza
Se sostiene con evidencia verificable	Sí	No (suele ser un «¿y si...?» sin sustento)
Desaparece al resolver el peligro	Sí	No, puede mantenerse con el pensamiento

PREGUNTAS PARA REFLEXIONAR

- ¿Qué grado de estrés te causas a lo largo del día desde la corteza prefrontal?
- ¿Cuántos miedos o peligros inventas que te podrían ocurrir?

El estrés y las pantallas

Me pregunté: **¿qué solemos hacer cuando estamos estresados?** ¿Acaso nos refugiamos en el mundo digital?

La evidencia científica reciente muestra que el uso excesivo de dispositivos no siempre comienza por aburrimiento o hábito; con frecuencia surge del malestar emocional o del propio estrés. **El móvil y las redes sociales se han convertido en una válvula de escape**, una distracción frente a la tensión. En 2022, un estudio observó que, cuando aumenta el estrés, no necesariamente pasamos más horas con el móvil, pero sí lo consultamos más. Es decir, no buscamos información, buscamos alivio. Del mismo modo, una investigación en universitarios dirigida por el psicólogo Khan reveló que el uso intensivo de los móviles se asocia con mayor ansiedad, estrés y síntomas de depresión. A esto se suman más estudios que mostraron que el estrés y la ansiedad predicen un mayor tiempo de conexión en redes sociales, reforzando ese patrón circular.

Así, se configura **un ciclo difícil de romper**:

A mayor estrés

▼

Mayor conexión digital

▼

Menos descanso y peor sueño

▼

Más ansiedad, fatiga

▼

Aún más estrés

¿Por qué el estrés es un aliado?

Porque nos activa y nos protege. Cuando enfrentamos una situación desafiante o amenazante, el cuerpo libera cortisol y adrenalina, preparándonos para actuar con rapidez y eficacia. Esta reacción es clave para la supervivencia: nos permite escapar, defendernos o responder con más foco y energía.

Porque nos da energía extra. Un nivel moderado de estrés puede aumentar la atención, la concentración y la productividad. Nos impulsa a cumplir plazos, tomar decisiones, adaptarnos a los cambios y resolver problemas con agilidad.

Porque señala lo que importa. El estrés también nos muestra qué aspectos de nuestra vida valoramos. Nos estresamos más por lo que nos importa: un vínculo, un proyecto, una responsabilidad. Si aprendemos a escucharlo, puede ayudarnos a reconectar con nuestras prioridades y puede ser un motor de aprendizaje. El eustrés (estrés positivo) nos moviliza hacia el crecimiento, la mejora y la superación personal. Nos empuja a salir de la zona de confort, a explorar nuevas capacidades y desarrollar resiliencia emocional.

Pero **¿cuándo deja de ser un aliado?**

Cuando el estrés se vuelve crónico, sostenido en el tiempo o no tenemos herramientas para gestionarlo, se convierte en distrés. Deja de impulsar y empieza a bloquear: afecta el sueño, la memoria, el ánimo, la empatía y la salud física y emocional.

El estrés no es el enemigo. Es una señal del cuerpo y del cerebro que, bien comprendida y gestionada, puede ser una aliada poderosa para actuar, crecer, decidir y protegernos.

Lo importante es aprender a regularlo, reconocer nuestros límites y no vivir permanentemente en «modo supervivencia».

El regalo de la pausa

¿Te has detenido alguna vez de verdad a escuchar a tu cuerpo?

No solo el cansancio o el dolor, sino esas señales sutiles, casi imperceptibles, que nos susurran verdades desde dentro. La respiración que se acelera, el nudo en el estómago y el pecho que se cierra.

Las emociones, aunque muchas veces invisibles, hablan primero en el cuerpo.

Para poder escucharlas, necesitamos hacer algo que en este mundo veloz parece revolucionario: **pausar**.

- Pausar no es detenerse: es volver a estar presentes.
- Pausar nos conecta con lo esencial: con lo que sentimos, con lo que necesitamos y con lo que realmente importa.
- Pausar es darle lugar a la conciencia antes de reaccionar, es elegir responder en vez de reaccionar.
- Pausar es recuperar la soberanía emocional en un mundo que muchas veces nos empuja a activar el piloto automático.

En un estudio sobre compasión y autoconciencia, se demostró que el hábito de parar y conectar con uno mismo genera una disminución en la activación de circuitos de amenaza y un aumento en la autoaceptación, la amabilidad y la conexión con los demás.

Como bien decía Viktor Frankl:

«Entre el estímulo y la respuesta hay un espacio. En ese espacio reside nuestra libertad y nuestro poder para elegir nuestra respuesta. En nuestra respuesta yace nuestro crecimiento y nuestra libertad».

¿Por qué la pausa nos hace más humanos?

Porque nos devuelve al momento presente, el único lugar desde donde se puede sentir, decidir y vincularse con autenticidad.

La pausa abre la posibilidad de habitar la vida en lugar de simplemente transitarla.

Es en ese espacio donde germinan las decisiones con sentido, las alineadas con nuestro propósito, con nuestra verdad más profunda.

En la construcción de vínculos, **la pausa es también un acto de amor**: pausar para mirar a los ojos; pausar para escuchar sin interrumpir; pausar para validar al otro. Sin pausa no hay presencia; sin presencia, no hay vínculo real.

La pausa y el silencio son amigos de las buenas decisiones, porque crean un terreno fértil para la claridad, la reflexión y la sabiduría emocional.

1. **Permiten activar el cerebro reflexivo.** Cuando estamos bajo presión o estrés, el cerebro activa más intensamente la amígdala, que responde de manera rápida e impulsiva. Esto es útil para sobrevivir, pero no para decidir con claridad. En cambio, al pausar y crear silencio, damos tiempo a que se active la corteza prefrontal, que es el área encargada de:

- Evaluar consecuencias.
- Regular emociones.
- Planificar.
- Tomar decisiones basadas en valores y no en impulsos.

2. **Regulan la respuesta emocional.** La pausa, especialmente acompañada de respiración consciente, reduce los niveles de cortisol y adrenalina y favorece un estado fisiológico más equilibrado para pensar con claridad. Cuando damos espacio al silencio, hay mayor espacio para la regulación emocional y para tomar decisiones más conscientes.
3. **Facilitan la metacognición.** Cuando hacemos silencio, nos damos el espacio para observar nuestros pensamientos, no solo actuar en base a ellos. Esto fortalece la metacognición: la capacidad de pensar sobre lo que estamos pensando.
4. **Fortalecen la escucha interna.** La pausa y el silencio también permiten escuchar nuestras intuiciones, identificar valores internos y discernir qué queremos de verdad, y no qué espera el entorno o lo que hacemos por costumbre.

PREGUNTAS PARA REFLEXIONAR

- ¿Cuándo fue la última vez que decidiste algo importante sin prisa?
- ¿Te das tiempo para pensar antes de responder, o replicas inmediatamente?
- ¿Qué decisiones tomaste desde el ruido? ¿Cuáles desde la pausa?

Cuando las personas me cuentan: «Estoy cansado de estar cansado». Esto se traduce en un agotamiento que va más allá del cuerpo, porque es mental, emocional y, a veces, también existencial. Justo por eso, necesitas parar. No solo para descansar, sino para recuperar dirección, sentido y energía vital.

Cuando haces esa pausa, puedes preguntarte: **¿qué sí depende de mí sentirme mejor? ¿Dónde puedo poner mi energía hoy?**

Aunque no puedes controlar todo lo que te ocurre, sí puedes elegir cómo lo vives. Puedes poner el foco en eso que sí está en tus manos, esta es mi nota mental preferida:

- Tus pensamientos y creencias.
- Tus decisiones y hábitos.
- Tu actitud frente a lo que no controlas.
- Tu capacidad de agradecer.
- Tu entorno y los vínculos que eliges.
- Tus pausas, tus descansos y tus reacciones.
- Tu forma de tratarte a ti mismo y a los demás.

La ciencia nos recuerda que el **cerebro necesita pausas para integrar**, aprender y adaptarse. Vivir bajo presión constante, sin momentos de calma, impacta en tu salud emocional, inmunológica y cognitiva. Varios estudios, incluidos los de Robert Sapolsky, demostraron que el estrés crónico y la exposición prolongada al cortisol están asociados con la reducción del volumen del hipocampo (zona clave donde se guardan las memorias emocionales y el aprendizaje), así como alteraciones en la amígdala y corteza prefrontal.

Es decir, no es solo una sensación: tu cuerpo y tu mente realmente lo resienten. No se trata de resistir, se trata de reenfocar tu energía y buscar formas más sostenibles de vivirte.

La pausa también es una puerta hacia el propósito, porque **no se puede descubrir lo que uno anhela profundamente desde el ruido constante**, ni desde la urgencia perpetua. **El propósito no se impone: se escucha.** Y para escuchar, hace falta detenerse.

¿Te has parado alguna vez a escuchar lo que tu cuerpo intenta decirte: esas sensaciones o señales sutiles que guardan las emociones y sus mensajes?

EJERCICIO

Comparto contigo una breve guía práctica que sirve para conectar y registrarnos, que puede ayudarnos a nutrir la amistad entre el cuerpo y el cerebro:

Pausa: ¿qué me dice mi cuerpo? Autoobservación de las señales corporales. ¿Notas alguna sensación en la cabeza, en los brazos, en las piernas, en el estómago, en el cuello? ¿Cómo es tu respiración: superficial o profunda? ¿Cómo son los latidos de tu corazón: superficiales o profundos?

Silencio: escuchar y registrarme con todos los sentidos. Indagar: ¿cómo me siento? ¿Cómo está mi nivel de energía: alto o bajo?

Escuchar: ¿para qué siento esta emoción? A veces, por ejemplo, un enfado es el límite que tengo que ponerle a una persona o a una situación; otras veces, si me siento muy abrumado, quizá preciso de tomarme un café conmigo mismo y estar unos minutos en silencio; si tengo una tristeza grande, es posible que necesite juntarme con un amigo y compartir eso que me está sucediendo (muchas veces la tristeza actúa como una señal de necesidad de ayuda empática hacia el otro).

Foco: ¿qué necesito en este momento?

Actitud: ¿puedo escoger el poder sentirme de otra manera? Responder a esta pregunta nos ayuda a abrirnos a nuevas posibilidades y, en muchas ocasiones, nos ayuda también a dejar fuera de nosotros esos bucles mentales en los que solemos quedarnos atrapados.

Huella: ¿qué emociones te propones contagiar en tu entorno? Como todos somos seres sociales, irremediablemente, siempre estamos sintiendo y contagiando emociones.

A la duda, pausa.

Al enojo, pausa.

Al cansancio, pausa.

Al estrés, pausa.

Pausar no es perder el tiempo, es recuperar la vida:

- La pausa es mucho más que un descanso.
- Es un entrenamiento para salir del piloto automático.
- Es un acto de autocuidado para recargar energía.
- Es un instante consciente para decidir con claridad y responder con amabilidad.
- Es un refugio mental que alivia la carga cognitiva y abre paso a la creatividad.
- Es la puerta de entrada al registro emocional, a la empatía y al verdadero contacto humano.

Y tú, **¿te das permiso para detenerte?** En un mundo que corre, detenerse es un acto revolucionario; y elegir pausar es una de las habilidades más humanas y necesarias de nuestro tiempo.

El mundo nos pide velocidad, pero lo humano necesita profundidad. Solo cuando nos damos permiso para sentir podemos elegir con conciencia cómo vivir.

El cerebro optimista

¿Cómo amplificar las emociones positivas?

Durante décadas, la ciencia del comportamiento humano estuvo dominada por el estudio del malestar y las emociones negativas. Este enfoque, si bien necesario, generó un desequilibrio: aprendimos mucho sobre lo que nos daña y nos desafía, pero poco sobre lo que nos fortalece y nos da bienestar.

Como mencionamos en el capítulo anterior, este fenómeno se explica en parte por el sesgo de negatividad: **nuestro cerebro está biológicamente programado para detectar amenazas y centrarse en lo que puede salir mal**. Esta adaptación evolutiva, clave para la supervivencia, ha contribuido a que, incluso en el ámbito científico, se prioricen los aspectos problemáticos del comportamiento humano. Además, en la vida cotidiana, lo positivo suele pasarse por alto. Damos por sentada la calma, la gratitud, la esperanza o la alegría, como si fueran lo normal, lo que simplemente debería estar. Así, muchas veces olvidamos prestar atención a aquello que nos sostiene emocionalmente cuando no hay crisis.

Como hemos visto, tenemos más a mano un vocabulario emocional con emociones que generan malestar o que no potencian el bienestar. Y no solo eso: muchas veces nos quedamos más tiempo de lo necesario en ellas, sin darnos cuenta.

¿Cómo se puede empezar a equilibrar esa balanza? ¿Cómo entrenar tu mente para reconocer, cultivar y alargar los estados emocionales positivos, sin negar lo que duele, pero sin quedarte atrapado ahí?

Las emociones positivas nos preparan para afrontar la adversidad con más sabiduría y menos sufrimiento innecesario.

No se trata de forzar la alegría, sino de entrenar una disposición abierta y apreciativa ante la vida, reconociendo lo bueno cuando está presente, buscando lo que nutre y sosteniéndolo en el tiempo como parte del cuidado emocional cotidiano.

Entrenar lo que nos sostiene

Ampliar las emociones positivas no es negar el malestar, sino entrenar la mirada para registrar, habitar y sostener también lo que nos potencia.

Las emociones positivas no solo se sienten: se cultivan, lo que puede convertirse en un hábito transformador. Practicar gratitud, alegría, compasión o serenidad no es ingenuo: es un acto profundamente revolucionario que cambia la forma en la que procesamos la realidad, tomamos decisiones, aprendemos y construimos vínculos más humanos y resilientes.

Cuando experimentas emociones más agradables, tu cerebro abandona los modos de supervivencia, como el miedo o la urgencia, y activa un estado de exploración y apertura.

- ¿Qué factores ayudan a prolongar y fortalecer las emociones positivas?
- ¿Cómo entrenar el cerebro para experimentar más emociones positivas?
- ¿Qué hábitos cotidianos activan la química del bienestar?
- ¿Cómo inciden nuestras elecciones diarias en el cultivo de emociones positivas?

Cada vez hay más estudios científicos que demuestran que **las personas optimistas tienden a vivir más años y a tener mejor salud física, mental y emocional que los pesimistas**. Asimismo, las personas catalogadas como optimistas tienen mayores recursos neuronales en la corteza orbitofrontal, lo cual es un elemento protector frente a la ansiedad.

Pero ¿el optimismo se hereda? El optimismo, al igual que el

pesimismo, se aprende, se «contagia», se puede consolidar y ejercitar y sufre cambios a lo largo de la vida.

En un estudio realizado en el King's College de Londres, se llegó a la conclusión de que el optimismo es solo genético en un 25 %, por lo que **el 75 % restante depende de nuestra actitud diaria**, nuestro empeño por cambiar, nuestro diálogo interno y de nuestro entorno, entre otras cosas.

Se ha evidenciado que uno de los factores más importantes para fortalecer el optimismo es la **práctica de la autoamabilidad**; por ejemplo: hablándonos con comprensión en lugar de insultarnos mentalmente cuando nos equivocamos; o descansando sin sentir culpa cuando el cuerpo lo necesita. De todos modos, profundizaremos en este tema en el cuarto capítulo.

Si hablamos de bienestar, los optimistas generalmente se cuidan más, porque confían en sus propios recursos y en el futuro. Si nos focalizamos siempre en el lado negativo de las cosas, acabaremos siendo más pesimistas y, en consecuencia, perjudicaremos nuestra salud con una actitud más cortoplacista.

El doctor Álvaro Pascual-Leone, catedrático de Neurología y decano de Ciencia Clínica de la Facultad de Medicina de la Universidad de Harvard, enumera algunos de los beneficios para la salud del pensamiento positivo, que incluye, entre otras: un sistema inmune más resiliente, mayor expectativa de vida, menor incidencia de depresión, mayor resistencia a infecciones, menor riesgo de mortalidad por enfermedades del corazón, mejor control de la hipertensión y la diabetes.

Entrenar el cerebro en positivo

Hace muchos años que identifiqué que mi emoción favorita es la gratitud. Mucho antes de saber que existía evidencia científica sobre sus beneficios para la salud y para el bienestar, desde mi intuición, yo ya llenaba cuadernos enteros con agradecimientos diarios, año tras año.

Incluso he regalado decenas de libros sobre el diario de gratitud a familiares y amigos, convencida de su poder transformador. Se construye con intención y pensamiento, y los mejores momentos para practicarla son al terminar el día o al comenzar la mañana. Escribirla a mano refuerza el hábito y favorece la consolidación en nuestra memoria y en nuestro cerebro.

Siempre digo que **la gratitud es una de las mejores emociones para entrenar el cerebro en positivo** y favorecer su «recableado». Se la puede ejercitar como un músculo hasta que se convierte en un hábito que nos ayuda a poner la vida en perspectiva. Así, aprendemos a reconocer todo lo que, si hay para que agradecer, tanto en las pequeñas como en las grandes cosas: pasos, logros, regalos, actitudes, gestos propios y ajenos, serendipias y pausas que nos sostienen en el día a día.

Por ejemplo, aunque la alegría y el agradecimiento suelen expresarse juntas, la evidencia muestra que en el cerebro el agradecimiento genera una activación más amplia. Es una emoción privilegiada que involucra más áreas neuronales y que, por eso, merece ser cultivada.

Cultivar el agradecimiento fortalece la resiliencia y la esperanza, incluso en momentos de estrés; cambia el cristal a través del cual miramos la vida. Al entrenar nuestra atención hacia lo que valoramos, dejamos de fijarnos únicamente en carencias o amenazas y aprendemos a reconocer oportunidades, apoyos y vínculos que sostienen nuestro bienestar. Practicar gratitud se traduce en mayor satisfacción vital, mejor salud emocional, menos síntomas de depresión y relaciones más sólidas.

Además, la evidencia es consistente: incluso ejercicios sencillos de gratitud tienen un impacto significativo en el bienestar personal y en la calidad de los vínculos. Algunas prácticas posibles son:

- Hacer listas diarias de gratitud, señalando cosas buenas que nos han ocurrido gracias a otros, aunque sean pequeñas.
- Escribir cartas o notas de agradecimiento a personas que nos han apoyado o inspirado, como mentores, compañeros o amigos.
- Ser conscientes de los momentos buenos del día y permitirnos detenernos un instante para reconocerlos.

El sentimiento de gratitud fortalece nuestra identidad y alimenta nuestra sensación de humanidad compartida. Nos recuerda que no estamos solos, que nos necesitamos y que reconocer el valor del otro puede ser incluso más satisfactorio que recibir una recompensa material.

Un estudio reciente reveló que **la práctica de la gratitud activa mecanismos neuronales implicados en la calidad de nuestras relaciones**. Practicar la gratitud no solo **mejora nuestro estado emocional, también fortalece los lazos que nos unen a los demás, incluso a nivel cerebral**. En la investigación, se midió la actividad cerebral de un grupo de personas mientras experimentaban gratitud. ¿El hallazgo más interesante?

Cuando agradecemos de verdad a alguien, nuestros cerebros se sincronizan, como si se generara una especie de sintonía biológica que nos acerca emocionalmente y fortalece el vínculo.

Además, quienes expresaban gratitud mostraban mejoras en su comportamiento y en su capacidad para concentrarse y resolver tareas cognitivas. También se observó un aumento en la sincronización de los campos eléctricos cerebrales entre quienes compartían el momento, lo que sugiere que la gratitud mejora la comunicación y refuerza la conexión interpersonal.

La gratitud no solo mejora el bienestar personal, sino que también transforma nuestra manera de vincularnos con los demás. Tras tres semanas de práctica diaria de escritura de gratitud, los participantes mostraron un aumento significativo en la activación de la corteza prefrontal ventromedial (VMPFC) cuando observaban que otros se beneficiaban. Este hallazgo indica que **la gratitud fortalece el altruismo puro, es decir, la capacidad de sentir satisfacción por el bienestar ajeno, sin esperar nada a cambio**.

En consecuencia, cultivar gratitud no solo favorece la salud emocional individual, sino que también actúa como un verdadero cemento social, al reforzar vínculos y fomentar conductas prosociales que amplían el sentido de comunidad y pertenencia.

En otras palabras: agradecer no solo es un acto emocional, también es un puente neuronal que nos conecta y nos hace funcionar mejor, juntos.

¿Cuáles son los beneficios de practicar la gratitud?

- Activa áreas cerebrales del bienestar.
- Disminuye la reacción frente al estrés.
- Protege la salud mental.
- Aumenta la sensación de bienestar tanto en quien la siente como en quien la recibe.
- Mejora la salud cardiovascular.
- Favorece la calidad del sueño, disminuye la presión arterial y fortalece el sistema inmunológico.
- Potencia el sentimiento de emociones agradables.
- Refuerza la autoestima del otro y lo inspira a seguir siendo generoso y amable con los demás.

En un cerebro agradecido vive y habita el bienestar.

Semillas de gratitud en lo cotidiano

- ¿Qué pequeños gestos podrías agradecer hoy que tal vez das por sentados? ¿Cómo cambia tu día cuando eliges enfocarte en lo que sí tienes en lugar de en lo que te falta?
- ¿A quién podrías expresarle gratitud esta semana para fortalecer vuestro vínculo?
- ¿Qué huella deja en ti cuando alguien te agradece de corazón?
- ¿De qué manera la gratitud puede convertirse en tu propio «cemento social»?

Según otras investigaciones, emociones como la alegría, la serenidad o el interés aumentan la flexibilidad cognitiva, mejoran la capacidad de resolución de problemas y favorecen el vínculo con otros, elementos esenciales para el bienestar sostenido.

Cultivar emociones positivas no solo mejora el estado de ánimo, sino que potencia la salud mental, la resiliencia y la motivación interna, incluso en contextos adversos.

Richard Davidson, neurocientífico y padre de la neurociencia contemplativa, demostró a través de varios estudios de neuroimagen que las emociones positivas sostenidas activan áreas cerebrales vinculadas a la atención, la regulación emocional y el bienestar, como la corteza prefrontal izquierda. Su trabajo sugiere que el entrenamiento emocional, a través de la meditación, la gratitud y la compasión, modifica la estructura y función del cerebro.

Asimismo, estudios recientes han mostrado que las emociones positivas reducen los niveles de cortisol, mejoran la respuesta inmune y favorecen la recuperación frente al estrés. Activan circuitos dopaminérgicos vinculados al aprendizaje, la motivación y la recompensa, facilitando el desarrollo de hábitos saludables y el sostenimiento del esfuerzo a largo plazo.

Por ejemplo, sentir ilusión no es solo experimentar entusiasmo, esperanza o alegría: es poner en marcha una maquinaria poderosa dentro del cerebro. Cuando algo nos apasiona, cuando sentimos que hay algo que nos inspira o nos moviliza, el cerebro responde de forma tangible: activa procesos que favorecen la creación de nuevas neuronas y el fortalecimiento de circuitos neuronales. Este movimiento interno no solo nos mantiene motivados, sino que potencia nuestra creatividad, flexibilidad mental y capacidad de aprendizaje.

La ilusión es una emoción que me encanta y que conocí, aprendí e incorporé en tantos viajes y estudios en España, donde tiene un matiz cultural único. En inglés *illusion* significa «engaño perceptivo», pero, en España, se suele decir «esto me hace ilusión» o «me ilusiona». En el *Diccionario de emociones y fenómenos afectivos*, se describe como la alegría o la esperanza de que algo bueno suceda. **Es una emoción suave y luminosa. No necesita certezas para aparecer: basta una posibilidad, una intuición.**

La ilusión abre caminos, nos pone en marcha. Humaniza la espera, suaviza la incertidumbre y da dirección a nuestros pasos. Tiene la fuerza de la alegría y la ternura de confiar sin garantías.

En un mundo que a veces se muestra escéptico o agotado, la ilusión sigue siendo un motor silencioso que impulsa la creación, la colaboración y el sentido de lo compartido. Porque cuando alguien se atreve a ilusionarse, da permiso a otros para imaginar un futuro más amable, humano y posible.

La ilusión no es ingenuidad: es energía vital que transforma. Es ese impulso que, cuando se sostiene en el tiempo, nos vuelve más resilientes, más inteligentes emocionalmente y más abiertos al futuro. En el próximo capítulo, profundizaremos acerca de la importancia de trazar metas ilusionantes.

En resumen, las emociones positivas nos permiten:

1. Expandir cómo pensamos y actuamos.
2. Potenciar el desarrollo y crecimiento personal.
3. Construir recursos para el bienestar futuro.
4. Fortalecernos para cuando la vida se pone difícil.
5. Mejorar la capacidad de afrontamiento ante la adversidad.
6. Desarrollar mayor resiliencia vincular.

CIERRE DEL CAPÍTULO

- ¿Qué vas a hacer hoy por tu propio bienestar emocional? ¿Qué es lo que tu corazón necesita sentir? ¿Cómo podrías entrenar tu mente para ayudarlo a llegar allí?
- ¿Qué pequeño gesto podrías empezar a entrenar para que tu mente y tu corazón jueguen del mismo lado?
- ¿Qué tiempo quieres que haga hoy en tu corazón?

Tus pensamientos y emociones no solo moldean cómo te sientes hoy, sino también cómo vivirás mañana. La manera en la que habitas tus días responde en gran parte a las narrativas internas que te repites, a los gestos que cultivas y a las pausas que (te) regalas. Tú acabas siendo lo que entrenas en la vida.

Cuando logras que tu mente escuche al corazón, descubres que el bienestar es una práctica consciente y constante: **una sinfonía entre razón, emoción y presencia**.

3

DOTARNOS DE SENTIDO: EL FLUIR Y LA HUELLA. ¿HAS ENCONTRADO TU POR QUÉ Y PARA QUÉ?

Solo lo sentido deja huella en los demás.

GABY HOSTNIK

Explorar el flujo de vida

Dime, ¿qué piensas hacer con tu única y preciosa vida?

El propósito no es simplemente existir, sino vivir con sentido, sentir que lo que haces está en sintonía con lo que eres. Se trata de descubrir aquello que te enciende por dentro y vivirlo con conciencia, con entrega y con pasión. Para algunos puede ser enseñar y acompañar a otros en su crecimiento; para otros, crear arte, investigar, emprender un proyecto o cuidar de su familia con amor. No importa la forma concreta: lo esencial es la sensación de coherencia entre lo que haces y lo que sientes.

Cuando ese propósito trasciende lo individual y se transforma en una contribución al entorno, entonces la huella que dejas cobra aún más valor: el médico que, además de curar, escucha con paciencia; la maestra que contagia ilusión por aprender; el vecino que organiza una red de apoyo para quienes lo necesitan; la persona que decide emprender un proyecto sostenible para cuidar el planeta. En todos estos casos, el propósito no solo da sentido a tu vida, sino que alimenta el bienestar colectivo y fortalece los vínculos que nos sostienen como comunidad.

Porque el verdadero propósito no está solo en lo que haces, sino en lo que les ocurre a los demás cuando lo haces.

Una vez leí esta frase atribuida a Pablo Picasso: **«El sentido de la vida es encontrar tu don. El propósito de la vida es brindarlo».** Desde entonces me acompaña.

Buscar una dirección, un «para qué», una razón para levantarse cada día es una necesidad profundamente humana.

Podemos llamarlo «propósito», «*ikigai*», «vocación», «elemento», «misión», «plan vital» o, simplemente, «eso que nos hace vibrar». Lo cierto es que nuestro cerebro está diseñado para construir significado.

Gracias a la neurociencia aplicada, sabemos que, **cuando conectamos con aquello que nos importa, se activan circuitos cerebrales que potencian la motivación, regulan el estrés, amplifican la resiliencia y mejoran nuestro bienestar y salud integral**. Proyectarnos hacia el futuro con sentido incluso mejora la toma de decisiones y fortalece la capacidad de afrontar desafíos.

Esta búsqueda no es solo racional: también es profundamente

afectiva, porque **queremos que nuestra vida importe**, que lo que hacemos tenga un «para qué», deje un legado, un eco, un gesto de valor. Por eso decimos que este anhelo de sentido es universal: nace de nuestro tejido emocional, social y biológico. **Es lo que nos hace verdaderamente humanos.**

Hoy la palabra «propósito» aparece por todas partes; quizá parezca gastada, incluso banalizada. En mi caso, no obstante, tiene raíces profundas. Recuerdo que a los dieciséis años leí por primera vez *El hombre en busca de sentido*, de Viktor Frankl. En su obra, Frankl describe cómo quienes sobreviven en condiciones extremas (como, por ejemplo, en campos de concentración) no son necesariamente los más fuertes físicamente, sino quienes conservan un motivo vital.

Ese sentido actúa como un ancla, como una brújula silenciosa: ofrece dirección, abrigo interior, un impulso para seguir adelante y una libertad espiritual que ninguna circunstancia externa podía arrebatar.

Con los años, resonaron en mí otros autores como Ken Robinson, y su libro *El elemento*, o Francesc Miralles, y el concepto japonés de *ikigai*, que nos habla de «la razón de ser», de aquello que da sentido profundo a nuestra existencia; aquel lugar en el que se cruzan lo que te apasiona, lo que sabes hacer, lo que el mundo necesita y aquello por lo que puedes contribuir. Aquello que te motiva, te da aliento y energía, también en tiempos difíciles. Y es que, cuando conectas con eso que te alienta a seguir, nada es igual; cada paso tiene un propósito.

También Howard Gardner, con el planteamiento de la teoría de las inteligencias múltiples, postuló la inteligencia existencial como uno de los tipos de inteligencia. Aunque él mismo la consideró una de las más «controvertidas» y menos desarrolladas en la investigación empírica, la describe como la capacidad humana de plantearse preguntas profundas sobre la vida, la muerte, el sentido, el universo y nuestra propia existencia.

Hay quienes relacionan el propósito con una dimensión más espiritual. Como esto muchas veces se asocia a lo religioso, prefiero alejarme de los rígidos dogmas y referirme más bien al sentido de la vida y a aquello que trasciende de nosotros mismos.

Recuerdo que, al asistir en 2014 a un congreso regional sobre el futuro del trabajo, se hablaba insistentemente por entonces de la importancia de vivir y trabajar con propósito. En ese momento, yo no tenía tan claro claro ni mi «por qué» ni mi «para qué».

Trabajaba en una organización muy competitiva, lideraba un equipo numeroso y, desde fuera, todo parecía ir bien. Sin embargo, sentía que lo que hacía no estaba alineado con lo que realmente deseaba. Más allá del «hacer», lo que más me preocupaba era no sentirme conectada con mi «ser».

Siempre he sido una persona muy curiosa: me he hecho muchas preguntas y he tenido una mirada existencialista de la vida. En ese sentido, había algo muy profundo dentro de mí que me susurraba que me estaba traicionando. Entonces me pregunté: **¿cómo empezar a buscar mi propósito?**

A nivel laboral no me sentía plena. Desde fuera, mi vida profesional podía parecer increíble, pero por dentro sentía vacío y desconsuelo. Mucho de lo que hacía no me llenaba, no me daba lo que en inglés se llama *fulfilment*, una palabra que a veces cuesta traducir al español, pero que tiene que ver con la sensación de plenitud interior. Tenía muy claro, eso sí, que mi pasión eran las personas y el desarrollo humano.

Siempre digo que pasamos muchas horas de nuestro día y de nuestra vida trabajando. Cuando lo que hacemos no está en sintonía con lo que somos, con nuestros valores y nuestra misión, se generan cortocircuitos emocionales y existenciales. Y eso, tarde o temprano, termina afectando nuestra salud, nuestro bienestar y en todas las áreas de nuestra vida.

Con el tiempo, comprendí que vivir con propósito no es una meta que se alcanza únicamente una vez, sino que es una práctica cotidiana y constante.

Escucharse, hacerse preguntas, detenerse, rediseñarse las veces que haga falta. Porque **el propósito cambia a lo largo del tiempo, según nuestras necesidades vitales, nuestras experiencias y aprendizajes**. Para poder ajustarlo, sin embargo, hace falta algo esencial: **valentía**.

La valentía de hacer pausas, de preguntarte cómo te sientes, qué necesitas; la valentía de aceptar tus emociones y abrazar tu vulnerabilidad, de darte permiso para sentir sin juzgarte. Y también la valentía de aprender a regular el miedo, aferrarte a la confianza, aceptar la incertidumbre y permitirte estar presente, aquí y ahora. Tener el coraje de ser humanos.

¿Hace cuánto tiempo no te detienes a preguntarte si lo que haces está alineado con lo que eres?

En mi «vida anterior» profesional, trabajé durante muchos años en áreas de recursos humanos, especialmente en selección y desarrollo de talento, tanto en empresas como en consultoras. Aunque soy argentina, mi recorrido fue siempre internacional, desempeñé roles regionales y globales y viví algunas temporadas en Brasil y en Reino Unido.

Desde aquellos primeros años, intuía una desconexión muy profunda entre el «ser» y el «hacer», y lo cierto es que yo misma la viví. He realizado más de doscientas mil entrevistas a lo largo de mi trayectoria (quizá muchas más), y siempre me hago las mismas preguntas: ¿qué hace que una persona trabaje con pasión? ¿Dónde y cómo se despliega el verdadero potencial humano? ¿Cómo se vive en propósito?

Creo que uno de mis mayores talentos es conectar. Conectar con otras personas desde la empatía, conectar ideas y posibilidades y, sobre todo, ayudar a que las personas se reconecten consigo mismas. Siempre sentí una vocación profunda por el vínculo humano, por esa red invisible que se teje cuando nos miramos con presencia, cuando escuchamos de verdad, cuando sentimos junto al otro.

También descubrí que tengo una habilidad innata para percibir el potencial de las personas: intuir en qué destacan, qué las motiva, qué las enciende, qué las hace únicas. Y a partir de ahí, surgió una pregunta que cambiaría mi rumbo: ¿cómo puedo unir todo esto y ponerlo al servicio?

En 2016, cuando decidí rediseñar mi camino profesional, escribí una frase que aún hoy me acompaña: «Diseño puentes para desplegar talento, pero también para conectar personas, saberes y abrir nuevas redes y posibilidades». Hoy comprendo que eso no solo define mi vocación, sino también mi forma de honrar lo más sagrado que tenemos como seres humanos: la posibilidad de sentirnos vistos, reconocidos y acompañados.

Actualmente, cuando pregunto en clase a mis alumnos de educación ejecutiva ¿quiénes sienten que han encontrado su propósito?, casi nadie levanta la mano. Cuando pregunto ¿quiénes están en su búsqueda?, algunos lo hacen tímidamente. Y al preguntar ¿qué temas te gustaría explorar con mayor profundidad?, muchos responden que necesitan lecturas, herramientas y referencias sobre esta temática. Porque hay una necesidad urgente de volver a conectar con uno mismo.

En este capítulo, quiero ofrecerte miradas, pistas, evidencias y ejemplos que puedan servirte como brújula en tu propia búsqueda de propósito.

Una pregunta que escucho con frecuencia es: **¿y qué hago si no tengo claro cuál es mi propósito?**

Lo primero que suelo responder es que, en realidad, el simple hecho de hacerte esa pregunta forma parte del camino. Buscarlo, detenerte, mirar hacia dentro, cuestionarte: todo eso **es propósito en acción**. No se trata de tener todas las respuestas, sino de animarse a transitar la búsqueda con honestidad.

Un segundo consejo es que te acerques a aquellos que funcionen como guías o referentes. **Mentores**, personas que hayan recorrido ese camino y que, desde la experiencia, te ayuden a ver con más claridad lo que tú quizá aún no logras ver del todo.

El tercero: **busca tu tribu**. Rodéate de personas que respeten tus tiempos, que acompañen tu proceso y que te impulsen. Porque **no estamos diseñados para hacer este viaje en soledad**. El propósito, tal como lo veo, se construye en compañía, paso a paso, con vínculos nutritivos y mucho coraje. Preguntarte, en el momento justo, ¿con quiénes puedo pensarme? puede marcar la diferencia.

El cuarto consejo: **escucha tu intuición**. Esa corazonada suave pero insistente que aparece cuando el pensamiento se queda corto. A veces sentimos algo sin saber por qué, y ahí también hay sabiduría. No todo lo valioso tiene que pasar por el filtro de la lógica. En mi experiencia personal y profesional, acompañando procesos de transformación, he visto que la razón es útil, pero no suficiente. El corazón también piensa, y la intuición muchas veces nos guía hacia lugares donde la mente no se atreve a ir.

Cuando te das permiso para escuchar lo que sientes, para nombrarlo, te acercas no solo a una vida más coherente, sino también a una forma de vivir con mayor profundidad, sentido y presencia.

¿Te has parado a pensar cuándo fue la última vez que sentiste una corazonada? ¿La escuchaste con atención? ¿La ignoraste por parecer poco lógica? ¿O quizá la racionalizaste hasta silenciarla?

Una de las formas más sutiles, también más comunes, de rechazarnos y de desconectarnos de nosotros mismos es no prestarnos atención. Postergarnos, no priorizarnos, dejar para «otro momento» ese encuentro con el silencio y con lo que el alma nos está queriendo decir. Si todavía no tienes del todo claro cuál es tu propósito vital, no pasa nada.

Regalarnos tiempo para explorarlo es, en sí mismo, un acto profundo de autocuidado y de bienestar.

Porque cuando vivimos alineados con lo que nos importa, nuestro cerebro se reorganiza: se activan circuitos que mejoran la motivación, el enfoque, la salud emocional y la capacidad de proyectar futuro. A veces no hace falta tener claridad inmediata, sino el coraje de iniciar la búsqueda.

En esa búsqueda, vas a descubrir que, cuando conectas con tu propósito, todo empieza a acomodarse. Las decisiones se sienten más livianas, el trabajo deja de ser una carga y se convierte en vocación y los vínculos se tornan más auténticos.

Y quizá lo más importante y transformador: dejamos de sobrevivir para empezar a entender lo que es el buen vivir.

Suelta el piloto automático y empieza a vivir de verdad. Porque a veces no sabemos a dónde vamos, pero sí desde dónde partimos: del deseo sincero de vivir con sentido.

¿Te ha pasado alguna vez que, al estar tan concentrado en una actividad, pierdes la noción del tiempo, olvidas el móvil y te sientes lleno de energía?

A este estado el psicólogo Mihály Csíkszentmihályi lo denominó *flow* o «fluir»: es ese momento en el que te sientes totalmente inmerso, enfocado y motivado por lo que estás haciendo. El tiempo parece detenerse y la energía surge desde dentro. En ese instante, nada más importa porque estás plenamente involucrado en la tarea.

El **flujo de vida** es ese estado en el que sientes que todo encaja: lo que haces y sientes y quién eres. No es solo estar ocupado; es estar presente, conectado y comprometido con lo que te mueve por dentro. Se produce cuando tus capacidades, emociones y talentos se sincronizan con lo que realmente da sentido a tu vida.

PREGUNTAS PARA REFLEXIONAR

- ¿Cuándo fue la última vez que te sentiste completamente absorbido por lo que hacías?
- ¿Qué estabas haciendo? ¿Qué habilidades ponías en juego? ¿Había algún reto que superar?

EJERCICIO

Te propongo que, **al final de cada semana**, te hagas estas preguntas:

1. ¿Qué momento me hizo perder la noción del tiempo?
2. ¿Qué tarea me conectó profundamente conmigo?
3. ¿Qué aprendí sobre lo que me da energía?

Comparto contigo, lector, una confidencia: la semana pasada me tocó dar clases durante todo el día en la universidad. Dudé en ir, ya que tenía mucho dolor de muela que se me irradiaba en toda la cabeza, también en el oído derecho. Como te imaginarás, son dolores casi inhabilitantes, ya que no te dejan pensar. Más allá de que estaba tomando calmantes, te puedo asegurar que en varios momentos del día me olvidé del dolor, porque si hay algo que me apasiona es estar dentro de un aula donde se generan climas emocionales positivos y siento el disfrute. El enganche de mis alumnos, la conexión con ellos me hace sentir muy plena: apalancar su aprendizaje, sentir que están presentes, su asombro, curiosidad y compromiso y ver en sus ojos el brillo por aprender. Todo esto me hace sentir muy plena y supera casi cualquier molestia física.

Eso es el flujo de vida: esos instantes en los que todo cobra sentido y te sientes profundamente conectado con lo que haces.

Es justamente ese flujo el que nos señala un rumbo, una dirección que vale la pena seguir. Encontrar esos momentos en tu día a día no es casualidad, **se trata de un acto consciente que puedes cultivar**.

EJERCICIO

¿Y tú? ¿Cómo podrías crear más momentos de *flow* en tu rutina?

Te animo a que hagas una lista con pequeños rituales (para tu entorno, cuerpo y mente) que te ayuden a entrar en ese estado de concentración plena, con aquello que te da energía y te inspira. Porque el camino hacia tu propósito está hecho de esos instantes, y es en ellos en donde se construye una vida con sentido.

Cerebros con rumbo

No saber hacia dónde vamos puede inquietarnos,
pero no es lo que realmente nos desconecta.
Lo que nos desconecta es vivir en piloto automático,
sin rumbo, resignados a la apatía o la inercia
y sin pausa para escuchar lo que llevamos dentro.

Un cerebro sin rumbo vive con una emocionalidad confusa, a menudo dominado por la apatía, la desconexión emocional, el vacío, la frustración, el miedo, el estrés, la ansiedad, la confusión y la tristeza. Esto también dificulta el desarrollo de habilidades como la empatía, la autoconciencia y la regulación emocional.

En este tiempo de velocidad constante y sobreestimulación, nuestro cerebro apenas tiene espacio para la reflexión profunda. Y sin pausa, no hay propósito.

Necesitamos reconectar con nuestros valores, decidir hacia dónde queremos ir y actuar en coherencia con lo que realmente importa.

Un cerebro sin propósito es como una brújula sin norte: gira, pero no avanza. Tener un propósito no te asegura tenerlo todo claro, pero te aporta una razón por la que levantarse cada día.

Un cerebro sin rumbo (sin una dirección clara) entra en un estado de desorganización interna, ya que funciona en modo de supervivencia. Es decir, se activa más el sistema de alerta y menos la corteza prefrontal, que son responsables de la toma de decisiones conscientes, la proyección de futuro, la autorregulación emocional y la planificación.

Tres ideas equivocadas que solemos tener sobre el propósito

A lo largo de mi experiencia acompañando personas en su búsqueda vital, he notado que hay ciertas creencias que, lejos de ayudarnos, nos limitan. Comparto contigo tres de las más comunes:

1. **Mi propósito tiene que venir del trabajo.** Es una visión reducida. El trabajo puede ser un canal para expresarlo, pero la dimensión del propósito es más amplia: incluye nuestras relaciones, intereses, causas que nos conmueven, formas de cuidar, acompañar y crear. Se construye en todos los territorios de la vida.

2. **El propósito es uno, fijo y para toda la vida.** Nada más lejos de la realidad. Así como nosotros cambiamos, nuestro propósito también evoluciona. A veces se transforma, se redefine, se expande o simplemente cambia de forma. Lo importante es no quedarnos aferrados a versiones antiguas de nosotros mismos. Poder revisar, reorientar y tener el coraje de aceptar que lo que ayer era nuestro norte hoy tal vez no lo es. También es madurez emocional y crecimiento.
3. **Debe ser algo grande, extraordinario o socialmente importante.** A menudo pensamos que, si no cambiamos el mundo, no vale. Pero lo cierto es que tu propósito puede ser silencioso, cotidiano e incluso íntimo. Puede consistir en acompañar, cuidar, enseñar, crear belleza, sostener espacios, sembrar confianza, etc. Lo esencial no necesita aplausos. El propósito verdadero no busca aprobación; simplemente busca coherencia con quién eres tú.

¿Con cuál de estas ideas te has identificado alguna vez? ¿Qué nueva mirada podrías integrar hoy?

Recordémoslo siempre: cada cerebro es único y, por tanto, cada búsqueda también lo es.

Tus necesidades, tus aprendizajes, tus tiempos y tus formas no tienen por qué parecerse a los de nadie más.

No existe un único tipo de propósito, ni una única forma de vivirlo.

Lo que a ti te enciende puede no tener sentido para otra persona, y eso está bien.

Gracias a la neuroplasticidad, sabemos que el cerebro cambia a lo largo de toda la vida. Y con él, cambias tú: tus preguntas, tus prioridades, tus valores y tu forma de ver el mundo. Tu sentido vital no está escrito en piedra: se adapta, evoluciona y se reinventa contigo. Por eso, no se trata de encontrar una única respuesta definitiva, sino de darte el permiso para explorar, rediseñar y volver a empezar las veces que lo necesites.

PREGUNTAS PARA REFLEXIONAR

- ¿Qué tipo de pensamientos predominan cuando siento que estoy sin rumbo?
- ¿Qué cosas pequeñas me devuelven el entusiasmo o me hacen olvidar del tiempo?
- ¿Qué deseo profundo me está esperando para ser escuchado?
- Si pudiera elegir hoy un pequeño paso con sentido, ¿cuál sería?

El cerebro humano tiene una capacidad fascinante: la de proyectarse hacia el futuro. A esto se le llama **prospección**, y es una función esencial de nuestra mente: **imaginar lo que podría ser para intentar transformarlo en realidad**.

Sin embargo, esta capacidad no se activa sola: necesitamos entrenarla, nutrirla emocionalmente y darle dirección. La capacidad prospectiva está íntimamente ligada a regiones como la corteza prefrontal, que nos permite planificar, visualizar escenarios, construir metas y, sobre todo, conectar con el «yo del futuro», esa versión de ti mismo que aún no existe, pero que guía tus decisiones si estás alineado con un propósito.

Tómate unos minutos para pensar: observa a la persona en la que quieres convertirte.

El cerebro es un sistema predictivo que busca constantemente **coherencia y sentido**. Cuando carece de un propósito, algo que le dé significado a las acciones y decisiones, se dispersa en lo inmediato, se sobreestimula, pierde enfoque y actúa en modo reactivo.

Gracias a la neurociencia aplicada, sabemos que:

- La corteza prefrontal, que regula la atención, la reflexión, la toma de decisiones y la gestión emocional, se ve afectada cuando vivimos sin rumbo.
- Lo mismo ocurre con la red por defecto, una red neuronal clave en la autoconciencia, el pensamiento introspectivo y la capacidad de imaginar futuros posibles.

Cuando estas áreas no trabajan de forma armónica, el resultado es una especie de **ruido mental y emocional**: confusión, sensación de vacío, estrés, dificultad para priorizar. Una mente sin propósito queda atrapada en lo urgente, en lo inmediato, en lo que brilla, pero no nutre.

En cambio, cuando tienes una dirección, cuando lo que haces conecta con lo que eres y con lo que valoras, incluso los desafíos se transforman en parte del camino.

Sin embargo, el camino hacia ese futuro con sentido no resulta ser fácil.

Nuestro cerebro también está diseñado para buscar placer inmediato y evitar el malestar, por lo que muchas veces aparece lo que se llama **sesgo del presente**: la tendencia a priorizar lo urgente por encima de lo importante, lo inmediato por encima de lo trascendente y de una ganancia futura a largo plazo.

El sesgo cognitivo es la forma en la que el cerebro interpreta la realidad de manera rápida, pero no siempre precisa. Son atajos mentales automáticos que usamos para ahorrar energía y tomar decisiones sin tener que analizar cada detalle. Nos ayudan a sobrevivir, aunque muchas veces nos distorsionan la percepción y nos hacen actuar desde la inercia o el miedo, sin ver el panorama completo.

El sesgo del presente, en concreto, nos puede llevar a tomar decisiones que no están alineadas con nuestro yo del futuro. La necesidad de gratificación instantánea activa los circuitos dopaminérgicos, muchas veces vinculados al sistema de recompensa, lo que puede hacer que abandonemos metas más profundas por obtener alivio o placer momentáneo. Por eso nos cuesta tanto, por ejemplo, elegir ir al gimnasio en lugar de quedarnos en el sofá, o trabajar en algo estratégico cuando hay correos electrónicos por contestar. **La urgencia secuestra nuestro foco.**

Este sesgo sobresale con más potencia en nuestra cultura actual: acelerada, sobreestimulada y con una baja tolerancia a la espera. El entorno digital, las notificaciones constantes y la presión por la inmediatez refuerzan esa tendencia natural de nuestro cerebro a priorizar lo inmediato por encima de lo importante. Así, muchas personas sienten que no tienen tiempo ni espacio para conectar con su propósito, planificar con calma o sostener el esfuerzo que implica una transformación profunda. Por eso, cultivar la paciencia es esencial: aprender a esperar, a postergar la gratificación y a sostener procesos es quizá una de las habilidades más urgentes de nuestro tiempo.

Cuando tenemos un sentido claro, el cerebro activa circuitos motivacionales que generan coherencia interna: nuestros pensamientos, emociones y acciones tienden a alinearse con esa visión.

El propósito, además, actúa como un **ancla emocional**: nos permite sostener el esfuerzo, resistir la frustración y postergar recompensas inmediatas, porque el objetivo a largo plazo es percibido como valioso y significativo.

Por eso, fomentar la prospección con conciencia y definir un plan vital, una razón de ser que nos trascienda como individuo, es clave para nuestro bienestar integral.

> **La dirección da sentido al esfuerzo.**
> **El cerebro necesita un por qué y un para qué,**
> **con la finalidad de priorizar, enfocar y sostener.**
> **Es como tener un eje interno que da**
> **coherencia a las decisiones.**

Te pregunto a ti: ¿cuánto espacio tiene tu futuro en tu agenda semanal?

Con esta pregunta no quiero agobiarte, sino que te observes con amabilidad. Muchas veces caemos en el sesgo del presente, ese impulso automático que nos lleva a priorizar lo inmediato y postergar lo esencial. Pero cuando tomas un momento para imaginar a la persona en la que te quieres convertir y luego eliges una acción, por pequeña que sea, alineada con ese futuro, estás dándole una dirección clara a tu cerebro. Le estás diciendo: esto que hago hoy tiene sentido porque está en función de lo que quiero para mí mañana.

Este hecho **reduce la ansiedad, fortalece tu motivación y cultiva una mente más coherente y también más orientada al bienestar**.

EJERCICIO

Cartas del «yo» del futuro

Te invito a escribir dos cartas: una desde el futuro y otra hacia él. Esta práctica es una poderosa herramienta de conexión emocional con tu propósito vital, que activa zonas cerebrales asociadas con la prospección, la planificación y la autoconciencia. Te permite salir del piloto automático, ampliar la perspectiva temporal y equilibrar el sesgo del presente, al darle voz a ese «yo» que aún no ha llegado, pero que te necesita.

PRIMERA CARTA. Escríbela desde tu «yo» de dentro de cinco años. Pregúntate:

1. ¿Dónde estoy?
2. ¿Qué he logrado?
3. ¿Qué dejé atrás para llegar hasta aquí?
4. ¿Qué decisiones marcaron mi rumbo?
5. ¿Qué me ha hecho bien?

SEGUNDA CARTA. Escríbela desde tu presente, dirigida a ese «yo» del futuro. Pregúntate:

- ¿Qué le deseas?
- ¿Qué valores y aprendizajes quieres que te acompañen?
- ¿Qué te comprometes a cuidar para llegar allí?

Propósito, neurotransmisores y cerebro: lo que no se ve también influye

Buscar un propósito no es solo una cuestión filosófica o existencial; también **es una cuestión neurobiológica**. Cuando vivimos sin un rumbo claro o sin conexión con lo que nos importa, el cerebro entra en una especie de «modo de supervivencia», lo cual tiene consecuencias concretas:

- Sin motivación intrínseca, disminuye la liberación de **dopamina**, el neurotransmisor que impulsa la energía vital, la curiosidad, el deseo de avanzar. Cuando no hay un «para qué», todo pesa más.
- La rumiación mental (dar vueltas en círculo sobre lo mismo sin avanzar) se intensifica. Eso eleva los niveles de **cortisol**, la hormona del estrés, que afecta la salud emocional, la claridad mental y hasta el sistema inmunológico.
- Disminuye la **neuroplasticidad**, es decir, la capacidad del cerebro de aprender, adaptarse y generar nuevas conexiones. Sin dirección o sentido, aprender y cambiar se vuelven mucho más difíciles.
- Se pierde la proyección al futuro y el cerebro opera en «modo corto plazo», priorizando recompensas inmediatas y desconectándose de los objetivos más profundos. Es como si todo se volviera urgente, pero nada fuera realmente importante.

Por eso, darte el espacio para preguntarte quién quieres ser, qué decisiones te acercan a tu propósito y cómo se siente esa vida con sentido no es un lujo: **es una necesidad** cerebral y emocional. El futuro que imaginas puede actuar como guía interna, reorganizando tus hábitos, tu atención y tus emociones. Y eso tiene un impacto profundo en tu bienestar.

El rumbo vital no se impone desde fuera, se cultiva desde dentro, y es con el sentido que la mente florece.

Propósito bajo presión: cuando el estrés nos desconecta del rumbo

El estrés crónico nos vuelve cortoplacistas: solo resolvemos lo inmediato y perdemos sentido de dirección. Cuando el estrés nos invade, **nos desconectamos de lo importante**. Por eso regularnos emocionalmente es también una forma de recordar quiénes somos, para qué estamos y con quién queremos caminar este viaje.

Cuando vivimos bajo estrés sostenido, el cerebro activa de forma constante los circuitos de supervivencia en busca de seguridad. Se liberan **cortisol y adrenalina**, hormonas útiles ante amenazas puntuales, pero que, mantenidas en el tiempo, agotan el cuerpo y la mente.

El cerebro prioriza la urgencia y la protección, dejando en segundo plano funciones superiores como la reflexión, la empatía y la planificación. Se apagan zonas del córtex prefrontal, esenciales para tomar decisiones con perspectiva, regular emociones y conectar con el propósito.

Además, el estrés elevado reduce la tolerancia emocional: muchas veces respondemos desde la defensa, la irritación o el bloqueo. Esto dificulta sostener vínculos empáticos y seguros porque domina el instinto de autoprotección. La escucha también se distorsiona, el cuerpo se tensa y el diálogo emocional se empobrece.

Esto deteriora los círculos de contención, confianza y cuidado, que son fundamentales para la construcción de comunidad y sentido. En este estado, también se debilita la capacidad de soñar, imaginar y planificar con dirección.

El propósito necesita de un mínimo de calma
para emerger. Sin pausa, sin reflexión
y sin escucha interna, no hay brújula existencial.

Y es importante recordar:
el legado no se construye desde el miedo,
sino desde el sentido y la confianza.

¿Qué podemos tener en cuenta entonces?

1. **Regulación antes que visión:** cuando el estrés es alto, el primer paso no es buscar el propósito, sino recuperar seguridad interna, regular nuestras emociones y estabilizar el cuerpo.
2. **Espacios de pausa y reflexión:** el descanso, el silencio y la conexión con la naturaleza y con otros son actos regenerativos que nos permiten recuperar claridad en medio del ruido.
3. **Comunidad como sostén:** no podemos sostener la búsqueda de sentido en soledad. Los círculos de empatía, confianza y cuidado fertilizan el propósito.
4. **Autocuidado:** el cuidado no es un lujo, es una necesidad biológica. El cerebro necesita sentirse a salvo para imaginar el futuro, crear, conectar y dejar huella.

No podemos construir legado si estamos sobreviviendo el presente. El propósito no aparece en medio del caos, sino en los espacios que creamos para escucharnos, sostenernos y volver a elegir, con dirección y con calma.

Miedo, competencia y propósito: el ruido de afuera y la voz de adentro

Lo que escucho a diario es miedo: a quedarse atrás, a no ser suficiente, a no estar haciendo lo correcto, a no destacar, a equivocarse. Vivimos en una cultura que premia la comparación, que aplaude el exceso y que impulsa a copiar más que a crear.

Cuando el miedo domina, cedemos las riendas de nuestras decisiones. Nos desconectamos de nuestra responsabilidad interna, de esa brújula que nos recuerda quiénes somos y qué queremos.

El miedo evita la vida porque apaga la autenticidad y, sin esta, no hay propósito posible.

La atención es limitada porque nuestro cerebro no tiene recursos infinitos: consume mucha energía y necesita priorizar. Pero donde ponemos nuestra atención, eso crece: si la enfocamos en el miedo, no dejamos espacio para el propósito. El cerebro necesita calma para conectar con el sentido. Pero muchas veces lo que bloquea ese encuentro no es la falta de sentido, sino el miedo a habitarlo plenamente. Hay miedos que nos ciegan, pero el más silencioso de todos es el **miedo a brillar**. Ese que nos aleja de nuestra propia grandeza y nos impide conectar con lo que verdaderamente nos inspira.

A veces son el miedo y la atención mal enfocada los que hacen que perdamos de vista la importancia de dotarnos de sentido.

¿Cuánto tiempo y energía estoy gastando en miedos que no me acercan a la vida que quiero construir?

En una sociedad altamente competitiva, olvidamos que el propósito no se encuentra en lo que hacen todos, sino en lo que resuena con lo que somos. Cuando dejamos de vibrar en el amor, el respeto propio y el coraje de mostrarnos tal cual somos, el crecimiento humano se vuelve muy difícil.

¿Qué podemos hacer entonces?

1. **Reconocer el miedo sin juzgarlo.** El miedo no es enemigo, es un sistema de alarma. Escucharlo con compasión es un acto de conciencia.
2. **Respirar conscientemente y calmar el cuerpo.** El miedo se manifiesta primero en el cuerpo. Bajar la activación fisiológica permite reactivar el pensamiento claro y empático.
3. **Volver a nuestra esencia.** Recordar nuestros valores, reconectar con lo que de verdad importa y rodearnos de personas que nos respeten y nos reflejen con verdad.
4. **Actuar desde lo que queremos construir.** No solo evitar lo que tememos, sino dar pasos hacia lo que anhelamos.
5. **Elegir la autenticidad.** En tiempos de copia y competencia, elegir tu autenticidad es un acto de coraje. No todos los caminos son para ti y eso está bien. Tu diferencia también es tu dirección.

¿Y a ti te ilusiona el futuro?

En el capítulo anterior mencionábamos cómo la ilusión tiene la potencia de abrir caminos. **En un mundo agotado y aturdido por el ruido, la ilusión actúa como un motor silencioso que impulsa la creación.** Tiene la fuerza de la alegría anticipatoria y, al mismo tiempo, la ternura y la templanza de quien sabe esperar.

La ilusión se relaciona con el futuro porque es, en esencia, una **emoción anticipatoria**: se enciende cuando imaginamos que algo bueno puede suceder. No necesita certezas, le basta con una posibilidad. Esa mirada hacia delante activa en el cerebro circuitos de motivación y recompensa que nos impulsan a proyectar, a sostener el esfuerzo y a cultivar esperanza. Por eso la ilusión no se queda en el presente: nos prepara para caminar hacia lo que aún no existe, pero que podemos empezar a construir.

El futuro no se espera, se entrena. No es algo que llega por azar, es algo que puedes imaginar, crear, influir y conquistar. Tienes dentro de ti la capacidad de ser guionista y protagonista de tu historia. No has venido al mundo a quedarte quieto, sino a transformarte y a transformar.

En estos tiempos de cambio constante, la incertidumbre parece haber venido para quedarse. Nos sentimos como navegantes en una tormenta. Pero incluso en un mar agitado, puedes aprender a orientar tu timón. Naciste con la posibilidad de adaptarte, de rediseñarte.

El cambio no es una amenaza: es una oportunidad de evolución.

Eso requiere una **actitud activa**: no se trata de esperar a que todo pase, sino de prepararte para habitar el presente con conciencia, entrenar tu flexibilidad emocional y avanzar, paso a paso, hacia el futuro que quieres construir. Los seres humanos tenemos la capacidad, a veces poco usada, de dar forma al futuro.

El propósito requiere presencia

Cuanto más anticipamos escenarios negativos y apocalípticos de todo lo malo que nos pudiera suceder en el futuro, menos presencia tenemos para elegir con sentido. El propósito se construye en el presente en base a **decisiones conscientes**. En el primer capítulo, mencionábamos que estamos diseñados para la supervivencia pura y dura: al entrar en bucle en modo supervivencia con pensamientos negativos («el futuro me aterra», «voy a fracasar», «todo se va a automatizar»), actuamos para sobrevivir, no para crear, conectar y trascender.

Muchas personas a diario me dicen que no tienen tiempo para pensar. Y es verdad: vivimos acelerados y en piloto automático. Pero si no nos detenemos a escucharnos y reflexionar:

PREGUNTAS PARA REFLEXIONAR

- ¿Cómo vamos a saber qué necesitamos o qué deseamos realmente para nuestra vida?
- ¿Cómo vamos a descubrir lo que nos hace bien en verdad o necesitamos? ¿Cómo vamos a saber qué queremos cambiar, qué nos falta o nos ilusiona?

El propósito requiere presencia porque no es una meta que se proyecta solo en el futuro, sino una raíz que nos sostiene aquí y ahora. Vivir con propósito no es llegar a algo: se trata de habitar lo que somos mientras lo construimos día a día. La presencia, gran aliada del bienestar, es el punto de partida para conectar con aquello que nos enciende. Sin presencia, el propósito se vuelve teoría; con presencia, se vuelve acción con sentido. Estar presente es honrar el instante en el que somos y estamos viviendo.

EJERCICIO

Te propongo que dediques al menos cinco minutos al día a reflexionar a partir de estas preguntas:

- **¿Qué estoy sintiendo hoy**? (Entra en contacto con tu cuerpo y emoción actual).
- **¿Qué hice hoy que se sintió alineado con mi propósito o con mis valores?** (Aunque sea algo pequeño, piensa en: una conversación, una idea, una decisión, un gesto).
- **¿Qué hice en modo piloto automático o desde la desconexión?** (Obsérvate sin juzgarte).
- **¿Dónde noté que estuve presente de verdad? ¿En qué momento del día?** (Piensa en un momento en el que sentiste plenitud, calma, conexión o alegría).
- **¿Qué podría hacer mañana para acercarme un poco más a mi propósito?** (Comprométete a dar pequeños pasos conscientes).

Las metas ilusionantes

Tener una meta clara y significativa no solo organiza nuestra vida, sino que también calma el sistema de alarma cerebral y fortalece nuestras funciones ejecutivas: planificar, decidir, priorizar.

No obstante, no se trata de cualquier meta. Las **metas ilusionantes** (esas que nos emocionan, nos dan esperanza y nos dan ganas de levantarnos cada día) son vitales para el bienestar integral. Activan mecanismos cerebrales, emocionales y existenciales profundamente humanos. Estos objetivos nos conectan con emociones expansivas como **el entusiasmo, la esperanza, el optimismo y la curiosidad**. Gracias a la neurociencia, sabemos que:

- **Orientan la atención.** Reducen la dispersión mental y a su vez aumentan el enfoque.
- **Estimulan la neuroplasticidad.** Al aprender algo nuevo con ilusión, el cerebro forma nuevas conexiones neuronales.
- **Dan dirección a nuestras decisiones**, reduciendo la incertidumbre y el estrés.
- **Activan el sistema dopaminérgico.** Cada nuevo paso hacia una meta ilusionante libera dopamina, lo que genera pequeñas recompensas internas que nos motivan a seguir.

Meta ilusionante

=

Sentido + Emoción + Progreso + Contribución

Una **meta ilusionante** es aquella que cumpliría con estos cuatro criterios:

1. **Sentido:** conecta con tus valores y con lo que de verdad importa para ti.

2. **Emoción:** despierta entusiasmo, curiosidad o esperanza cuando la piensas.

3. **Progreso:** puedes medirla y dividirla en pasos pequeños alcanzables que te den sensación de avance.

4. **Contribución:** genera un impacto positivo, ya en ti mismo o en los demás.

¿Qué **meta ilusionante** quieres entrenar hoy para acercarte al **futuro que deseas**?

¿Y si no encuentro mi pasión?

Hoy, es habitual escuchar esta expresión: «Sigue tu pasión». A pesar de que parte de una buena intención, puede ser frustrante cuando no sentimos esa chispa encendida o no sabemos aún hacia dónde ir. No es que no estés buscando, es que la mayoría de las veces **las pasiones no se encuentran, se construyen**.

Tal vez no se trata de una sola pasión fulminante, sino de curiosidades pequeñas que merecen ser exploradas, de momentos donde perdiste la noción del tiempo, de actividades que te dieron alegría, aunque fueran breves.

Sobre todo, no necesitas tenerlo todo claro para dar el primer paso. Lo ilusionante también puede aparecer en el camino, no solo en la meta.

Te dejo un pequeño consejo: **sigue siempre tu curiosidad**. Se trata el instinto más perfecto que tenemos como seres humanos. No existen ni fórmulas mágicas y tampoco hay caminos rápidos. La búsqueda de nuestro propósito no es un destino, sino que es un proceso en el que todo cambia: tú, tus prioridades y tus preguntas.

A veces, nuestro propósito aparece de forma inesperada, casi como si lo hubiese hecho como por accidente. Otras veces, se hace evidente **después de muchos intentos, mediante dudas o incluso fracasos**. Lo importante es mantener siempre una mente curiosa y exploradora, que sea capaz de moverse, de improvisar, de adaptarse. Una mente que se ilusiona con lo que puede venir, pero que también es capaz de agradecer lo que está en el presente, lo que sí hay ahora y lo que podemos hacer hoy.

Si siempre hacemos lo mismo, no podemos esperar que algo acabe cambiando.

Por contra, **fluir con entusiasmo es una señal de que algo dentro de ti se ha activado**. Volver a lo verdaderamente humano significa lo que nunca deberíamos haber perdido: la intuición, la capacidad de asombro que nos abre al mundo y a esa sabiduría interior que siempre está, aunque a veces la hayamos silenciado. Y, sobre todo, regalarnos cada día un rato para estar con nosotros mismos, para escucharnos, para sentir y para elegir con conciencia.

EJERCICIO

Semillero de intereses

1. Haz una lista de al menos diez cosas que te generan curiosidad o interés, por pequeñas que parezcan: un tema, una actividad, un lugar, una conversación pendiente, un libro o una habilidad.
2. Elige una cada semana y dedica al menos treinta minutos a explorarla: leer y conversar sobre ella, probarla, observar cómo te hace sentir.
3. Al final de esa semana, anota estas preguntas:

   - ¿Qué aprendí de mí explorando esto?
   - ¿Qué emoción apareció más fuerte mientras exploraba esto?
   - ¿Qué me sorprendió que no esperaba?
   - ¿Quiero darle más espacio en mi vida?

Con el tiempo, este mapa se convierte en una especie de brújula que te ayuda a descubrir qué actividades despiertan tu entusiasmo, tu ilusión y tu sentido.

Dotarnos de sentido en tiempos de exceso de información

Creo profundamente que necesitamos dotarnos de sentido. Nunca tuvimos tanto acceso a información; sin embargo, muchas personas se sienten perdidas, desconectadas o vacías. Hay algo que no estamos mirando. No se trata de no tener datos, sino de no saber qué hacer con ellos cuando no hay confianza en uno mismo, cuando no sabemos qué nos gusta, qué nos mueve, qué nos da vida.

Hoy veo a todas las generaciones en plena búsqueda. Desde adolescentes de diecisiete años (como mi sobrino, que ya se pregunta por su propósito y no quiere vivir en piloto automático) hasta personas de ochenta (como el padre de una amiga que, al dejar de trabajar, la llamó y le dijo: «Ahora sí, me voy a poner a buscar mi propósito»). Esto me parece revelador, porque nos recuerda que **nunca es tarde para empezar a escucharse**.

> Quizá el propósito no se trata de encontrar algo espectacular, sino de volver a lo esencial: lo que nos hace bien, lo que queremos compartir, lo que da sentido a cada día, más allá de la edad, el título o los logros.

Y sobre todo que el camino del propósito no se busca hacia fuera, sino hacia dentro. **Es una exploración del ser, no solo del hacer.** Como vimos en el capítulo anterior, los vacíos del ser no se rellenan con tener, con hacer o con pertenecer: es una búsqueda más profunda. No se trata de llenar el tiempo, sino de conectar con lo que verdaderamente nos habita.

Redefinir el éxito: de lo externo a lo esencial

Durante mucho tiempo, el éxito se ha medido en función de la productividad, los resultados visibles y la validación externa. Pero quizá haya llegado el momento de cuestionar esa idea: ¿qué pasaría si el éxito no fuera tanto alcanzar metas ajenas, sino vivir en coherencia con lo que realmente valoramos?

PREGUNTAS PARA REFLEXIONAR

- ¿Cuáles son mis valores?
- ¿A qué le doy verdadera importancia en mi vida?
- ¿Cómo me gustaría emplear mi tiempo si nadie me estuviera mirando?

Quizá para ti el éxito tenga más que ver con la libertad de tiempo, con cuidar tu energía, con priorizar el descanso, con elegir entornos donde puedas ser tú; tal vez tenga que ver con la diversidad, con el respeto, con el cuerpo, con la creatividad, con el silencio, con la autonomía.

Surge de aquí una pregunta poderosa: ¿cómo puedo alinear mi día a día con mis valores más profundos? Y es que, cuando lo haces, crece la confianza y la mente se aclara; también los límites: hacia fuera, hacia lo que no nutre y hacia lo que no encaja. Cuando no hay energía, cuando el cuerpo avisa, cuando el entusiasmo baja, es momento de revisar.

Ahí es donde cobran fuerza las preguntas finales:

- **¿Qué valores me guían incluso en momentos de frustración o cansancio?** Esta pregunta te ayuda a identificar tu «suelo firme», aquello que permanece estable, aunque todo alrededor se mueva. Reconocerlo te devuelve seguridad y claridad.
- **¿Qué me sostiene cuando todo parece inestable?** Aquí se abre un espacio para recordar qué creencias, prácticas o vínculos actúan como anclas en tiempos de turbulencia: puede ser una red de apoyo, una rutina sencilla, un ritual, un espacio de silencio o un propósito más grande que tú.

En la práctica, **estas preguntas no buscan respuestas rápidas, sino recordarte qué es lo esencial en ti y ayudarte a diferenciarlo de lo accesorio**.

A pesar de que vivir en propósito no es un camino fácil, es profundamente transformador. Afloran los obstáculos (miedo, cansancio, expectativas externas), pero también la **confianza**. Confiar en ti, en tus procesos, en tu voz interna. Confiar en que estás aquí no solo para rendir, sino para vivir; no solo para lograr, sino para compartir.

Estamos aquí para aportar, para conectar, para estar al servicio de algo más grande que nosotros. Tener confianza en ello es necesario para vivir con más vitalidad, conciencia y sentido. Quizá redefinir el éxito empiece por ahí.

EJERCICIO

Diario de evidencias de confianza

Cada noche, antes de dormir, dedica un momento a pensar o anota tres situaciones en las que confiaste en ti durante ese día. No importa que sean pequeñas. Algunos ejemplos podrían ser:

- Una decisión que tomaste escuchando tu voz interna.
- Un momento en el que elegiste parar, en vez de rendir más.
- Un gesto de conexión hacia los demás que te hizo sentir coherente con tu propósito.

Al final de la semana, relee tus notas. Verás que la confianza no aparece de golpe, sino que se construye a diario, con los actos cotidianos. Reconocer esas pequeñas pruebas de que puedes confiar en ti mismo es lo que refuerza tu seguridad para los pasos más grandes.

Legado y trascendencia

No hay propósito auténtico sin trascendencia.

Decir que uno implica al otro es comprender que el sentido profundo de nuestra vida no se agota ni en lo personal ni en el éxito individual. No hemos venido a este mundo solo a descubrir nuestros talentos o a encontrar en qué somos buenos.

Vivir con propósito es entender que nuestras acciones dejan huella, que tienen impacto en otros, incluso más allá de nuestro tiempo.

Cuando pregunto a mis alumnos: **¿cuándo te sentiste más contento o satisfecho?** Las respuestas suelen repetirse:

- «Cuando ayudé a alguien a conseguir algo».
- «Cuando estuve al lado de quien me necesitaba».
- «Cuando me sentí útil».
- «Cuando me puse al servicio de otro».

Estos momentos no solo se sienten bien emocionalmente, nuestro cerebro también los celebra. **Al ayudar a los demás, se activa el sistema de recompensa cerebral**, liberando una combinación de neurotransmisores que llamamos «el cóctel del bienestar»:

- **Dopamina:** motivación y energía vital.
- **Oxitocina:** conexión, empatía y confianza.
- **Serotonina:** calma, regulación emocional.
- **Endorfinas:** sensación de bienestar físico.

Este cuarteto químico tiene efectos directos sobre nuestra salud integral:

- Disminuye el cortisol (hormona del estrés).
- Se refuerza el sistema inmunológico.
- Se mejora la salud cardiovascular.
- Se promueve la longevidad.
- Aumenta la resiliencia emocional.

En otras palabras, el propósito no solo da sentido, también cuida nuestra salud física y emocional. Y cuando ese propósito implica trascender, dar, contribuir o acompañar, el bienestar se multiplica. Y es que, en el fondo, somos seres diseñados para conectar.

La potencia de contar con una tribu

Uno de los ingredientes clave para vivir con propósito es encontrar una tribu, como decía Ken Robinson, autor de *El elemento*.

Las tribus no son ni modas pasajeras ni grupos cerrados: son **comunidades vivas que se forman alrededor de pasiones compartidas**. En ellas encontramos inspiración, guía, colaboración, apoyo y también un espejo que nos reafirma.

Rodearte de personas que resuenen parecido a ti, aunque no piensen igual, te da pertenencia y coraje. Te impulsa a avanzar cuando dudas, a crear en compañía, a saber que no estás solo.

Las tribus no solamente inspiran, también nos sostienen. Son lugares donde la autenticidad se valida, donde hacer con otros cobran fuerza y donde el propósito individual se potencia al integrarse a un propósito colectivo. Aquí entra el corazón de todo: **somos en red**.

Desde las neurociencias hasta la sabiduría ancestral, sabemos que nuestro bienestar, nuestras decisiones y nuestro desarrollo están profundamente influenciados por las personas con las que nos vinculamos. Somos redes de vínculos, de afectos y de resonancias.

Encontrar tu tribu no es solo reafirmar quién eres: significa también una forma de recordarte que crecer, transformar y dejar huella resulta mucho más poderoso cuando lo hacemos en compañía de otros.

Si aún no la encontraste, no desesperes. Igual que en la búsqueda del propósito, no es un camino recto. Es un proceso orgánico que se cultiva desde la curiosidad y la coherencia. Pero cuando florece, la red se activa y aparecen oportunidades, vínculos y aprendizajes que ni siquiera imaginabas.

Cuando dar también es recibir

Somos seres sociales por diseño evolutivo. Cooperar no fue solo una elección, fue una estrategia de supervivencia. Ayudar no es solo una virtud: es una necesidad profundamente humana que fortalece el sentido de pertenencia, disminuye la sensación de aislamiento y nutre nuestra autoestima.

Cuando colaboramos con otros, no solo desarrollamos empatía y conexión auténtica: **nos recordamos a nosotros mismos que podemos tener un impacto positivo**. Ayudar da dirección, nos hace sentir útiles, necesarios, en sintonía con algo más grande que nuestro propio yo. Nos orienta hacia un «para qué» que enraíza y expande a la vez.

PREGUNTAS PARA REFLEXIONAR

- ¿Cuándo fue la última vez que ayudaste a alguien sin esperar nada a cambio?
- ¿Cómo te sentiste después?

Cuando nuestro propósito está vinculado a los demás, acompañar, enseñar, cuidar, inspirar, **los beneficios no solo los recibe aquel que es ayudado, también los experimenta quien ayuda**. El bienestar se multiplica en ambas direcciones. Actuar desde un propósito conectado al otro nos coloca en una posición de empatía activa.

Nos permite salir del piloto automático emocional, observar las necesidades de los demás y autorregularnos en función de algo más grande. La cooperación fortalece nuestro cerebro social y nos recuerda el poder que tiene un gesto humano.

Y cuando la vida se pone desafiante, las personas que sostienen una misión vinculada al bien común suelen:

- Mantener más estable su equilibrio emocional.
- Tomar decisiones más conscientes bajo presión.
- Tolerar mejor la frustración y la incertidumbre.

Porque cuando uno vive con propósito, no todo depende únicamente de cómo se siente en el instante, sino de lo que elige construir a lo largo del camino. La trascendencia es la forma más alta de sentido:

- Es dejar huella más allá de uno mismo.
- Es construir algo que no muere con nosotros.
- Es inspirar a otros a desplegar su potencial.
- Es comprender que vivimos en red, que somos interdependientes, y que nuestros talentos florecen cuando se ponen al servicio de un bien mayor.

De algún modo, tu propósito no solo le da sentido a tu vida. También puede transformar la de quienes te rodean.

¿Qué me gustaría que las personas sientan después de estar conmigo?

¿Qué talentos o recursos tengo que podrían ser útiles para otros?

¿Qué acto pequeño puedo hacer hoy para mejorar el día de alguien más?

El sentido profundo de vivir no se agota en uno mismo. Se expande cuando elegimos vincularnos desde el altruismo, cuando encontramos propósito en servir, en acompañar, en dejar el mundo un poco mejor para otros.

Diversos estudios en el campo de la neurociencia muestran **que los propósitos de vida orientados hacia los demás tienen un impacto positivo en la salud física, emocional y cognitiva**, mucho mayor que aquellos centrados solo en logros personales, como acumular dinero o destacar profesionalmente.

Cuando lo que nos mueve trasciende lo individual, se activa un sentido de conexión y pertenencia que fortalece el sistema inmune, mejora el estado de ánimo y aumenta la resiliencia emocional. En otras palabras: **un propósito que va más allá de uno mismo también nos protege**.

Vivir para algo más grande nos da dirección,
nos alinea con nuestros valores más profundos
y nos ancla a lo verdaderamente humano.

El compromiso altruista se asocia a una mejor salud general y a una mayor longevidad. Por ejemplo, un ensayo clínico publicado en la revista médica *JAMA Pediatrics* mostró que adolescentes que participaron en actividades de voluntariado durante dos meses presentaron una reducción significativa de factores de riesgo cardiovascular e inflamación, respecto con quienes no lo hicieron.

Ofrecer apoyo emocional, sobre todo dentro de vínculos cercanos y recíprocos, reduce marcadores inflamatorios y disminuye el estrés crónico. Las personas mayores que dedicaban más de cien horas anuales al voluntariado tienen hasta un 44 % menos de riesgo de mortalidad a largo plazo, incluso controlando otros factores.

Una investigación publicada en 2019 por el neurocientífico Anthony Tosi reveló una conexión profunda entre el sentido vital y la soledad. Analizando datos de casi mil personas, su equipo observó que la soledad sostenida se asociaba a una mayor densidad, pero menor organización, en las conexiones neuronales de regiones frontales y parietales, afectando procesos como la atención y la percepción. En cambio, un fuerte sentido vital se relacionaba con redes cerebrales más integradas y eficientes.

Podemos concluir que la soledad y el propósito son experiencias distintas, pero estrechamente vinculadas.

Mientras la soledad tiende a erosionar nuestra salud y nuestra estructura cerebral, un propósito claro fortalece la manera en la que nos conectamos con nosotros mismos y con los demás.

Y esto nos invita a una reflexión clave:

¿Somos verdaderamente conscientes del valor de quienes nos rodean para dar sentido a nuestra vida?

Propósito como protector de la salud y la longevidad

No se trata de prolongar la existencia, sino de ensanchar la experiencia de vivir.

Durante años, la salud se entendió casi exclusivamente desde lo físico: ausencia de enfermedad, control de síntomas y tratamientos médicos. Hoy, sabemos que **la salud no solo depende de la biología, sino también de factores psicológicos, sociales y emocionales que modulan cómo vivimos y cuánto bienestar experimentamos**. Entre esos factores, el propósito vital ha emergido como uno de los más poderosos: no es solo un recurso existencial, sino también un auténtico determinante de salud.

Porque **cuando hablamos de longevidad no nos referimos únicamente a la cantidad de años que vivimos, sino también a la calidad de ese tiempo**, a la capacidad de mantener un cerebro activo, flexible y resiliente, y un cuerpo capaz de sostenernos con energía y salud. Gracias a la neurociencia aplicada, entendemos la longevidad como el resultado de un delicado equilibrio entre factores biológicos (plasticidad neuronal, regulación hormonal, salud cardiovascular), psicológicos (regulación emocional, resiliencia, optimismo) y sociales (vínculos de apoyo, sentido de comunidad).

Tener un propósito claro **regula la respuesta al estrés, mejora la calidad del sueño, protege la salud cardiovascular y fortalece el sistema inmune**. Pero, además, se asocia con un mayor bienestar subjetivo y con la capacidad de mantener hábitos de vida saludables. En otras palabras:

Vivir con sentido no solo ilumina la vida interior, también protege al cuerpo.

No es solo una experiencia de motivación: tener un «para qué» influye directamente sobre cómo funciona y se organiza nuestro cerebro. Al conectar con metas significativas, se activan circuitos relacionados con la dopamina, la corteza prefrontal y las redes de regulación del estrés, lo que favorece una mejor toma de decisiones, una mayor resiliencia emocional y una disminución de la carga fisiológica del estrés crónico.

Cada vez más estudios coinciden en que vivir con propósito no solo aumenta la sensación de bienestar y plenitud diaria, sino que también contribuye tanto a la salud integral como a la longevidad.

Un propósito calma el sistema de alarma cerebral, mejora la regulación inmunológica, protege frente al deterioro cognitivo y se asocia con una menor mortalidad.

Un estudio publicado en 2021 en la revista *The Lancet Public Health* y realizado por un equipo de investigadores de la Universidad de Harvard, liderado por Shiba, Kawachi y Kim, confirmó esta idea de forma contundente. Analizaron a personas mayores y descubrieron que quienes mantenían un fuerte sentido de propósito en la vida presentaban un menor riesgo de mortalidad y una mejor salud general, incluso al considerar factores como la edad, la situación socioeconómica o enfermedades previas. El hallazgo es clave: el propósito no es solo un recurso personal, sino un auténtico factor de salud pública.

Las implicancias son profundas:

- **A nivel personal**, propone una nueva forma de autocuidado: cultivar propósito como práctica de salud mental y emocional.
- **A nivel educativo**, invita a incluir el desarrollo del propósito en programas escolares, universitarios y laborales, para que no llegue a ser un descubrimiento tardío en la adultez.
- **A nivel preventivo**, posiciona al propósito como una forma de medicina preventiva natural, capaz de proteger el

cuerpo y sostener el bienestar integral. Y de aquí surgen estas reflexiones:

- ✓ ¿Qué pasaría si desde pequeños aprendemos a escuchar nuestras emociones, a nombrarlas, a identificar lo que nos enciende y lo que nos apaga?
- ✓ ¿Qué pasaría si la educación incluyera espacios para conectar con lo que de verdad nos motiva, nos conmueve y nos da sentido?

También ha quedado demostrado que las personas con altos niveles de propósito y bienestar eudemónico (es decir, vivir con sentido y no solo buscando placer) muestran una expresión genética más saludable en células inmunes, con menor inflamación crónica y mayor capacidad antiviral. Además, se ha observado que aquellas personas que tienen un propósito claro en su vida duermen mejor y padecen menos trastornos del sueño. No estoy hablando de dormir más horas, sino de dormir mejor: de un sueño más profundo y reparador. Aquí se ha apreciado que el propósito actúa como un organizador interno que calma la mente, reduciendo la rumiación nocturna y favoreciendo la consolidación de la memoria.

En palabras simples: vivir con propósito refuerza nuestras defensas biológicas frente a la enfermedad.

Hoy sabemos que tener un «para qué» actúa como una especie de sistema inmunológico emocional que protege también al corazón y al cerebro. Hace algunos años, un grupo de investigadores analizó los hábitos y la salud de más de mil personas adultas. Descubrieron algo revelador: quienes tenían un motivo claro para levantarse cada día tenían menos riesgo de sufrir enfermedades cardiovasculares. No era magia, tampoco genética: esas personas cuidaban más su descanso, su alimentación y sus decisiones diarias, porque sentían que su vida tenía una dirección.

En otra investigación más reciente, otros científicos descubrieron que el propósito puede incluso ralentizar el envejecimiento biológico. Mediante lo que se conoce como «reloj epigenético», observaron que las personas con un propósito vital mantenían sus células más jóvenes durante más tiempo. Su vida interior, sus valores o su sentido dejaban huellas medibles en su biología.

PREGUNTAS PARA REFLEXIONAR

- ¿Y si el propósito fuese una forma de juventud que no depende de la edad, sino de la conciencia?

No solo el corazón o el envejecimiento están involucrados: también los pulmones. En otra investigación en la que tomaron parte miles de participantes, las personas con alto sentido de propósito conservaron mejor su capacidad respiratoria con el paso de los años. Respiraban mejor porque vivían mejor.

El cerebro tampoco queda fuera. Estudios recientes relacionan el propósito con un menor riesgo de deterioro cognitivo y enfermedades como el alzhéimer. ¿Qué nos dice esto? Que no solo pensamos con el cerebro, también lo alimentamos con sentido.

La relación entre propósito y longevidad también ha sido estudiada en profundidad. En una investigación realizada en Estados Unidos con más de mil adultos, los autores observaron algo muy revelador: quienes tenían un propósito vital claro vivían más tiempo, incluso cuando se consideraban factores como nivel educativo, ingresos o enfermedades previas. En otras palabras: no es solo lo que tenemos, sino lo que nos mueve lo que protege nuestra vida.

Otra investigación, esta vez en adultos mayores que vivían de manera independiente, llegó a la misma conclusión. No se trata únicamente de añadir años, sino de añadir dirección, motivación y sentido. De algún modo, el propósito actúa como guardián interno, recordándonos por qué vale la pena seguir cuidándonos.

Lo mismo se extrae de las conclusiones de un análisis del proyecto MIDUS, uno de los más importantes sobre bienestar en Estados Unidos. Al comparar la satisfacción con la vida y el propósito, si bien los dos son beneficiosos, el segundo se muestra como el predictor más sólido de salud y longevidad. Sentirse bien es importante, pero tener un «para qué» es decisivo. Necesitamos una dirección, una narrativa que dé coherencia a nuestra existencia.

En conjunto, estas evidencias convergen en un mismo mensaje: vivir con propósito es medicina preventiva, fuente de resiliencia y estímulo de bienestar integral. Nos ayuda a envejecer más despacio, respirar mejor, proteger el cerebro, vivir más años y con más plenitud. Es decir: **el propósito no solo da sentido a cada día: también expande y enriquece nuestro futuro**.

Cuidar el futuro desde el presente

La longevidad con propósito es el arte de llenar los años de significado. No es la cantidad de años lo que importa, sino cuánta vida despierta en cada uno, porque, más que extender la vida, se trata de ensancharla desde adentro. Y el verdadero legado es lo que dejamos encendido en los demás.

¿Qué hábitos te acercan a una vida más llena de sentido? Por el contrario, ¿cuáles te alejan? ¿Cómo puedes cuidar tu longevidad sin obsesionarte con la duración, sino con la calidad?

El propósito es, en última instancia, un eje del bienestar: **no es ni exigencia ni presión, sino que se trata de un motor vital**. Una dirección que orienta nuestras elecciones nos protege del vacío, nos da estructura emocional y nos ayuda a florecer incluso en tiempos difíciles.

Hemos insistido en la importancia de dotar nuestra vida de sentido, de descubrir eso que nos enciende por dentro y nos impulsa a levantarnos cada día con intención. No obstante, como decíamos al principio del capítulo, vivir con un propósito **no es tener todas las respuestas, sino sostener una búsqueda sincera, flexible y comprometida con lo que de verdad nos importa**. Solo cuando estamos presentes podemos escuchar lo que de verdad nos moviliza. Recuerda que los vínculos son puentes hacia la realización.

Aquí te dejo estas dos últimas preguntas. Pero no te las propongo para que las respondas con prisa, sino que lo hago para que las lleves contigo:

- ¿La vida que has vivido es la vida que has querido vivir?
- ¿A cuántas personas crees que has podido impactar o ayudar a tener una vida con mayor sentido y bienestar?

CIERRE DEL CAPÍTULO

La mayor y más emocionante expedición que podemos realizar es hacia dentro de uno mismo. Por eso te deseo que:

- Ojalá encuentres tu propio camino.
- Ojalá tengas el coraje de mirarte con honestidad y la valentía de repensarte y rediseñarte tantas veces como haga falta.
- Ojalá te preguntes de verdad qué quieres para ti y tengas el valor de responderte sincera.
- Ojalá esa respuesta esté alineada con tus valores, con tus pasos y con tus decisiones cotidianas.
- Ojalá estés eligiendo conscientemente y ojalá también te esté gustando y estés disfrutando lo que haces.
- Ojalá puedas ver el impacto que generas, aunque a veces no lo notes.

Porque todo es temporal excepto una cosa: la forma en la que hacemos sentir a los demás. Eso queda para siempre.

Ojalá empieces por lo esencial y que te inspire a seguir caminando: poner atención a lo que quieres que forme parte de tu futuro. Porque el futuro no se espera, se construye, con persistencia en aquello que nos da sentido.

4

LA POTENCIA DE CONTAR CON CÍRCULOS DE EMPATÍA: EL IMPACTO DE NUESTRAS REDES

> Tal vez esta es la forma más alta de amor: un alma que le da serenidad a otra.
>
> SUSAN VREELAND

La socialización y el sentido de pertenencia

¿Recuerdas la última vez que alguien te calmó con su presencia? No te dijo nada especial. Ni siquiera intentó resolver tus preocupaciones. Solo estaba ahí, con su mirada y atención, con una escucha que lo decía todo sin palabras. En un mundo que corre deprisa y que a veces nos empuja al aislamiento y a la desconexión, nuestros vínculos pueden ser refugio, calor y bálsamo para el alma.

Estamos diseñados para compartir lo que vivimos, para sintonizar con las emociones de quienes nos rodean y para hacer cuerpo con las experiencias de los otros.

Nuestro cerebro no está diseñado para la individualidad, sino para la colaboración, la pertenencia y la resonancia emocional. Por ello, el mayor riesgo para el buen funcionamiento del cerebro no es el estrés, tampoco el cansancio: es la desconexión, es el sentimiento de soledad. Cuando una persona se siente sola, aunque esté rodeada de gente, se rompe uno de los propósitos más esenciales de la vida: el de vincularse, comprender y ser comprendido.

Gracias a los avances de la neurobiología, se sabe que nuestras funciones más complejas, como **el lenguaje, la empatía, la comunicación y la regulación emocional, emergen y se fortalecen en relación con los demás**.

El cerebro es un órgano social: estamos diseñados para conectar con otros cerebros. Tus vínculos afectan directamente tu arquitectura cerebral. Lo que vives con otros, literalmente, te moldea.

- Las **redes neuronales** se modelan en función de nuestras interacciones y vínculos: desde el apego infantil hasta las relaciones adultas. Piensa, por ejemplo, en un bebé que escucha la voz de su madre o de su padre todas las noches. Esa repetición de cuidado y afecto no solo calma al niño: también fortalece conexiones neuronales que sostendrán su confianza y seguridad emocional en la vida adulta. Lo mismo ocurre con los vínculos adultos: un líder que escucha y valida puede moldear circuitos de confianza y resiliencia en su equipo.
- La **plasticidad cerebral** depende en gran medida de entornos seguros y relacionales. Imagina ahora a un adolescente que llega a clase con miedo a equivocarse. Si el aula se convierte en un espacio donde puede preguntar sin ser juz-

gado, su cerebro interpreta ese entorno como seguro, se desactiva la respuesta de amenaza y se abre la puerta al aprendizaje y a la curiosidad. En cambio, en un ambiente hostil y en el que se siente mucho miedo, la plasticidad de alguna manera se bloquea: el cerebro se dedica a sobrevivir, no a aprender.

- Las **experiencias de conexión** auténtica liberan neurotransmisores, como oxitocina, dopamina, endorfinas y serotonina, reforzando la salud cerebral y emocional. Piensa, por ejemplo, en una cena con amigos en la que hay afecto, las risas son genuinas y las conversaciones profundas. En ese momento, tu cerebro libera oxitocina (que fortalece la confianza), dopamina (que activa la motivación), serotonina (que regula el ánimo) y endorfinas (que generan bienestar compartido, alivio y sensación de calidez). Esa química no se queda en el instante: acumular pequeños momentos de conexión auténtica crea una reserva de bienestar que protege frente al estrés. Esas moléculas son la sinfonía química de la conexión humana: un sistema biológico que nos recuerda que cuidar los vínculos no es solo una cuestión emocional, sino que también es una necesidad cerebral y fisiológica.

Por esto mismo decimos que **somos nuestras conexiones**: no solo vivimos en redes, somos esas redes. **Nos hacemos persona a través del vínculo**; el otro nos refleja, nos valida y nos sostiene. Nuestra manera de pensar, sentir y actuar se moldea continuamente por los entornos afectivos que habitamos.

Navegar un mundo tan cambiante y complejo como el actual solo es posible desde la red de las conexiones humanas. **Nuestros cerebros aprenden a navegar, principalmente a través de**

la interacción con otros cerebros, ya que son órganos de aprendizaje social. Cada cerebro humano está inmerso en un mundo de otros cerebros y se desarrolla y madura más eficientemente en la interacción con otros.

En el segundo capítulo, hablamos sobre la importancia de darte permiso para sentir y del valor que tiene una pregunta tan sencilla como: «¿Cómo te sientes?». No sientes solo por lo que a ti te pasa; tu cerebro emocional también resuena con lo que viven las personas que más quieres en este mundo. Nuestras emociones siempre se sincronizan con las de quienes nos rodean. Lo que afecta a quienes amas te toca a ti. Esto sucede porque, como hemos visto, nuestro cerebro está diseñado para vivir en relación, no en aislamiento. Percibimos y compartimos el estado interno de los demás, incluso sin darnos cuenta. Por eso, el sufrimiento o la alegría de alguien cercano no quedan fuera de nosotros: se reflejan en el cuerpo, en nuestro estado de ánimo y nuestro sistema nervioso. Sentimos en red, y esa red también nos moldea.

Tú y yo, como todos, somos seres sociales y no estamos hechos para vivir aislados. Nos reunimos en familias, grupos de amigos y comunidades porque necesitamos compañía, contención y apoyo, y sobre todo en un mundo que tan rápido cambia y que a veces nos deja sin certezas.

Tener vínculos sólidos no es solo una cuestión emocional: también es una necesidad biológica. Relacionarte, conversar, sentirte parte de algo más grande que tú tiene un impacto profundo en tu bienestar, en tu salud y en tu calidad de vida.

Socializar y sentir que perteneces a un grupo es una necesidad vital, es una forma de cuidar tu equilibrio emocional y mental. Cuando sabes que cuentas con otros, que eres visto, aceptado y valorado, se activa algo esencial: la seguridad afectiva. Esa base de conexión que refuerza tu identidad, tu autoestima y, también, tu propósito. Porque no solo existes, sino que formas parte de algo más grande, y eso es lo que da sentido.

En el capítulo anterior abordamos el valor de pertenecer a una tribu: rodearte de personas con las que compartes un propósito, una pasión o un talento. Esas redes que surgen del compromiso común con aquello que da sentido a la vida. Además de esas comunidades de propósito, también necesitamos algo más profundo y esencial: redes afectivas. Personas que en la vida cotidiana te miren a los ojos y te pregunten con honestidad: ¿qué necesitas? ¿Cómo puedo ayudarte? ¿Qué temes? Y que, sin dudarlo, te digan: cuentas conmigo.

No basta con respirar, alimentarte o dormir: también necesitas sentirte parte. La pertenencia es una necesidad neurobiológica profundamente arraigada en tu cerebro.

En este punto es importante mencionar a Robert Waldinger, psiquiatra estadounidense conocido por liderar el estudio más largo que se ha realizado hasta ahora sobre la felicidad, que comenzó en 1938 —décadas antes de que él mismo lo liderase— y que, sorprendentemente, aún sigue en marcha. El objetivo era seguir la vida de varias personas desde la adolescencia hasta la vejez, para entender qué factores realmente contribuyen a una vida feliz. La conclusión principal fue clara y rotunda: **las buenas relaciones nos hacen más felices y también más saludables**.

A partir de este estudio, se han aprendido tres cosas esenciales sobre los vínculos humanos:

1. **Tener conexiones sociales sólidas** es bueno para nuestra salud. Las personas con relaciones significativas y de calidad tienden a vivir más y mejor.
2. **No importa tanto la cantidad de vínculos que tengas sino su calidad.** Cuanto más cercanos son esos lazos, más necesario es que sean sanos y nutritivos.

3. **Las buenas relaciones no solo cuidan el cuerpo, también protegen el cerebro.** Nos ayudan a mantenernos lúcidos, emocionalmente estables y mentalmente activos a lo largo del tiempo.

Desde la perspectiva de la neurociencia afectiva, todos nacemos con el impulso de vincularnos. Y el cerebro emocional se regula mucho mejor cuando se siente seguro, acompañado, validado y querido.

A esto se lo conoce como «círculos de seguridad», aunque a mí me gusta llamarlos «**círculos de empatía**»: entornos humanos donde puedes ser tú mismo, sin miedo al juicio, al rechazo o a la invisibilidad; espacios donde descansar emocionalmente, bajar la guardia y, desde esa base segura, aprender, transformarte y crecer.

Se trata de vínculos en los que no solo puedes ponerte en el lugar del otro, sino también sentirte sentido. En un mundo que a veces corre sin pausa, esto puede marcar la diferencia entre resistir y florecer. Y es que, cuando aparece una presencia que se siente segura, un vínculo empático, una palabra que abriga o una mirada que comprende, algo cambia. Esas pequeñas pero significativas muestras de conexión humana pueden **activar nuestro sistema nervioso social, regulando el estrés y despertando emociones de confianza, pertenencia y calma**.

La empatía, cuando es mutua, **crea una resonancia emocional que fortalece la confianza y genera climas emocionales saludables**. Más adelante, en el libro, profundizaremos en estos conceptos.

Algunos ejemplos cotidianos de los círculos de empatía podrían ser:

- Cuando te rodeas de personas que te escuchan sin interrumpirte, sin corregirte y sin minimizar lo que sientes, estás dentro de ese círculo.
- Cuando compartes una emoción y ves en el rostro del otro una expresión que te dice «te entiendo», has entrado en un círculo de empatía.

Todos nacemos rodeados de otros. Nos criamos en pequeños núcleos, familias, grupos, tribus de afecto, que no solo nos cuidan, sino que también nos ayudan a construir sentido. Son comunidades de vida, pero también de significado.

En esos círculos emocionales se forjan nuestras primeras experiencias de seguridad, pertenencia y confianza. Son nuestros primeros **círculos de empatía**: espacios donde sentimos que podemos ser tal como somos, donde nos sabemos vistos, comprendidos y sostenidos. Desde esta base segura, ganamos fuerza para explorar un mundo a veces incierto, y hacerlo más habitable, más nuestro.

¿Quiénes forman parte de tu círculo de empatía?

EJERCICIO

Actividad reflexiva

Tómate unos minutos y responde, con calma y sinceridad:

1. ¿Quiénes forman parte de tu círculo de empatía más cercano?

2. Piensa en esas personas con las que puedes ser tú sin filtros. ¿Qué hacen o cómo son para que te sientas así?
3. ¿A quién acudes cuando te sientes bien, pero también cuando te sientes mal? ¿Quién te escucha sin juzgarte, con atención y respeto?
4. ¿Y tú: para quién eres ese círculo? ¿Qué lugar ocupas en la red emocional de los demás?
5. ¿Notas si tu círculo ha cambiado en el tiempo? ¿Hay relaciones que se han fortalecido o debilitado? ¿Por qué?
6. ¿Qué podrías hacer esta semana para cuidar y nutrir uno de esos vínculos?

A veces basta con un mensaje, una mirada sincera o un «aquí estoy» para devolverle a alguien un poco de calma en medio del ruido.

Los climas y la sincronía emocionales

Un estudio publicado en 2013 por un equipo de investigadores estadounidenses demostró algo que quizá ya intuyes, que las emociones agradables no solo te hacen sentir bien, sino que **pueden mejorar tu salud de forma real y medible**. Lo más interesante de las conclusiones, no obstante, fue comprobar que ese efecto positivo es todavía más potente cuando esas emociones surgen en contacto con otras personas. Es decir, el bienestar emocional se multiplica cuando lo compartes.

Tu forma de pensar y sentir es única, pero se construye y se alimenta en las relaciones que tienes con los demás.

Las emociones sociales son aquellas que no se viven en soledad, sino que surgen, se expresan o se amplifican en relación con otras personas. Algunos ejemplos son:

- **La gratitud:** alguien tiene un gesto contigo y lo valoras.
- **La empatía:** conectas con lo que siente el otro.
- **La alegría compartida:** celebras una buena noticia con alguien.
- **La ternura:** ves a alguien cuidar, abrazar o acompañar.
- **El orgullo colectivo:** formas parte de un equipo o comunidad que logra algo significativo.

Otra clasificación conocida de emociones sociales es: vergüenza, culpabilidad, celos, envidia, indignación, desprecio, simpatía, orgullo, gratitud y admiración.

¿Sabías que algunas culturas tienen palabras para emociones que en otras ni siquiera existen como concepto? Eso nos muestra la riqueza emocional y social de cada cultura. Una de las más bellas proviene del sur de África, en la lengua xhosa: «**Ubuntu**», que significa 'Yo soy porque nosotros somos'. Es más que una emoción, es una forma de entender la vida. Habla de comunidad, humanidad compartida y solidaridad profunda. En esta perspectiva, una persona solo puede realizarse plenamente si las demás también lo hacen.

Gracias a la neurociencia afectiva, sabemos que nuestro bienestar individual está profundamente entrelazado con nuestros vínculos. Los sistemas cerebrales que regulan el estrés, la motivación y la confianza se activan o se bloquean según la calidad de nuestras relaciones. En este sentido, Ubuntu no es solo una filosofía cultural: es también una manera de vivir que protege la salud emocional y colectiva.

¿Te ha pasado alguna vez que sentirte parte de un grupo, escuchado o sostenido, te devolvió fuerza en un momento difícil? Eso es Ubuntu.

Algunos ejemplos sencillos para ilustrar Ubuntu

- Cuando un equipo de trabajo celebra los logros de todos, no solo del que lideró.
- Cuando una comunidad se organiza para cuidar de alguien que está atravesando una enfermedad.
- Cuando en el aula, un niño ayuda a otro con sus tareas, sabiendo que, si todos aprenden, todos ganan.

Estas emociones no solo fortalecen los vínculos, sino que también generan efectos beneficiosos en tu cerebro y tu salud física; **tu bienestar también se construye en la mirada del otro**.

La semana pasada, un alumno me preguntó: «¿Por qué hay algunas emociones que son "socialmente aceptadas" y otras que no?». Me pareció excelente, porque invita a reflexionar no solo sobre las emociones en sí mismas, sino sobre cómo la cultura, la educación, el entorno social e incluso la historia determinan qué emociones se consideran adecuadas o inadecuadas para expresar.

Por ejemplo, en muchos entornos se celebra la alegría, la gratitud o la esperanza, porque son emociones que se asocian con el bienestar y la conexión emocional. Sin embargo, emociones como la tristeza, el miedo, la vergüenza o la rabia suelen etiquetarse como negativas, incómodas, desagradables o inapropiadas.

Como mencionamos en el segundo capítulo, todas las emociones tienen una función: la rabia protege nuestros límites, la tristeza nos conecta con la pérdida, el miedo nos prepara para actuar ante el peligro. Lo que pasa es que algunas emociones activan más la empatía social, mientras que otras pueden generar incomodidad o rechazo, sobre todo si no sabemos cómo acompañarlas.

¿Y si te dijera que, en ocasiones, la alegría está socialmente penalizada? Vivimos tiempos de incertidumbre, de crisis colectivas que nos atraviesan. En ese contexto, expresar gratitud o compartir momentos de felicidad puede llegar a sentirse inapropiado o incluso culposo. A veces, evitamos mostrar nuestros logros o alegrías por temor a incomodar al otro, como si celebrar lo bueno fuese una falta de empatía.

Sin embargo, creo que, al **reconocer y compartir la alegría no solo es legítimo, sino profundamente reparador**. Las emociones agradables también son sociales: se contagian, fortalecen vínculos y nos recuerdan que el bienestar individual puede nutrir el bienestar colectivo.

Tenemos que **reeducarnos emocionalmente para permitirnos sentir y compartir lo bueno sin culpa**. La alegría, cuando se expresa desde la humildad y el cuidado, puede inspirar, motivar y abrir caminos de esperanza. No se trata de negar el dolor ajeno, sino de entender que también necesitamos momentos de respiro y pequeñas celebraciones que nos unan.

Mario Benedetti, en su poema *Defensa de la alegría*, escribió: **«Defender la alegría como una trinchera»**, con lo que no invita a entender la alegría como algo que debe ser protegido, sostenido y cultivado, incluso en medio del dolor, la injusticia o el miedo.

PREGUNTAS PARA REFLEXIONAR

- ¿Te has parado a pensar en cómo se sienten los demás cuando estás presente?
- ¿Sueles compartir emociones más agradables o desagradables con los demás?
- ¿Con quién compartes tus emociones agradables? ¿Te permites vivirlas acompañado o tiendes a guardártelas?

¿Cómo se crean los climas emocionales?

Cuando las emociones sociales se viven de forma habitual, en una familia, en un club, en un grupo de trabajo, en un aula, se forma un **clima emocional**, es decir, un «ambiente afectivo compartido» que se respira, aunque no se diga con palabras.

- **Si el grupo se basa en el respeto**, la escucha y el apoyo, el clima emocional será de confianza, entendimiento y calma.
- **Si predomina la crítica**, el juicio, el estrés crónico o la indiferencia, el clima emocional se vuelve tenso o defensivo.

Los climas emocionales no son neutrales: moldean nuestras actitudes, nuestro rendimiento y hasta nuestra salud. Respiramos el ambiente emocional de los grupos a los que pertenecemos. Por eso, cultivar emociones sociales positivas no es solo algo personal, es una responsabilidad colectiva.

En mi caso, por ejemplo, lo primero que hago al entrar en un aula, en una sala de conferencias o en cualquier espacio donde esté trabajando es captar el clima emocional. Quizá en términos educativos no sea lo que tradicionalmente se considera lo más importante, pero para mí sí lo es. Si las emociones son el pegamento del aprendizaje, entender qué están sintiendo los alumnos y cómo está su nivel de energía y atención, es clave, al menos para mí en la gestión y el liderazgo de grupos.

Para ello, suelo implementar un radar emocional grupal. Les pido a mis alumnos que compartan entre ellos o que escriban en pósits el clima emocional que percibe en cada uno. Luego, en grupo, nos preguntamos: ¿qué emociones se repiten? ¿Dónde hay más sincronía o desconexión?

Otro ejercicio que me sirve mucho es el de promover el **«efecto contagio»** de las emociones en cadena. Invito a mis alumnos a que, en pequeños grupos, un alumno primero nombra una emoción agradable que haya vivido últimamente con alguien; el siguiente, seguidamente, comparte una situación similar o cómo esa emoción se refleja en su vida. Con esta actividad, se busca generar un «efecto contagio» positivo a través del relato emocional compartido.

Siempre recuerdo una época en la que tenía una exjefa que, al entrar en la oficina, el clima emocional literalmente se podía cortar con un cuchillo. Se sentaba, encendía su ordenador y hasta se oían los golpes que le daba al teclado. Todo se volvía tenso. La gente bajaba el volumen de la música, las conversaciones se apagaban, los rostros perdían la sonrisa y el miedo empezaba a adueñarse del ambiente y de nuestro estado de ánimo. Imaginaos en el ambiente que trabajábamos, donde ya no había espacio ni para la empatía ni para la creatividad

Hoy, con el tiempo y la perspectiva que da «el diario del lunes», entiendo algo fundamental: todas las personas contagiamos emociones en los entornos en los que nos movemos, pero, cuando ocupas un rol de liderazgo o de poder, tienes un margen de acción aún mayor para influir en el clima emocional. Para bien o para mal.

¿Por qué es importante evitar la queja constante?

La queja es una expresión emocional recurrente, generalmente derivada de emociones como la frustración, el enfado, la impotencia o la tristeza. Es una forma de canalizar malestares internos, muchas veces de manera inconsciente, proyectando hacia fuera lo que no se puede transformar dentro.

Podemos decir que **la queja es el lenguaje del malestar no gestionado**. Cuando no tenemos recursos emocionales o un entorno contenedor, la queja aparece como una **válvula de escape**. Y cuando se vuelve hábito, puede convertirse en un patrón mental que impacta negativamente en nuestro bienestar, en nuestras relaciones y en la forma en la que percibimos la vida.

Por eso es tan valioso cuando alguien nos hace notar que estamos cayendo en la queja, o cuando descubrimos que, con ciertas personas o en determinadas situaciones, la hemos convertido casi en un «deporte» poco sano.

Comparto algunos ejemplos de la vida cotidiana:

- **En el trabajo.** Una persona que, cada vez que llega el lunes, repite: «Otra vez empezar la semana, qué horror».
- **En la pareja.** Alguien que suele decir: «Nunca me escuchas, siempre estás haciendo otras cosas mientras conversamos».
- **En la vida social.** Un amigo que cada vez que se reúne con otros comenta: «Qué mal está todo, nada funciona en este país».

- **En lo personal.** Cuando te dices a ti mismo: «Nunca hago suficiente, siempre me queda todo pendiente».

¿Cuál es su impacto?

- **Deteriora los vínculos.** Estar en modo queja genera una vibración emocional baja que desgasta a aquellos que nos rodean.
- **Opaca lo valioso.** La mente entrenada en la queja pierde sensibilidad para registrar lo bueno. Se vuelve más hábil para detectar lo que nos falta que para agradecer lo que está presente.
- **Es adictiva.** Gracias a la neurociencia, sabemos que repetir pensamientos negativos fortalece ciertos circuitos neuronales, volviéndolos automáticos. Así, el cerebro se acostumbra a operar en piloto automático emocional negativo.
- **Atrofia tu cerebro.** Mantener patrones crónicos de negatividad está asociado con la disminución del volumen en áreas clave como el hipocampo, esencial para la memoria y el aprendizaje.
- **Afecta tu salud emocional y física.** Quejarse de forma reiterada aumenta el cortisol, la hormona del estrés, debilitando el sistema inmune y afectando el estado de ánimo.

¿Por qué la queja se contagia tan fácilmente?

La queja es contagiosa porque activa el principio de sincronización emocional: nuestros cerebros están programados para empatizar y adaptarse al entorno emocional. Cuando alguien se queja, los demás captan ese estado emocional y, si no hay una pausa consciente o regulación emocional entrenada, tienden a imitar ese patrón de expresión y percepción.

Además, en contextos donde no se valida lo emocional o no se ofrecen espacios de contención, la queja se vuelve una forma de conexión social (aunque disfuncional). Muchas veces podemos llegar a compartir malestar como una forma de pertenecer.

EJERCICIO

Durante un día, **registra cuántas veces te quejas y sobre qué**:

....

....

....

....

....

....

....

¿Es la queja lo opuesto a la gratitud?

Más que opuestas, la queja y la gratitud son dos formas distintas de enfocar la realidad. Mientras que la queja se centra en lo que falta o no funciona, la gratitud entrena al cerebro para reconocer lo que sí está, lo que suma, lo que ayuda a sostenernos. Ambas activan circuitos distintos en el cerebro y fortalecen emociones opuestas: una te desgasta, la otra te nutre.

PREGUNTAS PARA REFLEXIONAR

- ¿Qué clima emocional creas cuando entras en un espacio?
- ¿Cómo crees que influyes en el clima emocional de los grupos en los que participas?
- ¿Qué efecto tiene en ti el ambiente emocional de tu entorno más cercano (trabajo, familia, amigos, clubes, comunidades...)?

EJERCICIO

Tu clima emocional personal

Describe el «clima emocional» que sueles generar cuando estás en un grupo: ¿cálido, alegre, empático, neutro, sorpresivo, tenso, quejoso, temeroso?

Pregúntate: ¿qué contribuye a que ese clima sea así? ¿Qué podrías modificar o potenciar?

¿Qué es eso de la sincronización emocional?

La sincronía emocional es ese fenómeno casi intangible y silencioso (pero medible) que ocurre cuando dos o más personas comparten emociones de forma armónica y sus cuerpos y cerebros se «alinean» temporalmente:

- Puede ser algo tan simple como lo es reír al mismo tiempo, como emocionarse escuchando una canción o como llorar juntos.
- En términos neurocientíficos, la sincronía emocional implica coherencia en los ritmos cardíacos, respiratorios y patrones cerebrales.

Este tipo de sincronía fortalece la empatía, la confianza y la sensación de pertenencia. Y es una de las razones por las que las emociones positivas compartidas tienen tanto impacto en nuestra salud: porque el cuerpo responde al vínculo, no solo al pensamiento.

PREGUNTAS PARA REFLEXIONAR

- ¿Qué personas te hacen sentir emocionalmente en sintonía?
- ¿Con quién te sientes visto, escuchado o comprendido emocionalmente?

Tus emociones te atraviesan e impactan, pero también afectan a aquellos que te rodean. Del mismo modo, las emociones de los demás te atraviesan a ti.

Podemos decir entonces que las emociones sociales son puentes, los climas emocionales son escenarios y la sincronía emocional es ese latido común que nos recuerda que estamos conectados.

EJERCICIO

Un ejercicio de empatía y cognición social que yo propongo en clase y que se puede hacer en parejas es la «**sincronía en silencio**».

- Dos personas se miran a los ojos en silencio al menos durante un minuto.
- Después, comparten cómo se han sentido, qué han notado en el otro, qué emociones percibieron y si hubo conexión o no.
- Esta actividad es ideal para trabajar la presencia emocional y la sincronía.

EJERCICIO

Una propuesta para ti

Al final del día, registra:

- Una emoción que hayas sentido intensamente.
- Con quién la compartiste (o no).
- Cómo afectó tu relación con esa persona.

Hazlo durante una semana para observar patrones de conexión y de desconexión emocional.

La actividad cerebral se sincroniza con la de las personas que nos rodean. Es decir, nuestras ondas cerebrales pueden entrar en sintonía con las de otros, adoptando ritmos y frecuencias similares.

Cuando conversamos, compartimos emociones o simplemente estamos presentes con alguien, nuestros cerebros comienzan a resonar entre sí. Cuanto más fuerte es el vínculo, más parecidos son nuestros patrones cerebrales. Esto significa que no solo compartimos ideas o emociones, también estados neuronales.

Quizá por eso se dice que somos el promedio de las cinco personas con las que más tiempo pasamos. Desde una mirada neurocientífica, tiene sentido: el entorno emocional y relacional en el que te sumerges día a día moldea tu cerebro.

Elegir bien tus vínculos es salud cerebral porque, sin darte cuenta, te sincronizas. Entonces, la pregunta es: ¿Con quién estás eligiendo resonar hoy?

Otros estudios también que han demostrado que, durante una clase, los cerebros de docentes y estudiantes no solo comparten contenido: están en constante sincronización. Al analizar la actividad cerebral simultánea de ambos, se observó que el cerebro del profesor actúa como un faro: guía, orienta y facilita el ritmo del aprendizaje. El cerebro del alumno, a su vez, tiende a sincronizarse con esa guía.

Uno de los hallazgos más esperanzadores es que esta sintonía cerebral también aparece en contextos con estudiantes que presentan dificultades de aprendizaje. La interacción cercana, empática y sostenida con el docente puede compensar algunas de esas dificultades, generando un entorno de mayor comprensión y aprendizaje.

La región cerebral más activa en los docentes durante este proceso es la corteza prefrontal, clave para la atención, la autorregulación emocional, la empatía y la conciencia de sí. Esto significa que

enseñar no es solo transmitir información: es sostener emocionalmente, conectar, observar con apertura y facilitar que el otro florezca.

En ese sentido, **educar es también un acto de presencia**. Un vínculo emocionalmente significativo puede ser más transformador que cualquier contenido. Porque cuando alguien te ve, te escucha y cree en ti, tu cerebro también lo aprende.

El año pasado me tocó dar una charla en el teatro de Lincoln, una pequeña ciudad a cientos de kilómetros de Buenos Aires. Allí, una señora de ochenta y cinco años me hizo una pregunta que me conmovió muy hondo. Había escuchado cuando dije que «las emociones son el pegamento del aprendizaje y del vínculo»; a lo que me interpeló: «¿Se puede aprender con miedo?».

Su pregunta traía consigo una historia. En su época, enseñar incluía muchas veces el uso del miedo e incluso del castigo físico. Eran otros tiempos, con métodos distintos, que dejaron recuerdos dolorosos y una huella de sufrimiento en su memoria.

Se puede memorizar con miedo, pero no aprender de verdad. Cuando hay miedo el cerebro se protege: obedece, repite, evita. Pero no comprende, no integra, no crea.

Más allá de la empatía

Conocerte a ti mismo es, sin duda, el primer paso para desarrollar una verdadera empatía.

¿Por qué digo esto? Porque solo cuando entiendes lo que tú sientes, cuando sabes ponerles nombre a tus emociones, reconocer tus necesidades y darte permiso para sentir, puedes empezar a comprender lo que le pasa al otro sin juzgarlo ni minimizar su experiencia.

Es decir, que cuanto más nos adentramos en nuestras emociones propias, mayor será la capacidad de comprensión hacia las emociones de los demás; cuanto más se conozca una persona emocionalmente, mayor será esa comprensión emocional hacia el resto. **La empatía es la actitud que tiene una persona para reconocer las emociones en los demás**, es decir, **es la capacidad de comprender los sentimientos de los otros y poder leer sus mensajes no verbales**.

Si no te escuchas a ti, ¿cómo vas a escuchar de verdad a los demás? Si no eres compasivo contigo, ¿cómo vas a conectar con la vulnerabilidad del otro?

El primer paso es aprender a ser empáticos, amables y compasivos con nosotros mismos; solamente así podremos dar lo mejor a quienes nos rodean. Ser empático implica ser sensible y tener una apertura sincera hacia el vínculo con el otro y con el dolor de los demás.

La sensibilidad como puerta hacia la empatía

La sensibilidad es la forma de inteligencia más humana: una antena emocional que conecta el propio corazón y cerebro con el de los demás.

Durante años a mí me hicieron creer que sentir era una debilidad, que la sensibilidad era algo que había que esconder, controlar o contener. Como si la frialdad fuera sinónimo de inteligencia y lo emocional estuviera reñido con lo racional. Sin embargo, con el tiempo descubrí que mi sensibilidad era un don, una herramienta poderosa para conectar conmigo misma, con las personas y con el mundo, una forma silenciosa de leer la vida.

Esa conexión conmigo misma me permitió aprender la pausa, observarme y entender qué es lo que realmente preciso. Esa lectura no ocurre solo con los ojos: sucede con la intuición social, esa capacidad del cerebro para captar sutilezas del tono, la mirada o la energía del entorno. A través de la intuición comprendí que la sensibilidad no es solo una emoción personal, sino también una forma de conocimiento relacional.

Aprendí a valorar más la intuición, que me permitió entrar en el universo de mi sobrino, con autismo, cuando todo contacto parecía lejano. La misma sensibilidad que, en la fábrica de producción, me acercaba a operarios que hacían fila, para contarme lo que les dolía o lo que les sucedía a las personas que más querían en esta vida. Esa sensibilidad de contexto (que el cerebro social traduce como señales de seguridad o amenaza) me permitió abrir un espacio seguro en el que podía nombrar lo innombrado, incluso lo que no se permitía sentir en otros contextos.

Hoy, como profesora, me sucede lo mismo: en algún recreo o al final de cada clase, hay quien se queda, quien espera, quien confía. Y muchas veces, con lágrimas en los ojos, me cuentan lo que hasta entonces habían callado. Historias familiares, heridas, silencios enquistados. Porque cuando habilitamos el permiso para sentir, algo se abre. La sensibilidad, esa que tanto intentaron callar con frases como «no seas tan sensible», «pareces débil», es en realidad, una forma de sabiduría emocional. Es la expresión de un cerebro empático y regulado, capaz de percibir las emociones de los demás sin perder la conexión consigo mismo.

La sensibilidad no es fragilidad, es un radar y es una brújula. Es la puerta de entrada a la empatía, a la conexión profunda con el otro y a un diálogo más humano y compasivo conmigo misma. Sin embargo, cuando esa sensibilidad no se acompaña de amabilidad interna, puede volverse en nuestra contra.

Y aquí aparece un contraste importante: lo opuesto a esta capacidad de tratarnos con amabilidad es la **autocrítica severa**. Sabemos, gracias a la neurociencia afectiva, que **ese tipo de diálogo interno activa el sistema de amenaza del cerebro, generando estrés, ansiedad y un sinfín de emociones que limitan nuestro bienestar y claridad mental**.

¿Cómo cambiaría tu vida si empezaras a hablarte como lo harías con alguien a quien quieres mucho? ¿Qué pasaría si tuvieras una mirada más amable y compasiva hacia ti mismo?

Tipos de diálogo interno

Hablar contigo mismo es parte esencial de tu universo emocional. Hay distintos tipos de diálogos internos, cada uno con una función especial: hay distintas voces, tonos e intenciones. Conocerlos te permite identificarlo y, sobre todo, entender y elegir con cuál te identificas:

1. **Diálogo de identidad.** Es el más profundo y reflexivo. Te conecta con preguntas esenciales: ¿quién soy? ¿Qué sentido tiene lo que vivo? ¿Qué lugar ocupo en este mundo?
2. **Diálogo motivacional.** Esa voz que te impulsa, anima, reconoce tus logros y te recuerda por qué vale la alegría seguir.

3. **Diálogo instruccional.** Es el más funcional. Te guía, organiza tus pasos, te ayuda a lograr tareas o alcanzar metas.
4. **Diálogo disociativo.** Permite observarte desde fuera, escuchar lo que te pasa como si fueras un amigo. Es útil para entender miedos, deseos, contradicciones o dilemas internos.
5. **Diálogo social.** Recrea interacciones: repasa conversaciones que tuviste o anticipa las que podrías tener. A veces es ensayo, otras veces es ajuste emocional.
6. **Diálogo rumiativo o compulsivo.** Es el que más nos agota. Esa voz interna que sobreanaliza, que da vueltas una y otra vez, que exagera fallos o escenarios futuros. Es el que más hay que aprender a redirigir y a calmar. Porque si no lo haces, puede volverse tu mayor enemigo.

La psicóloga Kristin Neff, referente en el campo de la compasión, ha investigado durante años lo que significa tratarse con compasión. Lo define como la capacidad de ser amable y comprensivo contigo mismo, incluso cuando fallas, sufres o no estás en tu mejor momento. En lugar de ver esos momentos como errores aislados, los integra en una visión más amplia de lo que significa ser humano: **todos pasamos por dificultades, todos tropezamos, todos sentimos**.

Practicar autocompasión es fuerza emocional bien dirigida, es reconocer que necesitas cuidado, consuelo y palabras que reparen, no más exigencias internas. A veces, sostenerse en silencio es uno de los mayores regalos que podemos ofrecernos. Quien aprende a no abandonarse se convierte en raíz y sostén de su propio ser.

Cuando aprendemos a ser más compasivos con nosotros mismos, también aprendemos a tratar a los demás con la misma amabilidad. Sin embargo, la mayoría de nosotros nos negamos esa misma amabilidad. Pero la empatía es también entender desde dónde te estás relacionando. Autoconocimiento y empatía van de la mano, porque, cuanto más claro tienes tu mundo emocional interno, más espacio y respeto puedes ofrecerle al mundo emocional de quien tienes delante.

En un mundo como el nuestro, atravesado cada vez más por la tecnología, en el que lo automatizado gana terreno, la empatía emerge como un rasgo esencialmente humano, difícilmente replicable por la inteligencia artificial.

Cuando alguien te presta atención está ejerciendo la generosidad más pura.

Gracias a los avances de la neurociencia, se ha identificado un correlato biológico de esta capacidad de reconocer y comprender estados emocionales: el sistema de neuronas espejo, descubierto por el neurocientífico italiano Giacomo Rizzolatti en los años noventa. Estas neuronas se activan no solo cuando realizamos una acción, también cuando observamos a otra persona realizarla, o cuando percibimos una emoción en su rostro o cuerpo. Por ejemplo, si alguien muestra miedo, tristeza o enfado en tu presencia, tu cerebro activa circuitos similares a los que se pondrían en marcha si tú mismo estuvieras experimentando esa emoción.

Esa es la base de la empatía: sentir con el otro.

Nacemos con una base biológica para la empatía, sustentada en circuitos como las neuronas espejo, la ínsula anterior y el córtex cingulado anterior, que nos permiten resonar con las emociones de otros. Sin embargo, esa predisposición no garantiza que la empatía florezca por sí sola.

Lo que ocurre después, la forma en que crece o se debilita, depende de nuestras experiencias tempranas, de la calidad del apego y la educación emocional que recibimos, de los modelos sociales y culturales que nos rodean, e incluso de las narrativas que moldean cómo percibimos al «otro».

Por ejemplo:

- Un niño que crece en un entorno donde sus emociones son validadas y nombradas desarrolla más facilidad para reconocer y respetar las de los demás.
- En cambio, un entorno hostil, donde predomina la violencia o la indiferencia emocional, puede atenuar la respuesta empática, como si el cerebro aprendiera a protegerse desconectándose del sentir ajeno.

En síntesis: la empatía es plástica. Tiene un cimiento biológico, pero se moldea a lo largo de la vida y puede entrenarse con prácticas como la meditación compasiva, la educación emocional y los vínculos seguros.

En la literatura contemporánea, se habla de que la empatía no es una dimensión única, sino una tríada compleja que combina tres componentes esenciales:

- **Empatía afectiva o emocional.**
- **Empatía cognitiva.**
- **Empatía compasiva o preocupación empática.**

¿Te ha pasado alguna vez que, estando con alguien y sin necesidad de que diga una palabra, sabes que está triste, preocupado, emocionado o entusiasmado? Lo percibes en su mirada, en el tono de voz, en sus gestos o en su forma de moverse. Eso que sientes es **empatía afectiva o emocional**: la capacidad de reconocer y sentir, de alguna manera, lo que la otra persona está sintiendo.

Este tipo de empatía es muy común y suele aparecer con más facilidad cuando la persona que tenemos delante nos resulta parecida, familiar o cercana. Por ejemplo, cuando ves llorar a un amigo que está atravesando algo que tú también viviste, te resulta natural conectar con su emoción.

En cambio, si se trata de alguien muy diferente a ti, con una historia que no comprendes del todo, esa conexión emocional puede no surgir con la misma intensidad. Aquí es donde entra en juego otro tipo de empatía: **la cognitiva**.

La empatía cognitiva es la que nos permite entender lo que otra persona está pensando o sintiendo, aunque no lo compartamos emocionalmente. Es **más mental que emocional**; se trata de la capacidad que tienes de ponerte en el lugar del otro con la cabeza, no solo con el corazón. Implica hacer un esfuerzo por ver el mundo desde su perspectiva, imaginar cómo vive lo que le está pasando, incluso si no lo sentimos igual. Por ejemplo, cuando un profesor trata de comprender por qué un alumno no está rindiendo bien y se pregunta qué puede estar ocurriendo en su entorno familiar o emocional. También cuando una médica escucha con atención la preocupación de su paciente, aunque no comparta su nivel de angustia.

A esta capacidad de tomar perspectiva se le llama también teoría de la mente, y se trata de un componente clave en la empatía madura: **exige atención, imaginación y una actitud abierta y curiosa hacia los demás**.

Por último, el tercer tipo de empatía va un paso más allá: **la preocupación empática o empatía compasiva**. Esta no solo implica sentir o entender lo que le pasa al otro, sino interesarte de verdad y querer hacer algo para aliviar su malestar. **Es el motor que nos mueve a actuar con amabilidad, apoyo o cuidado**. Por ejemplo, cuando alguien detecta que una compañera está atravesando un mal momento y se ofrece a cubrirla en una tarea sin que se lo pida; o cuando ves a una persona mayor cargando bolsas pesadas y decides ayudarla, aunque tengas prisa.

¿Por qué decimos que hay que ir más allá de la empatía?

Porque sentir lo que el otro siente (empatía emocional) y entender lo que piensa o le pasa (empatía cognitiva) no siempre basta. Podemos reconocer el malestar de alguien, incluso comprenderlo y, aun así, no hacer nada.

Lo que realmente transforma las relaciones y los climas emocionales es cuando esa empatía se convierte en acción consciente, solidaria y compasiva.

La empatía compasiva o preocupación empática es ese paso extra: **la voluntad activa de contribuir al bienestar del otro**. Se trata del puente humano entre lo que sentimos y lo que hacemos con eso; es pasar de la sincronía emocional al cuidado intencionado.

Cuando se combinan los tres niveles (sentir, comprender y actuar), florece el comportamiento empático y compasivo. Primero sientes como el otro, luego comprendes su dolor y finalmente te preocupas por él y respondes de forma cuidadosa.

EJERCICIO

Para hacer un escaneo diario de la empatía, te invito a que te preguntes al final del día:

- ¿Con quién sentí empatía? ¿Qué hice con eso?
- ¿Lo expresé y lo transformé en acción?
- ¿Qué oportunidad de ayudar o acompañar dejé pasar?

Para comprobar que tienes en cuenta las tres empatías (emocional, cognitiva y compasiva), elige una situación concreta y completa estas frases:

- Sentí lo mismo que la otra persona cuando . . . .
- Entendí su perspectiva cuando . . . .
- Actué de forma compasiva cuando . . . .

También se puede **trabajar el círculo empático**. Un ejercicio que te recomiendo hacer con tu grupo de amigos, familia y compañeros de trabajo para mejorar los vínculos. En grupo, cada uno comparte una situación difícil que haya vivido (pasada o reciente). Los demás responden tomando como referencia las tres empatías:

- ¿Qué sintieron al escucharla?
- ¿Qué comprendieron?
- ¿Qué le dirían o harían si esa persona estuviera a su lado?

En el capítulo anterior, profundizamos en el propósito y la huella; la trascendencia es también una forma de vincularnos con los demás y con algo más grande que nosotros mismos. Ahí es donde entra la empatía, como el hilo que une tu propósito con el mundo.

Porque cuando eres capaz de sentir lo que el otro siente, de comprender su mirada, es mucho más probable que encuentres un propósito que no se limite solo a ti, sino que genere impacto, cuidado o transformación a tu alrededor.

Un propósito verdaderamente significativo suele surgir de preguntas profundas que nacen del encuentro con el otro:

- **¿Qué necesita el mundo que yo podría ofrecer?**
- **¿Qué puedo hacer, desde lo que soy, para contribuir?**

Esa conexión empática es lo que convierte al propósito en algo trascendente. Porque deja de ser solo lo que quiero lograr para pasar a ser lo que dejo en los demás, lo que cultivo, lo que siembro y lo que permanece.

Piensa en una persona a la que hayas ayudado o acompañado de alguna forma significativa:

- **¿Qué sentiste por ella?**
- **¿Qué hiciste?**
- **¿Qué crees que esa acción dejó en su vida?**

La empatía te conecta con las necesidades del otro, el propósito te moviliza a actuar y la trascendencia te proyecta y te recuerda que tu vida tiene valor no solo por lo que haces, sino por lo que dejas en los demás.

Ojalá que la empatía se nos haga costumbre y nos devuelva lo más humano de nosotros, incluso con quienes

piensan distinto, viven distinto o sienten distinto. Ahí es donde más la necesitamos.

¿Qué sucede con el miedo y el sentimiento de comunidad?

El miedo no une, sino que separa. No genera comunidad, sino aislamiento. El miedo no crea un «nosotros», porque donde hay temor profundo no florece el propósito colectivo. La comunidad nace de la confianza y del sentido compartido. El «nosotros» solo se construye desde la confianza y la presencia, no desde la vigilancia ni el temor. Un propósito compartido no nace del miedo, sino del deseo, la visión y la esperanza.

El miedo activa el sistema de supervivencia del cerebro, especialmente la amígdala, reduciendo la capacidad de empatía, reflexión y conexión social. Bajo el miedo crónico, predomina la desconfianza y el individualismo defensivo.

Cuando el miedo toma el control de nuestro sistema nervioso, el cerebro entra en modo defensa, que es lo contrario al modo vínculo. Por tanto, la amenaza nos separa porque nos hace priorizar la autopreservación por encima de la colaboración.

El miedo mal gestionado bloquea el desarrollo de habilidades socioemocionales como la empatía, la asertividad, la escucha o la cooperación. Cuando no lo registramos bien o no tenemos el lenguaje emocional para nombrarlo, el miedo se transforma en actitudes defensivas, agresivas o evasivas.

Cuando vives bajo tensión constante, no solo te fatigas emocionalmente, también te vuelves menos empático. El miedo, la urgencia y la desconfianza de alguna manera cierran o apagan los circuitos de conexión. El miedo es una emoción profundamente individualizante ya que nos repliega hacia dentro.

Por eso, cuidar el entorno emocional no es solo una cuestión de bienestar, sino una necesidad para preservar nuestras capacidades más humanas, como la empatía, la compasión, la generosidad y la cooperación.

El miedo te encierra en el yo. La esperanza te abre al nosotros. Es difícil tener miedo cuando estamos verdaderamente juntos, y hay una sensación de «nosotros» porque el miedo pierde fuerza. Por eso creo firmemente que el futuro es en comunidad.

La generosidad y la amabilidad como baluartes colectivos

Cuando actúas con generosidad, muestras compasión, ofreces tu presencia de forma cálida y auténtica a alguien que lo necesita, tu cuerpo libera oxitocina, la hormona relacionada con la conexión, el amor y la empatía. La oxitocina crea la sensación de sentirnos seguros con los demás, ayuda a construir vínculos sociales.

Se activa, asimismo, cuando tu mente percibe que alguien te necesita, cuando compartes un abrazo sincero, cuando te sientes a salvo en un entorno amable o cuando confías plenamente en quien tienes delante. La oxitocina no solo refuerza vínculos: es una verdadera aliada biológica del bienestar relacional.

Paul Zak, neuroeconomista, demostró que la oxitocina, conocida como la «hormona del vínculo», promueve la confianza, reduce el estrés y favorece comportamientos prosociales, como compartir, cuidar y ayudar. En otras palabras, cuando damos, también nos fortalecemos. La generosidad no es solo un gesto moral: es también medicina preventiva para el cuerpo y la mente, porque impacta directamente en nuestra biología, en nuestro bienestar emocional y en la calidad de nuestros vínculos.

Ejemplos cotidianos en los que se libera oxitocina

- Cuando consuelas a un amigo que lo está pasando mal.
- Cuando acaricias a tu hijo, a tu pareja o incluso a tu mascota.
- Cuando alguien te mira a los ojos y te escucha de verdad.
- Cuando participas en una actividad comunitaria con propósito colectivo.
- Cuando ayudas sin esperar nada a cambio y te sientes profundamente bien por dentro.

La oxitocina es un marcador fisiológico de la calidad de nuestras relaciones. No se trata solo de que nos llevemos bien con otros, sino de cómo lo hacemos, desde dónde lo hacemos y con qué intención. En una sociedad en la que se premia la rapidez y la competencia, cada gesto de bondad, amabilidad y conexión es una pequeña revolución neuroquímica que construye salud individual y colectiva.

Las palabras tienen el poder de abrigarnos como un gesto de consuelo o de herirnos como un filo invisible. A veces, basta una sola para levantar el ánimo o para quebrarlo. Una palabra puede calmar nuestro sistema nervioso o activarlo. Por eso, a veces, una frase amable es más reparadora que mil soluciones.

¿Recuerdas una palabra o frase
que te haya sostenido en un momento difícil?
¿Alguna que te haya herido más de lo que esperabas?
¿Qué hizo la diferencia? ¿El tono, el contexto
o la persona?

Me vienen a la cabeza situaciones en las que una palabra marcó la diferencia. Hay una que tiene un lugar especial en mi recuerdo. En un momento de crisis y gran dolor personal, una de las estudiantes más jóvenes de mi equipo me miró con ternura y me dijo: «Gaby, se te van a abrir portones de oportunidades». Yo estaba abatida y, sin embargo, esa frase fue para mí un bálsamo. Me envolvió como un manto de esperanza, de esos que no resuelven, pero abrigan, que no cambian la realidad, pero te dan aliento para seguir caminando. Ahí confirmé lo que tantas veces transmito: las palabras pueden sanar. Cuando vienen de alguien que nos ve de verdad, que nos escucha y nos abraza con el alma, se convierten en medicina emocional.

EJERCICIO

Palabras que dejan huella

Paso 1. Escribe dos frases:

- Una frase que alguna vez te haya reconfortado profundamente.
- Una frase que te haya dolido, aunque fuera dicha sin esa intención.

Paso 2. Reflexiona:

- ¿Qué emociones se despertaron con cada una?
- ¿Cómo reaccionó tu cuerpo (respiración, tensión, calor, lágrimas, alivio)?
- ¿Qué te hubiese gustado escuchar en lugar de esa palabra que dolió?

Para terminar, te propongo que pienses en alguien cercano que podría necesitar abrigo emocional. Escríbele una frase breve que le dé consuelo, ánimo o presencia. No hace falta resolverle nada: solo estar.

Cuando aumenta el estrés, disminuye nuestra capacidad de empatizar; cuando estás en un entorno agresivo, incierto o amenazante, se activa tu sistema de alerta y tu cerebro empieza a liberar cortisol, la hormona del estrés. El cortisol prepara al cuerpo para defenderse o huir, pero también apaga la parte del cerebro que necesitamos para conectar con otros, especialmente la corteza prefrontal medial, implicada en la empatía, la autorregulación y la toma de perspectiva.

Piensa en esos momentos en los que el estrés te desborda, la mente no para y entras en bucles de preocupación que te mantienen en modo alerta. ¿Te has fijado en lo difícil que se vuelve conectar con los demás?

Cuando estamos tensos, absorbidos por lo que nos pasa, cuesta mucho más ponernos en el lugar del otro: la empatía se apaga. Aquí es donde entra en juego la oxitocina, que no solo favorece la conexión emocional, sino que también ayuda a reducir los niveles de estrés y a abrirnos a una actitud más calmada, receptiva y positiva. Es como si el cuerpo nos recordara que no estamos solos, que podemos confiar.

Un estudio publicado en 2019 por la Universidad de Utah (Estados Unidos) exploró el impacto del afecto físico en contextos de estrés. Midieron la dilatación de las pupilas, una señal biológica de activación emocional, en voluntarios sometidos a situaciones estresantes, con una diferencia clave: algunos atravesaban esa experiencia sosteniendo la mano de su pareja.

¿El resultado? **Las personas que recibían esa muestra de apoyo emocional mostraban menor reactividad y se recuperaban más rápido del estrés.** El contacto físico sincero no solo consuela: regula el sistema nervioso, favorece la habituación al malestar y actúa como un verdadero bálsamo emocional.

Este hallazgo nos recuerda que gestos tan simples como dar la mano pueden ser herramientas de salud y bienestar integral, especialmente en contextos sensibles como hospitales, escuelas, lugares de trabajo o incluso en el hogar.

El tacto es dar vida. Los bebés no pueden ni sobrevivir ni desarrollarse con salud física y mental sin contacto; los adultos también necesitamos caricias, aunque seamos más efusivos o reservados. El tacto regula la temperatura, refuerza la confianza, sincroniza el cerebro con el corazón y mejora nuestra sensación de seguridad.

A veces, un solo gesto de cercanía puede cambiar por completo cómo atravesamos una dificultad.

Otro estudio, este realizado por un consorcio de universidades alemanas, analizó el impacto fisiológico de los abrazos en contextos de estrés. Los investigadores midieron los niveles de cortisol (la hormona asociada a la respuesta al estrés) en personas expuestas a una situación estresante. El grupo se dividió en dos: uno recibió un abrazo justo antes del evento y el otro no.

Quienes recibieron un abrazo liberaron menos cortisol y, por tanto, vivieron la situación con menor carga de estrés. Este efecto fue particularmente significativo en mujeres, lo que plantea preguntas interesantes sobre las diferencias biológicas y culturales en la regulación emocional. Lo innegable es que, desde una mirada de la neurociencia afectiva, fue un hallazgo que confirma lo que muchos intuíamos: el contacto físico cálido, sincero y seguro activa circuitos de calma y conexión en nuestro cerebro.

Un abrazo, en efecto, puede convertirse en una herramienta cotidiana de regulación emocional. Antes de un examen, una entrevista, una conversación difícil o como parte de una intervención terapéutica: su poder es real y medible.

Al respecto, a menudo me preguntan: «¿Cuántos abrazos necesitamos al día y por cuánto tiempo?». Hay muchas investigaciones realizadas, que apuntan a efectos muy positivos vinculados a entre ocho y doce abrazos diarios, de una duración de entre cinco y veinte segundos cada uno. De cinco a diez segundos para efectos inmediatos; veinte segundos para optimizar la liberación de oxitocina, la reducción del cortisol y la regulación emocional.

¿Y si incorporáramos más abrazos conscientes en nuestra vida diaria, no como un gesto automático, sino como una verdadera medicina para el alma?

Recordemos que no siempre está en nuestras manos evitar el estrés, pero sí podemos aprender a responder en lugar de reaccionar, construyendo hábitos que nos cuiden por dentro.

Las emociones son contagiosas, con la generosidad ocurre lo mismo: crea climas emocionales positivos. En un estudio del centro científico Greater Good (Berkeley) observaron que ver a otras personas hacer actos de amabilidad provoca un fenómeno llamado *elevation*, una emoción positiva que motiva a imitar esas conductas.

La generosidad no solo es buena para quien la da
y quien la recibe, sino para quien la presencia.
Se vuelve salud emocional.

Y exactamente igual como pasaba con los otros pilares del bienestar, la generosidad aumenta nuestra salud y longevidad.

En un estudio de Barbara Fredrickson, se analizó el impacto de distintos tipos de bienestar en la expresión genética. Descubrieron que el bienestar derivado por ayudar a otros se asocia a una menor expresión de genes proinflamatorios. Es decir, **ser generoso y compasivo modula tu biología para protegerte y te prolonga la vida**.

Por otra parte, un trabajo de 2013 publicado en la revista *PNAS* mostró que personas mayores que realizan tareas voluntarias regularmente presentan menor deterioro cognitivo que sus pares. Ayudar a otros es un factor neuroprotector y protege la salud cerebral. Asimismo, en otro estudio sobre el bienestar físico y emocional, se concluyó que realizar actos de amabilidad incrementa los niveles de felicidad sostenida en el tiempo. Las personas que practicaban pequeños gestos de generosidad reportaban más bienestar que las que no lo hacían.

Otro estudio de neuroimagen, publicado en la revista *Nature*, reveló que la generosidad no solo es una virtud deseable, sino también una capacidad que se puede entrenar y que transforma nuestro cerebro. En este experimento, se invitó a los participantes a practicar actos de generosidad durante algunas semanas. Los resultados fueron contundentes: no solo se registró un incremento significativo en sus niveles de bienestar, sino que además se observaron cambios medibles en su actividad cerebral. Concretamente, aumentó la activación en regiones parietales y en sus conexiones con el cuerpo estriado, áreas clave implicadas en la experiencia de placer, recompensa y felicidad.

EJERCICIO

¿Qué tipo de bienestar te genera mayor plenitud: el que proviene de conseguir algo para ti o el que surge cuando ayudas a alguien más? Detente un momento y recuerda una situación reciente en la que fuiste generoso o presenciaste un acto de amabilidad: **¿qué cambió en ti, en tu energía o en tu manera de ver el día después de ese gesto?**

Durante los próximos días, realiza un acto de generosidad silenciosa, sin contarlo, sin esperar gratitud, y observa cómo se siente tu cuerpo, tu ánimo y tu mente unas horas después. Puedes registrar la experiencia con una frase o una palabra en tu diario emocional.

Cada gesto de generosidad deja una huella biológica y social.

Sabemos que **los actos altruistas no solo benefician a quien los recibe, sino que generan un efecto positivo directo en quien los realiza**. Esto refuerza la idea de que la generosidad **es una práctica que puede integrarse intencionalmente en nuestra vida cotidiana, generando beneficios profundos en nuestro equilibrio emocional, cognitivo y relacional**.

En definitiva, ser generosos no solo cambia al mundo, también nos cambia a nosotros.

El vínculo florece con generosidad, afecto y serenidad compartida. La metáfora matemática sería:

V = (G × A × S)

Generosidad × afecto × serenidad: cuando estos tres elementos se multiplican, el resultado es un vínculo sólido, vivo y fértil, que no solo sostiene, sino que también transforma a quienes lo comparten.

La soledad no elegida duele y enferma

Lejos de ser solo un estado emocional, la soledad sostenida tiene un impacto real en nuestro cuerpo y nuestra mente. La psicóloga Julianne Holt-Lunstad, de la Universidad Brigham Young, publicó en 2010 un metaanálisis que reunió 148 estudios y más de 300.000 personas. Sus conclusiones fueron claras: quienes mantenían vínculos sociales sólidos tenían un 50 % más de probabilidades de sobrevivir que quienes carecían de ellos. El efecto de la soledad sobre la salud resultó tan potente como el de factores de riesgo clásicos, como la obesidad o el tabaquismo.

En divulgaciones posteriores, se resumió el hallazgo con una frase que impacta por su crudeza:

Vivir en soledad crónica puede ser tan perjudicial para la salud como fumar quince cigarrillos al día.

Gracias a la neurociencia afectiva, sabemos que la soledad crónica genera un estado de alerta permanente en el cerebro, algo que eleva de forma sostenida los niveles de cortisol, la hormona del estrés. Esto afecta negativamente al sistema inmunológico, al equilibrio hormonal y al bienestar emocional, además de acelerar el envejecimiento biológico.

El doctor Álvaro Pascual-Leone, neurólogo español y decano de Ciencia Clínica en Harvard, lo resume con claridad: lo crucial es, incluso para la salud cerebral, sentir que contamos con suficientes conexiones sociales y un entorno empático de apoyo. Las personas con vínculos sólidos tienden a sentirse menos estresadas y más resilientes.

Aquí radica algo fundamental: **la calidad de los vínculos es lo que verdaderamente importa**. Podemos estar rodeados de mucha gente o tener miles de seguidores en redes sociales, y aun así experimentar una profunda sensación de aislamiento. El aislamiento social no solo afecta a la salud mental, emocional y física, sino que acelera el envejecimiento biológico.

Nuestro cerebro social necesita el contacto humano para desarrollarse, regularse y sanar. Por eso, cultivar relaciones cálidas, significativas y empáticas no es un lujo: es una necesidad biológica y un elemento crucial para la longevidad.

Un estudio científico del año 2023 publicado en la revista *eLife* reveló un dato impactante: la falta de contacto social encoge el cerebro, reduce físicamente algunas zonas de nuestro cerebro. Específicamente, se observó una disminución en el grosor de la corteza prefrontal, clave para la toma de decisiones, la planificación y el control ejecutivo, y una reducción en el volumen del hipocampo, estructura central para la memoria y el aprendizaje.

Cuando estas regiones se ven afectadas por el aislamiento, se produce una atrofia cerebral que impacta en funciones cognitivas esenciales: desde recordar información hasta organizar ideas, expresar pensamientos o resolver problemas.

El aislamiento social es un gran desafío de nuestra época; no solo por su impacto emocional, sino porque representa un factor de riesgo para el desarrollo de deterioro cognitivo y las demencias. Paradójicamente, vivimos hiperconectados digitalmente, pero a veces con poco contacto humano real y profundo.

Hasta hace unas décadas, la soledad parecía un problema asociado sobre todo a las personas mayores. Hoy, con el avance de la tecnología, que no solo funciona como herramienta de socialización, sino también de trabajo, entretenimiento o incluso compras, todo puede resolverse de manera virtual. Y eso, aunque fomenta autonomía e independencia, también genera aislamiento. Hay jóvenes y adultos que pasan días enteros sin interactuar cara a cara con nadie. Y sabemos que **vincularnos es una medicina insustituible para el cerebro y para la vida emocional**.

Hubo un día que fui al mercado un miércoles temprano, horario al que nunca voy. Estaba lleno de adultos mayores, porque era el día en el que ofrecían descuento especial. A la hora de pagar, la espera fue larga. Luego, charlando con la señora de la caja, me dijo: «Muchos vienen no solo a comprar, sino también a conversar». Esa escena se me quedó grabada. Incluso he visto en varias ciudades del mundo carteles en tiendas con mensajes como: «Aquí puedes entrar a charlar si lo deseas»; incluso ofrecen un refrigerio. Y recuerdo que, cuando viví en Londres, las bibliotecas, esos espacios espectaculares desde el punto de vista arquitectónico y cultural, eran también un verdadero refugio comunitario.

A veces, una conversación informal con un transeúnte, una persona que se sienta al lado en el metro o un vecino puede ser respiro, bálsamo o nutrimento para el alma de alguien.

En estudios de neuroimagen social, se ha comprobado que el dolor emocional que genera el rechazo social activa las mismas áreas cerebrales que el dolor físico. Regiones como la ínsula, la corteza cingulada anterior y la amígdala se encienden cuando experimentamos exclusión o desprecio. Después, se activa la corteza prefrontal ventrolateral derecha, que ayuda a regular ese malestar.

Este circuito cerebral está especialmente activo en la adolescencia, una etapa en la que el cerebro aún está madurando. En estos jóvenes, la zona que debería ayudar a manejar el rechazo (la corteza prefrontal) todavía no responde con fuerza suficiente, por lo que el dolor social se intensifica. Por eso, durante la adolescencia, sentirse excluido puede doler tanto como una herida física.

PREGUNTAS PARA REFLEXIONAR

- ¿Cuántos vínculos reales nutren hoy tu día a día?
- ¿Cuántas conversaciones genuinas has tenido esta semana, de esas que te hacen sentir visto, acompañado o simplemente presente?

Pero ¿qué hacemos cuando nos atraviesa el dolor?

Muchas veces, la respuesta instintiva es aislarnos, como si mostrar lo que sentimos fuese una carga para los demás o una señal de debilidad. Pero el aislamiento, aunque al principio parezca protector, casi siempre intensifica el malestar. Gracias a la neurociencia afectiva, sabemos que el contacto humano es regulador: compartir lo que sentimos y que nos escuchen desde la presencia y la comprensión alivia, y nos devuelve una certeza vital; la de no estar solos.

Cuando atravesamos momentos difíciles, más que soluciones, necesitamos una presencia segura, alguien que escuche sin urgencias, sin juzgar, que simplemente esté. Porque, a veces, no cura más lo que se dice, sino quien se queda.

¿Conoces a alguien que esté atravesando una situación desafiante? Te animo a que lo acompañes, sin fórmulas ni respuestas, solo con tu presencia atenta. La conexión humana es verdadero refugio cuando la vida duele.

La pérdida de las habilidades socioemocionales en la era digital

En la era de la hiperconexión, se da la paradoja de que cada vez estamos más desconectados emocionalmente. Pasamos horas pendientes de las pantallas, atrapados en estímulos constantes. Y aunque parezca que estamos comunicándonos más, lo cierto es que estamos menos presentes con quienes tenemos delante.

¿Qué impacto tiene esto en nuestra empatía?

Pues uno muy claro: cuando la atención se fragmenta, la capacidad de sintonizar emocionalmente con el otro se debilita. La empatía requiere presencia, miradas, silencio, escucha. Nada de eso ocurre si estamos con un ojo en el móvil y el otro en la conversación. La empatía no es solo una actitud: es también un proceso cerebral que necesita tiempo y espacio. Y lo que escasea en nuestra sociedad es justamente eso: tiempo para escuchar, para mirar a los ojos y para sostener conversaciones sin prisa.

¿Qué está pasando con nuestros vínculos?

Los vínculos se vuelven más superficiales, más funcionales, más inmediatos. Se pierde profundidad emocional. Y eso tiene un precio: menos sentido de pertenencia, más soledad y más desconexión interna. Como si estuviéramos hiperconectados por fuera, pero aislados por dentro. La gran paradoja de estos tiempos es que el mundo nunca estuvo tan conectado (digitalmente), pero el sentimiento de soledad es cada vez mayor.

Comparto algunas de las preguntas que nos estuvimos haciendo en clase en el último tiempo:

¿Se le podría atribuir pensamientos, sentimientos y una personalidad a una máquina que no posee estas cualidades humanas? ¿Vamos a preferir abrir una aplicación y que un algoritmo nos conteste? ¿Vamos a seguir eligiendo contacto real y humano?

Un riesgo significativo sería el impacto de la interacción prolongada con la inteligencia artificial que conozca nuestras emociones y que pueda afectar la capacidad para empatizar con otros seres humanos, debilitando los lazos, las conexiones personales y fomentando un sentimiento de aislamiento.

La experiencia prolongada de soledad o desconexión social activa circuitos de amenaza, altera el equilibrio emocional y afecta la salud física y mental. Cuando no tenemos vínculos significativos, el cerebro entra en un estado de vigilancia y desgaste, como si algo esencial estuviera en riesgo.

Sentirnos parte, mirar y ser mirados, escucharnos profundamente, compartir emociones, dar y recibir cuidado: eso también es salud cerebral.

¿Qué sucede con empatía digital?

La empatía digital es la capacidad de ponernos en el lugar del otro, incluso cuando la conversación ocurre a través de una pantalla. Aunque seamos sinceros: no es lo mismo. La comunicación digital aunque útil y veloz, no siempre nos permite percibir todo lo que enriquece una conexión humana real.

En la pantalla perdemos matices esenciales:

- El contacto visual, ese puente silencioso entre dos personas.
- Las expresiones faciales, que dicen más que mil palabras.
- El lenguaje corporal, que acompaña y da sentido.
- El tono de voz, que transmite emoción, intención y cuidado.
- El silencio compartido, que a veces también comunica.

Además, con la velocidad vertiginosa con la que se desarrollan hoy muchas conversaciones, respuestas rápidas, mensajes a deshoras, múltiples chats a la vez, hay poco espacio para detenernos a reflexionar. Contestamos casi por reflejo, sin pensar cómo puede impactar lo que decimos. Y ahí, la empatía se diluye.

¿Y qué está ocurriendo con nuestros vínculos?

Las interacciones cara a cara, las que invitan a la pausa, a la escucha profunda y a la sincronía emocional, están dejando de ser la norma. Vivimos tan atravesados por la inmediatez, lo funcional y lo eficaz que a menudo nos vinculamos desde lo superficial. Sabemos que la empatía auténtica necesita tiempo, atención sostenida y un entorno seguro, algo que escasea en la hiperconectividad digital.

Aunque los avances tecnológicos son extraordinarios, hay algo que no se puede reemplazar: el impacto emocional de una presencia humana. La regulación emocional profunda ocurre entre los cuerpos, que se miran, se registran, se sincronizan, se abrazan y se acompañan. Ni el mejor algoritmo puede ofrecer el tono de voz cálido, la expresión empática o el abrazo que calma el sistema nervioso.

¿Dejaremos en manos de los algoritmos aquello que más nos define como humanos?

Quizá la tecnología pueda ser puente, pero no reemplazo. Por eso es esencial recuperar la conciencia de nuestros círculos de empatía, esos entornos donde podemos ser nosotros mismos. Espacios en los que alguien te mira y te dice: «Estoy aquí».

Cultivar vínculos
es cuidar la salud integral.

Las relaciones genuinas y afectuosas no solo son deseables: son necesarias. Gracias a la neurociencia, hemos podido comprobar que las interacciones cálidas activan los sistemas de recompensa, al tiempo que reducen el cortisol y promueven resiliencia emocional.

Las personas que cuentan con vínculos nutritivos
no solo viven mejor, sino también más tiempo.

Por eso, hagamos espacio para cultivar más encuentros reales, para construir más momentos de contacto visual que dicen «te veo», para dar más abrazos que duran lo suficiente como para liberar oxitocina.

Más silencios compartidos y menos respuestas automáticas.
Más humanidad. Que ser humano haga la diferencia.

Mientras el cerebro responde a notificaciones, el corazón espera presencia

¿Y si en vez de notificaciones escucháramos más las señales del corazón? No podemos estar en modo reactivo y a la vez disponibles para el encuentro profundo. Recuerda que estar en contacto con la mente y el corazón de otros es también la mejor manera de afinar la tuya y darle verdadero brillo.

CIERRE DEL CAPÍTULO

En un mundo que avanza cada vez más rápido y que muchas veces nos empuja al aislamiento emocional, recuperar nuestras habilidades socioemocionales es un acto revolucionario. Necesitamos volver a mirarnos, escucharnos y sentirnos. Comprender que no estamos hechos para vivir desconectados.

¿Quién es refugio, esa presencia con la que tu corazón entra en calma y conexión? Con empatía y con compasión todo avanza. Nos hacemos fuertes apoyando la fortaleza de los demás.

Los círculos de empatía, esos espacios seguros donde podemos ser sin miedo, no solo nos sostienen, sino que también nos transforman. Allí donde hay conexión genuina nace la sincronía emocional, florece la amabilidad y se enraíza el sentido de pertenencia. En tiempos en los que tanto se digitaliza, quizá nuestra verdadera evolución esté en recordar que la emoción compartida sigue siendo la fuerza más poderosa para sostenernos, aprender y trascender.

«Cuidar los vínculos es cuidar la vida. Porque donde hay red, hay refugio. Y donde hay empatía, hay futuro».

5

LA SABIDURÍA DEL CUERPO. LA INFLUENCIA DE LA DOBLE VÍA CUERPO-CEREBRO

El cuerpo registra antes lo que la mente tarda en comprender: ahí empieza el dialogo entre sentir y pensar.

ANÓNIMO

La mente en el cuerpo

Cuerpo y cerebro son inseparables:
la mente no se entiende sin el cuerpo que la vive.

La mente no está confinada en el cerebro: habita todo tu cuerpo. El cerebro lee al cuerpo y el cuerpo moldea al cerebro a través de la experiencia y el entorno que habitamos.

Así como te contaba que me hubiera encantado aprender a gestionar mis emociones desde pequeña, también creo que habría sido muy valioso entender cosas tan básicas, y a la vez tan esenciales y poderosas, como respirar cuando sientes miedo o desesperación, o usar la respiración para volver a la calma. O haber sabido que la alimentación tiene un gran impacto en el estado de ánimo, o que la postura influye directamente en nuestro estado emocional. O que los corazones también se sincronizan, y que esa conexión impacta en cómo nos comunicamos con los demás. O comprender que el sueño es un gran protector y quizá el acto más importante para nuestra salud, que el ocio no es un lujo, sino una necesidad que debe formar parte de la rutina, y que aprender a disfrutar también se entrena. Incluso la piel, que a menudo creemos silenciosa, habla: erupciones, picores o enrojecimientos pueden ser mensajes del cuerpo expresando aquello que la mente todavía no ha podido nombrar.

Todos estos no son recursos menores. Son actos vitales que sostienen nuestra salud integral y que pueden marcar una gran diferencia en nuestros estilos de vida y en cómo habitamos lo que sentimos.

En el segundo capítulo, profundizamos en las emociones. Cuando mis alumnos me preguntan cómo pueden gestionarlas, me vienen a la cabeza infinidad de herramientas. Ellos siempre esperan recursos que vengan de la mente, pero desde hace años me nace decir, y no me voy a cansar de repetir, que **el cuerpo es la mejor vía para gestionar las emociones**. Hemos aprendido a confiar más en lo que pensamos que en lo que sentimos, por lo que buscamos la solución en la mente. Olvidamos, sin embargo, que es el cuerpo quien primero nos avisa, quien refleja la intensidad de lo que vivimos y quien **guarda la llave para regularnos**.

Tomar conciencia de la importancia del cuerpo es uno de los aprendizajes más transformadores que podemos cultivar.

Hasta hace no mucho, la neurociencia solía centrar su mirada en el cerebro, como el órgano de la conducta. Se estudiaba el funcionamiento cerebral de manera casi exclusiva, dejando de lado la compleja y enriquecedora interacción con el resto del cuerpo. Ni somos solo cuerpo ni somos solo mente. La ciencia hoy se toma en serio esta relación entre psicología y fisiología, y se abre la pregunta: ¿seguiremos mirando la mente y el cuerpo como si fueran mundos separados? ¿No es hora de reconocer que lo que pensamos y sentimos también se imprime en el cuerpo?

El reconocido neurocientífico y neurólogo portugués Antonio Damasio, en los años noventa, introdujo el concepto de «marcadores somáticos». Se trata de señales corporales automáticas (un nudo en el estómago, tensión muscular o cambios en el ritmo cardíaco) que se activan ante determinadas situaciones y que están basadas en experiencias emocionales previas.

No estamos habituados a prestar atención a las señales de nuestro cuerpo. Esto supone un reto. Sin esas sensaciones corporales, cualquier experiencia vital quedaría reducida a una construcción meramente intelectual.

Hoy, en cambio, gracias a los avances en lo que se conoce como **«neurociencia interoceptiva»** (el estudio de cómo el cerebro percibe, interpreta e integra las señales internas de los órganos) y debido a numerosas evidencias disponibles, comprendemos que el cuerpo no es solo un receptor pasivo, sino un gran aliado que influye activamente en nuestros estados mentales, emocionales y conductuales.

Y es que la idea que tenemos de nosotros mismos no surge solo de lo que vemos y sentimos del exterior, sino también de lo que percibimos desde dentro del cuerpo. Cuando la consciencia corporal es baja, nuestra autopercepción se vuelve más frágil y depende en exceso de lo que viene de fuera. Esta integración entre lo interno y lo externo está muy ligada a la actividad de la ínsula anterior, una región del cerebro que actúa como un puente entre el cuerpo y la mente. La ínsula registra señales internas, como el pulso, la respiración o las sensaciones viscerales, y nos ayuda a interpretar cómo estamos emocionalmente. En otras palabras, es una pieza clave en la sensación de: «Esto que siento soy yo».

En 2001, Marcus Raichle y su equipo en la Universidad de

Washington describieron en *Cerebral Cortex* cómo ciertas redes cerebrales (en especial la red en modo predeterminado, que se activa cuando estamos en reposo o en introspección) sostienen los procesos de autoconciencia y nos permiten mantener una idea coherente de quiénes somos. Es la red que utilizamos para pensar en nosotros mismos, recordar nuestra historia o imaginar nuestro futuro.

De hecho, en el cuerpo existen casi tres veces más «carreteras», o caminos de comunicación del sistema nervioso entre el cuerpo y el cerebro, que van **de abajo hacia arriba** que las que van **de arriba hacia abajo**.

Esta nueva perspectiva nos permite entender que podemos moldear y esculpir nuestra mente a través del cuerpo, y viceversa, abriendo paso a una comprensión más integral y humanista de la biología.

Entonces ¿por qué no utilizamos más el cuerpo como vía para cuidar del cerebro?

El cuerpo susurra a cada instante, siempre va un paso por delante de la mente, y de alguna manera grita cuando algo nos impacta o nos afecta profundamente. Por eso es tan importante entender cómo está mi cuerpo y qué me está comunicando. Las emociones son el lenguaje del cuerpo, más inconsciente, precognitivo. Si soy capaz de identificar cómo está mi cuerpo, tanto en la regulación emocional como en la toma de decisiones, puedo anticiparme y comprender qué estado mental me está llevando a la situación en la que me encuentro.

Al escuchar mi cuerpo, no solo descifro cómo me siento, sino que también puedo orientar mejor mis decisiones y respuestas. Ignorar sus señales me deja a merced de reacciones automáticas; atenderlas me da la posibilidad de actuar con mayor conciencia y libertad.

Comparto contigo otra manera de hacer una pausa para realizar un **escaneo corporal** consciente. Cierra los ojos, baja la mirada y pregúntate:

PREGUNTAS PARA REFLEXIONAR

- ¿Cómo está mi respiración: agitada, entrecortada, pausada?
- ¿Qué noto en el estómago, el pecho, la mandíbula, los hombros?
- ¿Hay alguna zona del cuerpo que esté tensa o incómoda?

Intenta ponerle un nombre a esa sensación de incomodidad. No hace falta que sea una emoción específica: «tensión», «bloqueo», «nudo», «calor», «frío», «parálisis». En función de lo que observes, elige una pequeña acción que te ayude a regular: realizar tres respiraciones profundas, estirarse, beber agua o mover el cuerpo suavemente.

Prestar atención a nuestras sensaciones corporales, la llamada «**interocepción consciente**», es una herramienta poderosa para:

- Calmar el sistema nervioso.
- Regular nuestras emociones.
- Aumentar la claridad mental.

Algunos ejemplos de interocepción son:

- Cuando respiras profundo y notas cómo el aire entra y sale.
- Cuando sientes el nudo en el estómago antes de una decisión.

- Cuando detectas el calor en el pecho al emocionarte.

Entonces, me pregunto:

¿Por qué sabemos tanto sobre lo que nos pasa cuando estamos mal y tan poco sobre cómo cultivar el bienestar de manera integral?

¿Por qué se estudia con tanto detalle el estrés, la ansiedad o el dolor emocional, pero no se investiga con la misma profundidad qué nos hace bien, qué nos da equilibrio, qué nos ayuda a sostener la alegría o el propósito?

¿Por qué a veces nos resulta más fácil identificar lo que duele que lo que nutre?

¿Y si aprendiéramos también a estar bien, a cultivar el buen vivir?

Quizá nos hemos acostumbrado a mirar el malestar como punto de partida.

Y porque no siempre aprendemos a reconocer cuándo estamos bien, ni a entender cómo podríamos quedarnos ahí por más tiempo.

Por eso es vital hacernos preguntas distintas:

- ¿Qué señales me da mi cuerpo cuando estoy en equilibrio?
- ¿Qué hábitos y entornos sostienen mi bienestar?
- ¿Qué necesito cuidar para estar bien?
- ¿Qué tierra fértil quiero cultivar en mí para que crezca lo que me da sentido?

Si pensamos el cerebro como parte de una red que dialoga constantemente con el resto del cuerpo, comprendemos que en esa influencia recíproca se juega gran parte de nuestra vida emocional, cognitiva y física. Entre estos ejes de interacción, se destacan vínculos fundamentales de estudio como:

- **La conexión entre cerebro y corazón.**
- **La relación entre cerebro y respiración.**
- **La comunicación entre cerebro, intestino y estómago.**
- **La conexión entre el cerebro y los músculos.**
- **La postura corporal.**
- **Otros sistemas que dialogan dentro de nosotros de forma constante.**

Pero reconocer estas conexiones no basta: el desafío es que nuestra forma de vivir muchas veces las descuida o ignora. Vivimos con prisa y la mayor parte del tiempo en piloto automático, con la mente cargada de preocupaciones, hiperestimulados y desconectados de nosotros mismos y de los demás. A ese ritmo se suma muchas veces una alimentación pobre, poco ejercicio físico, sedentarismo, desconocimiento de nuestra respiración, baja conciencia corporal y escaso autoconocimiento emocional. Todo eso impacta en nuestro cuerpo y afecta directamente al cerebro y al modo en el que sentimos y pensamos.

Hoy sabemos que el cuerpo es una **herramienta activa de autorregulación y equilibrio, es un gran aliado del bienestar**.

La respiración, la postura, el movimiento, el descanso y el contacto con la naturaleza influyen en la actividad cerebral y emocional tanto como nuestros pensamientos.

Gracias a la neurociencia aplicada, sabemos que ciertos hábitos cotidianos tienen un efecto directo sobre la plasticidad cerebral, el estado emocional y la resiliencia. La forma en la que comemos, dormimos, respiramos, nos movemos, descansamos o nos vinculamos puede protegernos o vulnerarnos. **Tu estilo de vida no solo responde a cómo te sientes: lo moldea.**

Se trata de crear conscientemente las condiciones para estar mejor. Esto también se entrena, se enseña y se contagia. En este capítulo intentaremos entender lo que sucede cuando eliges prestar mayor atención a tu cuerpo.

Intestino: segundo cerebro

Cada vez más investigaciones confirman lo que muchas personas intuían: lo que pasa en tu intestino influye directamente en lo que piensas, en cómo te sientes y en cómo te relacionas con el mundo.

Un trabajo publicado en *Cell* en 2015 por Yano y su equipo demostró que ciertas bacterias intestinales regulan la producción de serotonina, el neurotransmisor clave para el estado de ánimo. En la misma línea, otro ensayo clínico de la Universidad de Basilea mostró que añadir probióticos al tratamiento habitual de pacientes con depresión mejoraba tanto los síntomas como la actividad cerebral. Revisiones más amplias también han sintetizado toda esta evidencia y confirman que el eje intestino-cerebro es una de las claves más fascinantes para entender cómo se conectan la digestión, las emociones y el comportamiento social.

En los últimos años, el intestino ha dejado de ser visto solo como un órgano digestivo para ser considerado **un «segundo cerebro»**. De hecho, cerca del 90 % de las señales del intestino viajan hacia el cerebro (y no al revés). Aunque no somos conscientes de ellas, esas señales generan un «ruido de fondo emocional» que influye en cómo nos sentimos: el cosquilleo en el estómago cuando nos enamoramos o el nudo cuando estamos nerviosos son ejemplos claros de ese diálogo silencioso.

Este cambio de óptica nos invita a ampliar el enfoque sobre la mente: no solo pensamos y sentimos con la cabeza, sino con todo el cuerpo, especialmente con el intestino, que alberga millones de neuronas y microorganismos que modulan procesos clave para el bienestar físico, emocional y cognitivo.

Seguro que estos últimos años has oído hablar mucho de la microbiota. Pues bien, la **microbiota** es el conjunto de microorganismos que habitan en nuestro cuerpo, especialmente en el intestino. Está formada por bacterias, virus, hongos y otros organismos que conviven en equilibrio con nosotros y que cumplen funciones clave para la salud.

Ahora bien, no solo en el intestino albergamos microbiota: también la encontramos en la boca, la nariz y la piel. De hecho, el estrés puede alterar este ecosistema cutáneo, generando inflamación, caída del cabello o favoreciendo problemas como el acné o la dermatitis. En los últimos años se ha empezado a hablar de un eje menos conocido, el eje cerebro-intestino-piel, que ayuda a explicar cómo nuestras emociones impactan también en la salud cutánea.

La microbiota intestinal se ha erigido en protagonista central en la medicina y la neurociencia actual, por su capacidad de influir directamente en tres sistemas esenciales:

- El sistema nervioso.
- El sistema inmune.
- El sistema endocrino.

Se dice que tenemos más microbios en la tripa que células en el cuerpo. Una microbiota diversa y equilibrada no solo favorece una buena digestión: también está relacionada con el estado de ánimo, la regulación emocional, la inflamación y la respuesta al estrés.

¿Qué factores afectan más a este ecosistema interno llamado microbiota?

- La alimentación cotidiana, especialmente la calidad y variedad de los alimentos.
- El uso frecuente de medicamentos, como antibióticos o antiinflamatorios.
- El estrés crónico, que altera la barrera intestinal y la comunicación con el cerebro.
- Niveles de contaminación que haya en los entornos que vivimos.
- El ejercicio físico regular, que tiene un efecto protector y modulador.

¿Existe una alimentación para el buen ánimo?

Aunque cuidarse es integral, **lo que comemos impacta directamente en cómo nos sentimos**. Hay alimentos que, por ejemplo, son ricos en triptófano, un aminoácido esencial necesario para la producción de serotonina, uno de los neurotransmisores que regulan el estado de ánimo, el sueño y el apetito, entre otras cosas. También hay alimentos que favorecen la producción de ácido gamma-aminobutírico (GABA), un neurotransmisor que promueve la calma, la relajación y el equilibrio emocional.

Se dice que cada pensamiento tiene una molécula detrás, porque nuestros estados mentales y emocionales activan procesos bioquímicos. Un informe de Harvard Health Publishing del año 2018, por ejemplo, explica cómo neurotransmisores como la serotonina, la dopamina, el GABA o la norepinefrina median la relación entre lo que pensamos, lo que sentimos y la salud física, lo que refuerza la idea de que «cada pensamiento tiene una molécula detrás».

Además, se ha observado que las emociones positivas y facilitadoras del bienestar (la gratitud, la esperanza, la ilusión o la alegría) favorecen la producción de moléculas antiinflamatorias, asociadas al bienestar físico y mental. En cambio, la ira, la envidia o la mala gestión de la frustración pueden activar una respuesta inflamatoria en el organismo, generando moléculas proinflamatorias.

Un estudio publicado en *Psychopharmacology* en 2019, realizado por el psiquiatra francés Guillaume Fond y su equipo, exploró la conexión entre nuestra microbiota intestinal y el estado de ánimo. Los investigadores encontraron algo muy interesante: las personas con mayor presencia de bacterias del grupo *lactobacilli* tendían a mostrar menos síntomas depresivos, más empatía y, sobre todo, una menor tendencia a autojuzgarse con dureza. Dicho de otra forma, las pruebas psicológicas que miden nuestra capacidad de amabilidad o autocompasión parecían estar relacionadas con la composición del intestino. Así que podemos decir que la autoamabilidad, además de cultivarse con la mente, nace en nuestro intestino.

Entre las dietas aconsejadas por los especialistas en nutrición para el cuidado de la microbiota, se suele recomendar la mediterránea, por sus beneficios para la salud cardiovascular, cerebral y emocional, la cual se asocia con una menor incidencia de enfermedades crónicas y un mayor bienestar general. Dentro de sus principales características, se puede mencionar:

- Alta ingesta de **alimentos de origen vegetal** (frutas, verduras, legumbres, frutos secos, semillas y cereales integrales).
- Uso predominante del **aceite de oliva virgen extra** como principal fuente de grasa, rico en ácidos grasos monoinsaturados y antioxidantes.
- Consumo regular de **pescado azul y marisco**, que aportan omega-3 beneficiosos para el cerebro.
- Moderado consumo de **carnes blancas** (como el pollo) y muy reducido de **carnes rojas y procesadas**.
- Consumo moderado de **lácteos** (yogures, quesos) preferentemente fermentados y de buena calidad.
- **Pan, pasta y arroz integrales**, siempre en cantidades moderadas y en combinación con vegetales.

Cabe mencionar que cada vez más médicos especialistas en nutrición trabajan en conjunto con psicólogos y psiquiatras, ya que, **cuando mejora la microbiota, puede mejorar la efectividad del tratamiento psicoterapéutico**.

Por tanto, el estilo de vida y los hábitos diarios impactan notoriamente en tu bienestar. Se dice que lo que sientes lo digieres, y viceversa.

Un estudio pionero de la Universidad de París ha revelado, asimismo, algo fascinante: **los ritmos del estómago están acoplados a los del cerebro**. Los investigadores observaron que la actividad gástrica influye directamente en las oscilaciones cerebrales alfa, aquellas que están en la base de funciones como la atención, la percepción y la memoria. Este hallazgo mostró por primera vez cómo el «pulso» del estómago marca el compás de la actividad cerebral, recordándonos que pensar y sentir también se digiere.

Lo más sorprendente es que la influencia del estómago sobre el cerebro es mayor que la del cerebro sobre el estómago.

Este hallazgo fue, en su momento, profundamente revolucionario: implicaba reconocer que el cerebro no está afectado únicamente por lo que ocurre dentro de él, sino que la cognición también se ve modulada por la actividad de otros órganos, como el intestino. Es decir, **la actividad intestinal modula la de nuestro cerebro, incluida nuestra capacidad de atención**.

Por eso, cuando queremos cultivar estados mentales de atención plena, no basta con cuidar los procesos intelectuales o cognitivos, aquello que tradicionalmente llamamos «la mente».

Para cuidar la mente necesitamos cuidar el cuerpo.

Si queremos cuidar procesos como la atención o la memoria, debemos regular la actividad intestinal, lo que incluye: **la alimentación, el ejercicio físico, la respiración, el nivel de contaminación y el uso de medicamentos**.

Por supuesto, esta comunicación entre la mente y las distintas partes del cuerpo también se da en sentido inverso: desde la corteza prefrontal hacia el intestino. Así, el intestino influye en la actividad eléctrica del cerebro, mientras que la microbiota intestinal regula la producción de neurotransmisores, los mensajeros químicos que actúan directamente sobre nuestro estado mental. Un desequilibrio en alguno de estos neurotransmisores, como la serotonina, puede favorecer estados de ánimo como la apatía, la baja energía o incluso cuadros depresivos. **De hecho, aproximadamente el 90 % de la serotonina se produce en el intestino.**

La relación entre intestino y cerebro es, por tanto, bidireccional. No solo el intestino modula nuestros estados emocionales y anímicos, sino que el trabajo con la atención y la regulación mental también puede influir en el funcionamiento intestinal.

La neurociencia que estudia esta interacción reconoce al cerebro como parte de un cuerpo integrado.

Estas dos vías de comunicación, de abajo hacia arriba y de arriba hacia abajo; coexisten:

- Por un lado, existe una ruta más inconsciente y precognitiva, que va desde el cuerpo hacia el cerebro: **la interocepción, que nos permite sentir las emociones tal como emergen.**
- Por otro lado, hay una vía más intencional y consciente, de arriba hacia abajo, donde el control mental modula lo que ocurre en el cuerpo.

Por eso, **mente y cuerpo no pueden separarse**, son las dos caras de una misma moneda.

Los estudios sobre la bioquímica y la electricidad del intestino confirman de manera clara la conexión directa entre estos dos órganos. En los años noventa, Michael Gershon, de la Universidad de Columbia, describía en *The Second Brain* cómo el sistema nervioso entérico produce neurotransmisores como la serotonina o la dopamina, fundamentales para nuestro estado de ánimo. Más recientemente, se ha probado que ciertas bacterias intestinales regulan la producción de serotonina, reforzando aún más ese vínculo entre microbiota e impacto emocional. Desde el punto de vista eléctrico, la enorme red de neuronas del intestino genera su propia actividad eléctrica y se comunica con el cerebro a través del nervio vago.

Por eso, si quieres cuidar la salud mental y emocional, también debes atender la alimentación, el movimiento, tu entorno y la calidad de tus relaciones.

La experiencia de los sentimientos nace justo de cómo tu cerebro interpreta lo que ocurre en tu cuerpo.

Cuando una emoción se activa (como el miedo, la alegría o la tristeza), se producen respuestas fisiológicas: cambios en el ritmo cardíaco, la respiración, la temperatura corporal o la tensión muscular.

Es al percibir e interpretar estos cambios cuando emerge eso que llamamos «sentimiento».

Sientes porque tu cuerpo habla, y tu mente traduce esas señales en palabras y significados. Aunque existe una comunicación constante y bidireccional entre el cuerpo y el cerebro, ante cualquier situación que provenga del exterior o del interior, **el cerebro siempre dará prioridad a la información que proviene del interior del cuerpo**.

Es decir, aquello que sientes por dentro (el ritmo de tu corazón o de tu respiración, tu tensión muscular, tu postura) tiene más peso en la construcción de lo que llamas «emoción» que los estímulos externos.

Por eso, aprender a percibir y comprender tus sensaciones corporales es una forma de conocerte, de regularte y de vivir con mayor presencia y coherencia emocional; en consecuencia, en relación con tus vínculos y entorno.

Teniendo en cuenta que no todos somos iguales y que cada uno vive la experiencia de una forma totalmente individual y subjetiva, lo que tú haces con esa información interna es único. Por eso, aunque estés en una situación compartida, tu vivencia emocional será distinta a la de los demás. **Nadie siente como tú sientes.**

PREGUNTAS PARA REFLEXIONAR

- ¿Cómo influye tu digestión en tu claridad mental o tu estado emocional?
- ¿Qué notas en ti cuando comes con calma y atención?
- ¿Qué sientes cuando comes apurado o enfadado?
- ¿Crees que tu estómago te «habla»? ¿Cómo lo escuchas?

Gut feelings

Los ***gut feelings*** («intuición visceral» o «sensación en las tripas») hacen referencia a esas percepciones inmediatas, difíciles de explicar racionalmente, que sentimos en el cuerpo, particularmente en la zona del abdomen, cuando algo nos da «peso en la boca del estómago» o «vacío en la panza». Se relacionan, por tanto, con el sistema digestivo, especialmente el intestino, que es considerado el «segundo cerebro» por su autonomía y por cómo influye en nuestras emociones y decisiones.

Recientemente se ha analizado cómo las señales que parten del intestino impactan en la afectividad, la cognición y la toma de decisiones, reforzando la base biológica de estas intuiciones viscerales. Y con el corazón; cuando algo nos «late fuerte» o sentimos una «corazonada», no es solo metáfora: es biología emocional en acción.

Una pregunta que me hacen muy a menudo mis alumnos es:

¿A qué tengo que prestar más atención:
a los *gut feelings*, a las corazonadas o a las emociones?

Depende del momento vital y de lo que esté en juego. Cada una de estas formas de sentir, las sensaciones viscerales, las corazonadas y las emociones son puertas de entrada a tu mundo interno; y todas tienen algo que decirte. Sin juzgar y sin reaccionar enseguida. La clave está en desarrollar la escucha interna, cultivar la pausa y preguntarte:

- ¿Esto que siento me protege o me limita?
- ¿Este impulso es una forma de sabiduría o una herida que aún no sanó?
- ¿Esto que siento me orienta o me desvía?

Asimismo, cada vez es mayor la evidencia científica que demuestra la asociación entre la actividad física regular y cambios positivos en la microbiota intestinal.

El ejercicio físico tiene la capacidad de modificar la diversidad microbiana y de aumentar la presencia de bacterias beneficiosas para la salud.

Aunque los resultados pueden variar según el tipo, la duración y la intensidad de la actividad física, varios estudios coinciden en que el movimiento corporal tiene un **efecto reorganizador sobre nuestro ecosistema intestinal**. En el año 2017, un trabajo del especialista en medicina metabólica, Mariano Monda, demostró que **el ejercicio regular aumentaba la diversidad de la microbiota e impulsaba el crecimiento de especies «beneficiosas»**.

Además, se empezó a explorar el potencial del baile como aliado del sistema gastrointestinal. Al activar las cortezas motoras, el movimiento rítmico y consciente podría reorganizar funciones digestivas y tener un efecto positivo sobre la microbiota intestinal, gracias a la profunda conexión entre cerebro, intestino y sistema nervioso autónomo. El ejercicio puede contrarrestar los efectos del estrés sobre la microbiota y, a través de ello, reducir conductas de ansiedad y mejorar el estado de ánimo.

Por eso, cada vez más investigaciones respaldan la incorporación del ejercicio como una herramienta clave para promover el equilibrio de la microbiota y mejorar la salud integral. Se refuerzan así las recomendaciones que promueven estilos de vida activos, con el objetivo de que estos beneficios no se queden en la teoría, sino que se trasladen a la práctica cotidiana y al tejido social.

PREGUNTAS PARA REFLEXIONAR

- ¿Cómo cambia tu energía o tu digestión cuando te mueves más durante el día?
- ¿Notas alguna diferencia en tu mente cuando haces ejercicio rítmico o bailas?
- ¿Qué partes de tu cuerpo crees que necesitan moverse más?

El corazón y el intestino están profundamente conectados a través del nervio vago, una de las vías más importantes de comunicación entre el cuerpo y el cerebro. Este nervio actúa como un puente fisiológico que lleva información desde nuestros órganos internos, especialmente el corazón, los pulmones y el intestino, hacia el sistema nervioso central.

¿Por qué es clave esta conexión? El **nervio vago** está directamente implicado en la regulación emocional, la cognición y el equilibrio del sistema nervioso autónomo. En 2019, un equipo de investigadores mostró que incluso las bacterias intestinales pueden comunicarse con el cerebro a través de este nervio, influyendo en procesos como el ánimo, la memoria y la resiliencia emocional.

Cuando este circuito funciona bien, favorece estados de calma, claridad mental y bienestar integral. Cuidar el nervio vago, a través de la respiración consciente, el movimiento, el descanso adecuado y la conexión social, no es solo una cuestión fisiológica: **es una forma concreta de modular tus emociones, tu atención y tu salud mental desde el cuerpo.**

Hay tres prácticas sencillas y accesibles que puedes hacer para **activar el nervio vago** y favorecer la regulación emocional, la calma y la claridad mental:

- **Respiración lenta y profunda** (especialmente la exhalación prolongada). Inhalar por la nariz contando hasta cuatro y exhalar lentamente contando hasta seis u ocho.
- **Cantar, tararear o recitar en voz alta.** La vibración de la voz estimula el nervio vago a través del contacto con las cuerdas vocales y el paladar blando. Cantar de forma sostenida o repetir mantras activa zonas conectadas con la regulación emocional.
- **Contacto social positivo y mirada afectiva.** Conversar con alguien desde la calma, mantener contacto visual y reír. Como mencionamos en el cuarto capítulo, las relaciones e interacciones cálidas y afectuosas regulan el sistema nervioso, ya que el nervio vago también forma parte del sistema de vinculación social.

Al compás de los latidos del corazón

El cerebro y el corazón están en constante diálogo a través de una compleja red de comunicación. El corazón no es solo una bomba que impulsa sangre: **es un órgano sensible, con más de 40.000 neuronas, capaz de enviar señales al cerebro que influyen directamente en nuestras emociones, pensamientos y decisiones**.

Por su proximidad anatómica y por la intensidad de su señal, el corazón es el órgano al que el cerebro más escucha. Por eso suelo decir que lo que el corazón quiere sentir la mente se lo acaba mostrando. El corazón no es un órgano subordinado, sino un compañero que guía y moldea al cerebro en su manera de interpretar la realidad. Las señales rítmicas del corazón llegan con mayor prioridad que otras, como las del sistema digestivo o la respiración. Esta información es interpretada por el cerebro, que genera respuestas neurofisiológicas que **influyen directamente en cómo percibimos lo que ocurre a nuestro alrededor**.

Cada vez que el corazón late, envía señales al cerebro que ayudan a construir y sostener la idea de quién eres. Por eso, como exploramos en el segundo capítulo, no ves las cosas como son, sino como tú eres. Esto coincide con lo que en 2025 propusieron unos investigadores del instituto Max Planck, liderados por Arno Villringer, quienes mostraron que cada latido influye en milisegundos en cómo pensamos y sentimos. Su modelo describe que los latidos marcan la fisiología y organizan estados emocionales breves, periodos de estrés y, a largo plazo, condiciones como la ansiedad o la depresión.

Tu modo de percibir el mundo no es ni objetivo ni neutral: está filtrado por tu historia, tus emociones, tu biología, tus vínculos y tu entorno. Se llama «percepción subjetiva». El corazón, en su relación con el cerebro, tiene un papel clave en esa subjetividad: tu cuerpo siempre moldea tu manera de interpretar la realidad.

Cuando hablas con alguien, lo que ocurre en tu cerebro influye en lo que ocurre en el suyo, y viceversa. Nuestros cerebros tienden a imitarse: se sincronizan, se asemejan, especialmente cuando hay vínculo emocional. Cuanta más emoción compartida haya, más fuerte es la sincronización cerebral y de corazones. Esto tiene una enorme relevancia en los vínculos educativos y familiares. Es una de las conclusiones de un estudio publicado en 2019 en la revista *Human Brain Mapping*, en el que los investigadores observaron que las historias cargadas de emoción amplificaban la alineación neuronal entre quien hablaba y quien escuchaba, reforzando la conexión y el entendimiento mutuo.

No obstante, la sincronización entre corazones no significa que latan al mismo ritmo, sino que sus dinámicas, sus ritmos eléctricos, se correlacionan de forma significativa. Esta sintonía fisiológica se observa con especial fuerza entre madre e hijo, sobre todo cuando se miran a los ojos. Cuando una madre ralentiza su respiración, está favoreciendo la sincronía con el corazón de su hijo. Es una conexión silenciosa, profunda, que va más allá de las palabras.

Cuando estamos en coherencia emocional, es decir, cuando nuestros ritmos cardíacos, respiración, pensamientos y emociones están alineados, el cerebro funciona con mayor claridad, regulamos mejor nuestras emociones y percibimos el entorno con más apertura y conexión. En cambio, cuando estamos en estrés o incoherencia, se activa el modo defensivo y tendemos a ver amenazas incluso donde no las hay.

Por eso, la percepción no es un espejo objetivo de la realidad, sino una construcción influida por nuestro estado interno y por la calidad de nuestras relaciones.

Cuanto más intensamente responde nuestro cerebro a los latidos del corazón, más tendemos a pensarnos desde una perspectiva centrada en nosotros mismos. Cuando esa respuesta es excesiva, el mundo se percibe con un filtro egocéntrico, como si todo pasara por la referencia de nuestro propio yo. En cambio, cuando la comunicación entre corazón y cerebro es baja, se produce una especie de desconexión con el entorno y aparecen déficits cognitivos. **La manera en la que el cerebro procesa las señales del corazón influye directamente en nuestra percepción y en el grado de autoconciencia.**

El corazón no es ni maestro ni alumno del cerebro, sino su compañero inseparable.

Los corazones, por ello, no solo bombean: también dialogan, perciben y se acompañan. El corazón no es solo un órgano individual, es también un puente emocional. Y quizá ponerse de acuerdo, en el sentido más humano, significa precisamente eso: poner dos corazones en coordinación.

PREGUNTAS PARA REFLEXIONAR

- ¿Con quién sientes que tu corazón entra en sincronía? ¿Qué lo hace posible?
- ¿Qué te permitiría conectar desde el corazón y no solo desde las palabras?
- ¿Qué te ocurre emocionalmente cuando sostienes la mirada de alguien importante para ti?

Tu corazón también influye en cómo percibes el tiempo

¿Alguna vez has sentido que el tiempo se te escapa entre los dedos; y otras, que cada minuto se hace eterno? Lo curioso es que tu frecuencia cardíaca podría tener mucho que ver con esta percepción.

En 2023, investigadores de la Universidad de Cornell publicaron un estudio en donde describieron que pequeñas variaciones en la duración de tus latidos generan lo que los investigadores llaman «arrugas temporales»: microdiferencias que tu cerebro detecta y que acaban modificando tu manera de vivir el paso del tiempo.

Ese mismo año también se concluyó que, según el momento del ciclo cardíaco, podemos llegar a subestimar o, al contrario, alargar mentalmente la duración de los eventos breves. Esto demuestra que tu percepción temporal está íntimamente ligada a tu estado fisiológico, y cada latido contribuye a esculpir tu experiencia subjetiva del tiempo.

El corazón le da pistas al cerebro para repartir mejor la energía y decidir con más claridad.

Cuanto más acelerado está tu corazón, más sensación de prisa tienes. Cuando logras calmar su ritmo, por ejemplo, con respiración consciente, meditación o baile, tu percepción se desacelera y puedes tomar decisiones desde un lugar más sereno y pausado. El tiempo siempre dura lo mismo: cómo lo vives depende de ti.

Nazareth Castellanos, doctora en Neurociencia y escritora, de la cual he tenido el placer de ser alumna, una vez dijo en una clase:

«El corazón percibe, el intestino siente y el cerebro interpreta».

Una manera clara y potente de explicar que la mente está en todo el cuerpo. El corazón y el intestino actúan como «antenas» emocionales y el cerebro es el gran narrador que organiza esa información en pensamientos, recuerdos y decisiones.

Vivimos con una orquesta interior: cada órgano aporta su propia melodía y la respiración es el compás que los une, marcando el ritmo entre cuerpo, mente y emoción.

Respiración

Respirar es lo primero que hacemos al llegar al mundo y lo último al despedirnos. Aun así, vivimos la mayor parte del tiempo sin notar que respiramos. Si hay algo que me recuerdo a menudo es pausar para observar cómo respiro. Respirar nos permite pensar con claridad, sentir en profundidad y habitar el presente.

¿Qué sucede cuando tomas el control voluntario de la respiración? ¿Qué sabría decirte tu cuerpo si lo escucharas con cada inhalación y exhalación? Cuando prestas atención a tu respiración, incluso sin modificarla, estás modificando tu cerebro. Observar tu respiración de manera consciente aumenta su influencia sobre las regiones cerebrales implicadas en la atención, la memoria y la regulación emocional.

Es decir, cada vez que te detienes a respirar con intención y conciencia, estás moldeando tu cerebro, estás esculpiendo tu mente desde dentro.

Cuando se estudia las áreas del cerebro influenciadas por la respiración, la evidencia muestra que no todas ellas responden de la misma manera a la respiración.

¿Cuáles son las estructuras del cerebro más importantes que responden a la respiración?

- **La amígdala**, centro de procesamiento emocional y que regula tus respuestas emocionales (como la ansiedad, el miedo o el estrés), se ve especialmente influida por la exhalación. Cuando estás nervioso, una forma efectiva de reducir su activación es prolongar suavemente el tiempo que tardas en exhalar. Si exhalas deprisa, la amígdala no alcanza a relajarse del todo. Entonces respirar de forma lenta y prolongar especialmente la exhalación reduce su actividad.

- **Para lograr una mayor calma, se recomienda que el tiempo de exhalación sea aproximadamente el doble que el de la inhalación.** Esta simple práctica puede inducir una relajación que se mantiene durante unas dos horas.
- **La ínsula**, otra estructura implicada en la identidad y la conciencia de uno mismo, el bienestar y la integración emocional, se activa especialmente con la inhalación.
- **El hipocampo**, centro fundamental de tu memoria, también responde a la inhalación, sobre todo cuando respiras por la nariz. Al inspirar, activas el bulbo olfativo, que está directamente conectado con el hipocampo. No por nada el olfato es el sentido más íntimamente ligado a la memoria.

La práctica regular de la meditación ayuda a que el cerebro **integre mejor la información**, porque favorece **que las neuronas se comuniquen de manera más ordenada y eficaz**.

Respirar con mayor calma y serenidad

¿Por qué importa cómo respiras? Tu forma de respirar impacta directamente en tu cerebro y en cómo piensas, sientes y decides. La mayoría de las personas respira de forma rápida y superficial, muchas veces por la boca, sin darse cuenta. Vivimos con prisa, y nuestra respiración lo refleja, pero esa aceleración tiene un coste: cuando respiras rápido, limitas el acceso a recursos neuronales valiosos para sentir, pensar, reflexionar y recordar.

Reducir conscientemente tu ritmo respiratorio a unas seis respiraciones por minuto (frente a las quince o dieciocho habituales por minutos), tiene efectos directos sobre tu sistema nervioso: disminuye la ansiedad, mejora la atención, regula tus emociones y reduce la percepción del dolor. Respirar con conciencia también es un verdadero analgésico natural.

Entonces ¿por dónde empezar? Por darte cuenta y prestar atención: como vimos en el primer capítulo, la atención es la herramienta maestra, es el corazón de nuestra inteligencia y es lo que nos permite reflexionar sobre lo que estamos pensando y sintiendo. Observar tu respiración es el primer paso para transformarla, y para transformarte:

- **Contempla cómo estás respirando:** nota cómo se mueve tu cuerpo al inhalar y exhalar, te conecta con tus sensaciones y tus emociones.
- **Prueba ralentizar tu respiración** y prolonga suavemente la exhalación, con suavidad, sin forzar, permite que tu sistema se relaje.

La respiración puede volverse tu ancla, tu regulador emocional y tu herramienta para cuidar tu salud emocional. **¿Cómo estás respirando ahora mismo?**

PREGUNTAS PARA REFLEXIONAR

- ¿Qué pasaría si te tomaras una pausa diaria de tan solo un minuto para observar tu respiración?
- Recuperar esa conciencia, con ternura atención y suavidad, aunque sea por unos minutos al día, puede ser una de las herramientas más simples y poderosas para equilibrar tu sistema nervioso.

¿Sabías que la forma en la que respiras puede influir directamente en tu capacidad de recordar?

Algo que escucho con frecuencia de mis alumnos es: «Cada día hago más cosas, aprendo más, pero luego no me acuerdo de nada».

Y es que uno de los males de estos tiempos es vivir y hacer todo a máxima velocidad y en piloto automático.

Hacemos, acumulamos, corremos, pero sin presencia, sin pausa y sin registro.

Un estudio reciente de la Universidad Nacional de Pusan (Corea del Sur) mostró que la respiración nasal activa con mayor intensidad distintas áreas del cerebro y favorece las conexiones neuronales, mientras que la respiración bucal se asocia con un menor rendimiento cognitivo. También se ha demostrado que el flujo de aire nasal potencia la actividad de la red por defecto, un sistema cerebral clave para la memoria, la introspección y la regulación emocional.

¿En qué lo notamos nosotros? Durante la inspiración nasal, se activa con mayor intensidad esta zona cerebral, lo que facilita el proceso de almacenamiento y recuperación de la información. Es decir, recordamos mejor aquello que coincide con una inspiración por la nariz. Esto no solo reafirma el papel de la respiración en la regulación emocional y el equilibrio del sistema nervioso, sino que nos invita a prestar más atención a cómo respiramos en nuestro día a día, especialmente en momentos de concentración, estudio o aprendizaje.

Una idea práctica

La próxima vez que estés leyendo, estudiando o intentando memorizar algo importante prueba a llevar tu atención a la respiración nasal, pausada y consciente. De esta manera estás ayudando a tu cerebro a recordar mejor.

Respirar con conciencia
es entrenar el bienestar integral:

- Mejora la atención.
- Regula el estado emocional.
- Calma la respuesta de estrés.
- Fortalece funciones cognitivas clave.
- Nos conecta con el presente.

¿Sabías que los suspiros y ciertos ejercicios de respiración pueden ser incluso más eficaces que la meditación para actuar como ansiolíticos naturales?

Un estudio del año 2023, *Brief structured respiration practices enhance mood and reduce physiological arousal*, demostró que practicar técnicas de respiración consciente mejora notablemente el estado de ánimo, favorece el bienestar general y actúa como un potente ansiolítico natural. Esta investigación llegó a la conclusión de que ejercicios de respiración estructurada (sobre todo los llamados «suspiros cíclicos») reducen la ansiedad y también elevan el ánimo de manera significativa.

En particular, la respiración controlada mostró mayores beneficios que algunas prácticas clásicas de meditación.

Tres formas sencillas para entrenar tu respiración

1. **Ciclos de suspiro.** Se trata de exhalaciones largas y profundas. Este tipo de respiración ayuda a calmar el sistema nervioso y a relajar el cuerpo rápidamente.
2. **Respiración cuadrada.** Inhalar, sostener, exhalar y volver a sostener, todo con la misma duración. Es ideal para estabilizar cuerpo y mente.
3. **Meditación.** Las prácticas tradicionales de atención plena también ayudan, sobre todo si se combinan con una respiración consciente.

Estas técnicas ayudan a regular la frecuencia cardíaca, a mejorar la coherencia entre corazón y respiración y a reducir los niveles de ansiedad.

Si tenemos en cuenta la profunda interconexión de todo el cuerpo, en especial la sincronía que se produce entre el corazón y la respiración, podemos comprender cómo se tejen las bases biológicas del bienestar y los vínculos humanos más profundos.

PREGUNTAS PARA REFLEXIONAR

- ¿Qué cambia en ti cuando prestas atención a tu respiración?
- ¿Cómo se transforma tu presencia cuando respiras más lento y consciente?
- ¿Sueles respirar con el otro o contra el otro?
- ¿Qué vínculos favorecen en ti una respiración más pausada y abierta?
- ·¿Cuándo fue la última vez que sentiste que tu cuerpo y el de otra persona estaban en sincronía?
- ¿Qué ocurre en ti cuando alguien te mira, te escucha y respira contigo, sin prisa?
- ¿Cómo podrías usar la respiración como puente en tus relaciones?
- ¿Qué puedes hacer, desde tu cuerpo y tu respiración, para favorecer la sincronía emocional con alguien cercano?
- ¿Qué ritmo necesitas ajustar en ti, en tu respiración, en tu escucha, en tu tono, para encontrar un ritmo compartido?

Descanso y sueño

Dormir bien no es ni un privilegio ni un lujo, es una necesidad biológica. El descanso profundo es la base de una vida con equilibrio físico, emocional y mental.

Varias investigaciones científicas han demostrado que, mientras dormimos, se activa un sistema extraordinario en el cerebro. En 2013, por ejemplo, un equipo de la Universidad de Rochester liderado por Maiken Nedergaard concluyó que, durante el sueño profundo, funciona el llamado sistema glinfático, encargado de limpiar toxinas y desechos acumulados en las neuronas. Ese mismo año se demostró que dormir también favorece la consolidación de recuerdos y aprendizajes, lo que refuerza los circuitos de la memoria. Y en 2011, el neurocientífico alemán Luciana Besedovsky probó que el sueño fortalece nuestro sistema inmunológico, regulando moléculas clave que nos protegen de infecciones y reducen la inflamación. En conjunto, toda esta evidencia nos recuerda que **dormir no es tiempo perdido, sino el espacio donde el cerebro se repara, se limpia y se prepara para seguir aprendiendo**.

Una molécula que representa perfectamente el paso del tiempo en nuestro cuerpo es la **melatonina**. Además de ser considerada la «hormona del sueño», es una auténtica arquitecta de nuestros ritmos internos: **regula el equilibrio entre la luz y la oscuridad, entre la vigilia y el descanso, entre la salud y el desgaste**. Es también uno de los antioxidantes naturales más potentes, capaz de protegernos frente al envejecimiento celular, el estrés oxidativo y muchas enfermedades crónicas.

Por eso, honrar los ritmos circadianos, nuestro reloj biológico natural, no es solo una cuestión de rutina: es una forma de salud preventiva y autocuidado profundo. Tanto la privación puntual de sueño como el insomnio crónico comparten mecanismos cerebrales que aumentan la vulnerabilidad a los trastornos mentales, lo que convierte al sueño en uno de los factores de riesgo más relevantes y, al mismo tiempo, más modificables para la salud psicológica.

Actualmente, entre el 20 % y el 35 % de la población mundial sufre trastornos crónicos del sueño; cifra que asciende a casi la mitad en los adultos mayores. Además, la mayoría de los adolescentes y adultos han experimentado en algún momento privación de sueño a corto plazo, por estrés, trabajo, vida social o por quedarse hasta tarde mirando pantallas.

Pero ¿qué pasa en el cerebro si dormimos mal? La falta de sueño afecta de forma distinta según si es puntual o crónica:

- **Al dormir mal de forma sostenida**, se alteran las zonas del cerebro vinculadas a la gestión emocional y la memoria.
- En cambio, **una sola noche sin dormir** afecta a los circuitos cerebrales relacionados con la atención y la coordinación motora.

En el capítulo 4, mencionamos la importancia de cultivar la autocompasión o la autoamabilidad. Es sorprendente ver cómo los estudios muestran sus beneficios concretos. Uno de ellos, publicado en 2015 por investigadores de la Universidad de Taipéi (Taiwán), concluyó que las personas con mayores niveles de autocompasión reportaban una mejor calidad del sueño y una mayor satisfacción vital.

Esto nos recuerda algo fundamental: dormir bien no es un lujo, es un hábito clave para el equilibrio emocional, la memoria y el bienestar mental.

Cuidar el sueño, como cuidamos la alimentación o el movimiento, es una forma concreta de proteger la salud cerebral en todas las etapas de la vida.

Dormir con conciencia: hábitos que sostienen tu descanso

El descanso nocturno no se activa solo cuando apagas la luz. Lo que haces las horas previas importa, y mucho. **Limitar el uso de pantallas antes de dormir es fundamental, porque la luz azul que emiten el móvil, la tableta o el televisor interfiere con la producción de melatonina, la hormona que regula el sueño.** Además, **el *scroll* infinito en redes sociales te hace perder la noción del tiempo**: te quedas enganchado viendo vídeos o series y, sin darte cuenta, vas restando horas al descanso.

Esa sobrecarga de información, lejos de relajarte, activa tu sistema nervioso, generando más dopamina y alimentando el estrés y la ansiedad nocturna. Tu cerebro necesita calma, no estímulo, para dormir bien.

Pequeños gestos cotidianos para recuperar el arte de descansar

- Detenerse es también una forma de cuidarte. A veces, lo que más necesitas no es hacer más, sino parar.
- Haz del descanso una prioridad. Dormir bien no es tiempo perdido, es el tiempo que sostiene todo lo demás.
- Sincroniza tu cuerpo con la naturaleza. Observa los ritmos de la luz natural, reduce el uso de pantallas por la noche y ajusta tus horarios al ritmo del día.
- Reconcíliate con tu día antes de dormir. No te vayas a la cama en modo amenaza. Dedica unos minutos a reconocer y agradecer lo que sí ha ido bien, aunque sea algo pequeño.

- Cierra el día con calma. La gratitud, aunque solo sea un pensamiento o unas líneas escritas, ayuda al cerebro a desactivar la alerta y a prepararse para un descanso profundo.
- Reserva la cama para dormir. Mantén la habitación oscura, silenciosa y a una temperatura entre diecisiete y veintiún grados.
- El ejercicio físico regular mejora la calidad del sueño, pero procura no hacerlo en las tres horas previas a acostarte.
- Si te despiertas por la noche, utiliza una luz tenue. Evita encender luces brillantes para no alterar el ritmo del sueño.
- Leer en papel es ideal para acompañar el modo descanso.
- Cena al menos tres horas antes de dormir. Evita comidas pesadas o bebidas estimulantes en ese tramo final del día.

Una revisión científica publicada en 2021 en la revista *Nature and Science of Sleep Journal* analizó más de treinta y siete estudios sobre los efectos de la siesta en el cuerpo y el cerebro. Y sí, hay una fórmula que realmente funciona: ¿cuándo y cuánto?

La ventana ideal es entre las 13:00 y las 16:00 horas; y la duración ideal debe ser de entre veinte y treinta minutos. Dormir fuera de ese horario o alargarla demasiado puede interferir con el sueño nocturno y con los procesos naturales de reparación del cuerpo y del cerebro. Cuando se respeta ese marco, los beneficios son claros:

- Mejora el rendimiento cognitivo y físico.
- Reduce la fatiga muscular y la somnolencia.
- Aumenta la atención, la concentración y la calidad del descanso nocturno.

Dormir bien no es desconectar, es reconectar con el equilibrio interno. Redescubre el placer de dejar que el cuerpo se repare, que la mente se aquiete y que el corazón descanse. **Descansar y hacer nada también desarrolla al cerebro.** Cuando bajamos el ritmo, se activa la llamada «red de modo predeterminado», un circuito que funciona como un laboratorio interno en el que el cerebro se dedica a consolidar recuerdos y dar sentido a lo vivido. Investigadores de la Universidad de Edimburgo han comprobado que una pausa después de aprender algo ayuda a fijar mejor la información en la memoria. Asimismo, otros estudios de neuroimagen han mostrado que el estado de reposo no significa pasividad. Al contrario: el cerebro sigue trabajando en silencio, fortaleciendo conexiones y preparando el terreno para futuros aprendizajes.

¿Es el silencio oro?

Estamos tan acostumbrados al ruido (de la ciudad, de pantallas, de conversaciones...) que olvidamos que el silencio también tiene impacto en la salud mental y emocional. De hecho, un estudio reveló que la ausencia de sonidos (el silencio absoluto) favorece la neurogénesis en el hipocampo, una región clave del cerebro para la memoria, la atención, el aprendizaje y la regulación emocional.

Gracias a los avances en la neurociencia aplicada, conocemos algo que es fundamental: **la mente necesita espacios de pausa para reorganizarse, regenerarse y prepararse para futuros aprendizajes**. La calma mental funciona como un «silencio cerebral»: cuando hay demasiado ruido o ajetreo mental, nuestra capacidad de escuchar al cuerpo y percibir lo que sentimos por dentro, la interocepción, se ve reducida.

El silencio, lejos de ser vacío, es estímulo, que permite que el cuerpo y el cerebro respiren juntos, que se abra un espacio de percepción más sensible, más interno.

No se trata solo de dejar de oír, sino de permitir escucharte por dentro. El silencio puede ser un puente entre la percepción corporal y la claridad mental, un territorio fértil para cultivar autorregulación, presencia y conexión con lo que realmente importa.

En efecto, cuando el ruido externo se apaga, tu cuerpo y tu cerebro empiezan a afinar otras formas de sabiduría más sutiles. Puedes notar tu respiración, percibir el latido de tu corazón o sentir cómo se libera la tensión de tus hombros; en ese espacio surge la calma necesaria para ordenar pensamientos, reconocer emociones y tomar decisiones con mayor claridad. Al escucharte de verdad, se abre también la posibilidad de conectar con lo que más valoras y recuperar la energía para vincularte mejor con los demás.

PREGUNTAS PARA REFLEXIONAR

- ¿Cuándo fue la última vez que estuviste en verdadero silencio contigo?
- ¿Qué tipo de ruidos te rodean a diario? ¿Cuáles has normalizado?
- ¿Qué emociones te genera el silencio? ¿Te calma o te incomoda?
- ¿En qué parte de tu cuerpo notas más claramente el efecto del silencio?
- ¿Y si el silencio fuera un recurso más de autocuidado que pudieras aplicar en tu vida cotidiana?

Crear espacios de silencio intencional

Regálate cinco minutos al día de silencio intencional. No se trata solo de apagar el ruido externo, sino de crear un espacio interno, como una isla de tiempo para escucharte. ¿Cómo hacerlo?

- **Busca un lugar tranquilo.** No necesitas silencio absoluto, solo un espacio sin estímulos invasivos.
- **Siéntate cómodamente.** Deja que tu respiración se asiente, sin modificarla.
- **Cierra los ojos** (si te sienta bien). No busques nada, solo observa: ¿qué sensaciones aparecen en tu cuerpo? ¿Qué pensamientos cruzan? ¿Qué emoción asoma?
- **Quédate ahí unos minutos**, solo contigo, sin hacer, sin resolver y sin huir.
- **Antes de terminar, respira hondo y pregúntate:** ¿qué estoy necesitando ahora mismo? Escucha la respuesta sin prisas.

Como les compartía, soy profesora, tallerista y conferenciante. A veces facilito clases para cincuenta personas; otras veces me toca hablar ante 5.000 o incluso 10.000. Aunque soy extrovertida, y disfruto muchísimo del contacto con la gente, hace tiempo descubrí que lo que más me recarga no es el bullicio, sino el silencio.

Cuando estoy rodeada de mucha gente o en medio del ajetreo de una ciudad, mi mejor refugio es una pausa conmigo misma. A veces, simplemente tomarme un café sin hablar con nadie ni mirar el móvil me basta para tomar impulso y seguir con el resto del día.

¿Por qué hay que meditar y cómo debemos empezar a hacerlo?

Meditar es como respirar: una práctica sencilla, vital y accesible. Es aprender a estar en ti, a observarte con amabilidad, a conocer el vaivén natural y muchas veces disperso de tu mente. Y desde ahí, empezar a crear un espacio más habitable dentro de ti.

Si no sabemos estar con nosotros mismos, será difícil que podamos sostener con claridad cualquier otra tarea en la vida. Meditar es precisamente eso: aprender a estar contigo.

Desde un punto de vista más técnico, se define **como la observación de los propios estados mentales**. No obstante, llevado al día a día, **significa aprender a mirarte por dentro, escucharte con honestidad, sin juicio**. Es ese proceso de aprender a estar con uno mismo.

Existen muchas formas de meditar: prestando atención a la respiración, repitiendo un mantra, caminando en silencio, visualizando o incluso mientras haces tareas cotidianas con plena conciencia. No hay una única manera correcta: lo importante es encontrar aquella práctica que te ayude a volver sobre ti.

A veces se asocia la meditación únicamente a lo espiritual. Si bien tiene raíces en tradiciones orientales y ancestrales, muchas veces vinculadas a prácticas religiosas, hoy sabemos que es mucho más que eso: es una herramienta avalada por la ciencia, con beneficios concretos y medibles para tu salud mental y física.

Ser espiritual no es, necesariamente, ser religioso, pertenecer a alguna comunidad o seguir el camino de un gurú. **El gran desafío hoy es poder llevar esa espiritualidad o esa «concien-**

cia» a la vida cotidiana. Estar más presente y habitarte con atención. Conectar contigo más allá del ruido externo.

Una investigación demostró que meditar de forma regular reduce la activación de la amígdala (la zona del cerebro que interpreta amenazas), fortalece la corteza prefrontal (implicada en la atención, la regulación emocional y la toma de decisiones) y favorece la neuroplasticidad. Otro estudio de 2018, de la Universidad de Wisconsin, mostró precisamente que el entrenamiento en *mindfulness* disminuye la reactividad de la amígdala ante estímulos emocionales, confirmando que la práctica meditativa modula de forma directa la respuesta cerebral al estrés.

Meditar también produce muchos más efectos directos en tu cuerpo: disminuye la frecuencia cardíaca, reduce los niveles de cortisol (la hormona del estrés) y mejora la variabilidad del ritmo cardíaco, lo cual se asocia con una mayor resiliencia emocional y equilibrio fisiológico.

Y, de forma natural, tu respiración se vuelve más lenta, profunda y regular, que actúa como una señal de seguridad para tu sistema nervioso: le indica que todo está bien, que no hay amenaza, y eso permite salir del modo alerta y entrar en un estado de mayor calma y regulación. Cuando respiras con conciencia, estás enviando un mensaje directo a tu cerebro: puedes estar presente, puedes bajar la guardia, puedes habitar este momento.

Hay una técnica de *mindfulness* llamada «**escaneo corporal**», un tipo de meditación en el que se presta atención a las diferentes partes del cuerpo, explorando las sensaciones físicas y tomando conciencia de ellas. Practicar esta técnica entre cinco y veinte minutos semanales, durante seis semanas, mejora de forma significativa la calidad del sueño, reduce la ansiedad, disminuye la fatiga y hasta impacta en los marcadores de inflamación.

Un consejo sencillo para empezar es dedicar unos minutos antes de dormir a recorrer mentalmente tu cuerpo, desde los pies hasta la cabeza, observando las sensaciones sin juzgarlas. Para cuidarte, basta con cerrar los ojos, habitar tu cuerpo y escucharlo en silencio.

En definitiva: meditar no es desconectarte del mundo. Es una forma de reconectar contigo, de cultivar presencia, calma y claridad para vivir con más conciencia.

Diseñados para el movimiento: el antídoto para la vida sedentaria

Tu cuerpo necesita moverse, y tu cerebro aún más.

De hecho, se estima que cerca del 60 % de las neuronas de tu cerebro están dedicadas de alguna forma al movimiento: planificarlo, coordinarlo, ejecutarlo o recordarlo. No es extraño, entonces, que el sedentarismo se haya convertido en la gran carencia del siglo XXI.

A medida que la sociedad avanza, te mueves menos. Caminas menos que tus antepasados, haces la compra desde el sofá, ves películas sin salir de casa, usas el ascensor, aunque puedas subir por las escaleras y, si puedes evitarlo, casi no recorres trayectos a pie. Vivimos en un mundo diseñado para desplazarnos en coche, pero no para mover el cuerpo. En el 2012, los investigadores Booth, Roberts y Laye llevan a cabo una revisión en la que explicaban que **la falta de movimiento no solo nos resta energía, sino**

que es un factor de riesgo para casi todas las grandes enfermedades crónicas modernas: desde problemas cardíacos y diabetes hasta ciertos tipos de cáncer, osteoporosis o depresión. Su conclusión fue contundente: **moverse no es opcional, es parte de nuestra biología más básica**.

Tu cuerpo lo necesita, no solo por tus músculos o tu sistema cardiovascular. El ejercicio físico es, sobre todo, una necesidad para tu cerebro. El movimiento no solo te hace sentir mejor: también te ayuda a pensar mejor. Cuando te mueves, no solo activas tus músculos y entrenas: también estás entrenando tu cerebro.

La actividad física regular favorece un proceso clave llamado «**sinaptogénesis**», es decir, la creación de nuevas conexiones entre neuronas. Gracias a ese entramado de conexiones, **tus neuronas pueden transmitirse información con más eficiencia, lo que mejora tu capacidad para aprender, memorizar, regular tus emociones y tomar decisiones**.

Además, moverte con regularidad activa la liberación de neurotransmisores, como la dopamina, la serotonina, las endorfinas y la noradrenalina, esenciales para tu bienestar mental y emocional. Incluso se ha observado que el ejercicio produce cambios en estructuras profundas del cerebro conocidas como núcleos subcorticales, que están implicadas en la motivación, la memoria y la gestión emocional. ¿Qué significa esto? Que mejora la conectividad entre diferentes regiones cerebrales, lo que se traduce en más claridad mental, enfoque y equilibrio emocional.

Después de una dosis moderada o intensa de actividad física, tu cerebro está especialmente receptivo para consolidar aprendizajes y retener información. Por eso, el movimiento también puede ser un aliado estratégico del estudio o del trabajo creativo.

Uno de los protagonistas de este proceso es una proteína llamada «**factor neurotrófico derivado del cerebro**» (BDNF por su nombre en inglés), que actúa como un fertilizante natural para tus neuronas: favorece la plasticidad cerebral, es decir, la capacidad del cerebro para adaptarse, cambiar y aprender a lo largo de la vida. En el séptimo capítulo, profundizaremos en la neuroplasticidad; mencionar aquí que hay sobrada evidencia de cómo el ejercicio físico deja al cerebro más abierto al cambio.

El BDNF tiene además un rol clave en la neurogénesis del hipocampo (la formación de nuevas neuronas) en la zona del cerebro vinculada a la memoria y el aprendizaje. Aquí entra en juego otra pieza clave: cuando haces ejercicio físico, liberas una hormona llamada «irisina», que estimula la expresión del BDNF y favorece la protección de las neuronas. Es decir, cada vez que te mueves, estás creando las condiciones biológicas ideales para que tu cerebro aprenda, se adapte y florezca.

El ejercicio aeróbico no solo mejora tu forma física: también potencia tu vitalidad cognitiva. En 2018, un metaanálisis que apareció en la *British Journal of Sports Medicine* revisó todos los estudios publicados hasta el momento sobre los beneficios del ejercicio aeróbico en las capacidades cognitivas.

Los resultados fueron contundentes. El movimiento regular mejora significativamente cuatro funciones clave del cerebro:

1. **Función ejecutiva:** te ayuda a organizarte, priorizar, planificar, memorizar y coordinar tareas complejas.
2. **Procesamiento controlado:** facilita automatizar tareas que antes requerían mucho esfuerzo.
3. **Procesamiento espacial:** mejora tu capacidad de orientación y percepción del entorno.
4. **Velocidad de procesamiento:** acelera tu capacidad de captar, interpretar y responder a la información.

El impacto positivo del ejercicio aeróbico va más allá de lo físico. Cada sesión de movimiento actúa como un potente fertilizante cerebral: estimula la neurogénesis, mejora la conectividad entre neuronas y fortalece las redes neuronales involucradas en funciones clave, como son la atención, la memoria y la toma de decisiones.

En términos simples, eleva tu rendimiento cognitivo global.

Además, hay amplia evidencia científica que respalda los beneficios del ejercicio de fuerza en la salud cerebral. Y algo no menor: en la prevención de enfermedades neurodegenerativas como el alzhéimer, el ejercicio físico se posiciona como uno de los antídotos más eficaces que conocemos. Un estudio de la Universidad de Newcastle del Reino Unido mostró incluso que el entrenamiento con pesas fortalece antes al sistema nervioso que al propio músculo. Esto refuerza la recomendación de mantenernos activos y evitar la pérdida de masa muscular como estrategia de una longevidad saludable.

Esto se debe, entre otras razones, a que potencia la neurogénesis en el hipocampo, una región clave implicada en la memoria y la regulación emocional.

La actividad física favorece la generación de nuevas neuronas en el hipocampo, tanto en modelos animales como en humanos, lo que ayuda a explicar su papel protector frente al deterioro cognitivo. Un estudio realizado entre universidades de Japón y Estados Unidos midió el impacto del ejercicio leve en personas entre cincuenta y cinco a setenta y ocho años. Estos sujetos realizaron ejercicio leve durante tres meses y fueron comparados con aquellos que no lo hacían. Los resultados mostraron que los que practicaban ejercicio presentaban un incremento en las funciones ejecutivas y también en la activación eficiente de la corteza prefrontal.

Por tanto, moverse, aunque sea de manera suave, es recordarle al cerebro que siempre puede renovarse y encontrar formas más ligeras y eficientes de funcionar.

Postura corporal

Movimiento, sensaciones y postura corporal están fuertemente relacionados. No solo contamos con los cinco sentidos clásicos más conocidos (vista, olfato, gusto, tacto y oído) que nos conectan con el mundo exterior y nos permiten procesar los estímulos que vienen de fuera: existen otros dos sentidos igual de importantes:

- La **interocepción** es el sentido que te permite percibir lo que ocurre dentro de tu cuerpo: tu ritmo cardíaco, la respiración, el hambre, la sed, la temperatura interna o ese «nudo en el estómago» cuando sientes ansiedad.
- La **propiocepción**, por su parte, te informa sobre la posición y el movimiento de tu cuerpo en el espacio. Te permite, por ejemplo, caminar sin mirar tus piernas, tocarte la nariz con los ojos cerrados o saber dónde están tus manos sin verlas. Es clave para la coordinación, la conciencia corporal y, especialmente, para tu postura.

El cerebro interpreta constantemente las señales que recibe del cuerpo. La postura corporal es una de las más influyentes: **cómo te colocas y cómo te sostienes también condicionan cómo te sientes**.

La forma en la que te colocas físicamente puede favorecer ciertos estados emocionales y cognitivos. Por ejemplo, una postura encorvada se asocia con una mayor tendencia a pensamientos negativos, mientras que una postura erguida puede favorecer una actitud más activa y positiva.

Una investigación realizada por la Universidad de Ámsterdam a partir de más de doscientas personas concluyó que la postura corporal influye directamente en la capacidad de regulación emocional. Por ejemplo, mantener una postura encorvada (típica de estados de decaimiento o tristeza) dificulta el proceso de recuperación emocional después de un impacto negativo. En cambio, adoptar una postura abierta, firme y consciente favorece la autorregulación y el equilibrio interno. Por tanto, trabajar con la conciencia postural, corregir, sentir y habitar el cuerpo puede convertirse en una herramienta clave para la salud mental.

Las emociones necesitan del cuerpo para expresarse.

Es esa expresión corporal la que **no solo nos permite vivir en plenitud una emoción, sino también recuperarnos de ella**, especialmente cuando se trata de emociones intensas, desafiantes o displacenteras. Por eso, la llamada «teoría de la mente corporeizada» propone integrar el cuerpo en los procesos terapéuticos y de autorregulación emocional.

PREGUNTAS PARA REFLEXIONAR

- ¿Te has detenido alguna vez a observar tu postura cuando estás triste, enfadado o cansado?
- ¿Qué cambia en ti cuando te colocas de forma erguida y consciente?
- ¿Qué mensaje te manda tu cuerpo ahora mismo?

EJERCICIO

- Explora tu postura emocional.
- Siéntate de forma encorvada durante unos segundos y conecta con lo que sientes.
- Luego, siéntate o ponte de pie con la espalda erguida, los pies firmes y la mirada al frente. Respira tres veces y nota si cambia algo en tu estado interno.
- Pregunta final: ¿qué postura te ayuda a pensar con más claridad?

Un estudio conducido por Erik Peper, investigador de psicofisiología, demostró que más del 80 % de los participantes que mantenían una postura encorvada accedían con mayor facilidad a recuerdos negativos, mientras que, al adoptar una postura erguida y abierta, los recuerdos y pensamientos que afloraban tendían a ser positivos. Piensa en la cantidad de tiempo que pasamos sentados o mirando el móvil con la cabeza inclinada hacia abajo: sin darnos cuenta estamos favoreciendo pensamientos con una carga emocional negativa. Así que ya lo sabes: la postura sí que importa.

La postura nos sostiene. Ahora veremos cómo el baile nos libera: del gesto nace el movimiento, y en la sincronía con otros el cuerpo se convierte en puente entre emoción y vínculo.

Bailar

La danza es un lenguaje del cuerpo que abre caminos a la emoción, capaz de expresar y compartir sentimientos allí donde las palabras no alcanzan.

Bailar no es solo una forma de expresión artística o emocional, sino también una de las prácticas más potentes para activar la plasticidad neuronal. Diversos estudios han demostrado que el baile estimula y refuerza las áreas motoras del cerebro, mejora la coordinación y la atención y favorece el aprendizaje motor y emocional.

Moverse en sincronía con otras personas no solo crea conexión emocional: también genera bienestar físico y alivia el dolor.

La ciencia lo confirma: **cuando bailamos en grupo y en coordinación, el cuerpo libera endorfinas, unos péptidos que funcionan como analgésicos naturales y que aumentan la sensación de placer y cohesión social**.

Un estudio realizado en la Universidad de Oxford demostró que las personas que bailan juntas de forma sincronizada aumentan su umbral de resistencia al dolor. Los investigadores sugieren que la danza, más allá de ser expresión cultural, fue desarrollada por los seres humanos como un mecanismo evolutivo para fomentar los vínculos y el altruismo.

Estos hallazgos no solo respaldan el valor social de la danza, sino que también ponen de relieve su impacto terapéutico en la gestión del dolor y la regulación emocional.

Bailar en compañía nos acerca, nos alivia y nos fortalece. Es una práctica ancestral que sigue teniendo sentido hoy: porque cuando los cuerpos se sincronizan, los corazones también se entienden.

Todo movimiento es beneficioso, pero el baile, además de ser pura vitamina cerebral, es uno de los mejores protectores de la salud cardiovascular. Un estudio liderado por la Universidad de Sídney comparó los beneficios de caminar con los de bailar. Aunque la intensidad física era la misma, la investigación señala que la danza es una actividad esencialmente social, placentera y lúdica, lo que contribuye a reducir el estrés psicosocial. Tal vez por eso se suele decir que lo que es bueno para el corazón también lo es para el cerebro.

PREGUNTAS PARA REFLEXIONAR

- ¿Te has detenido a observar qué emociones se activan en tu cuerpo cuando te dejas llevar por el movimiento?
- ¿Qué emociones sientes cuando bailas?
- ¿Cuál es tu forma favorita de moverte y recargar energía?

En mis clases siempre incorporo lo que llamamos *brain breaks*: pausas activas en las que los alumnos se levantan, hacen algún reto breve o incluso bailan. Después, conversamos sobre cómo el movimiento, la postura y la respiración influyen directamente en la forma en la que aprendemos y consolidamos lo aprendido.

Llevo tiempo haciéndolo y hoy es parte natural de la dinámica de mis clases. Pero, al principio, especialmente en la escuela de negocios donde trabajo, algunos profesores venían y me preguntaban (o se quejaban): «¿Por qué Gaby pone la música tan alta?»; «¿Por qué obliga a moverse a los alumnos?»; «¿Por qué hace tanto jaleo?».

Lo cierto es que el movimiento es una de las mejores neuropíldoras que podemos incorporar en el aula. Como se suele decir: **«Educar sin entender cómo funciona el cerebro es como diseñar un guante sin haber visto nunca una mano»**. Desde la neuroeducación, no puedo dejar de aplicar esta sabiduría que la neurociencia nos regala para potenciar el aprendizaje real, profundo y duradero.

¿Cuánto tiempo pasas realmente sin moverte a lo largo del día?

A veces no somos conscientes de lo inactivos que estamos, especialmente en trabajos de oficina o frente a pantallas. **¿Sabías que estar muchas horas sentado afecta más a tu cerebro de lo que imaginas?**

> El trabajo sedentario no solo impacta en tu cuerpo: tras varias horas sin moverte, disminuye la actividad cerebral en áreas clave para la concentración (corteza prefrontal) y para el bienestar emocional.

Y he aquí una buena noticia: una evidencia científica señala que con solo quince minutos de movimiento puedes revertir en parte esta situación.

Moverte, aunque sea poco, los famosos snacks de movimiento, activa regiones cerebrales esenciales, mejora tu atención, reduce el estrés y te ayuda a volver al trabajo con más claridad y calma.

EJERCICIO

Mi propuesta para ti

Ponte una alarma suave cada veinticinco-treinta minutos. Levántate, estírate, camina unos pasos. ¿Te cuento un secreto? **Muchas de mis mejores ideas no surgen frente al ordenador, sino mientras camino** por el bosque citadino en el cual vivo.

De hecho, hay un estudio del 2009 que observó que caminar rápido al menos durante veinte minutos aumentaba la actividad cerebral y ayudaba a retener información y a memorizar conceptos. Yo sé que no todos disponen tiempo para ejercicio físico diario, pero si al menos se regalaran una caminata diaria, estarían ayudando mucho a su bienestar integral.

Hay quienes atribuyen esta frase a Antonio Damasio: «El día que comprendamos el movimiento, habremos entendido la emoción».

PREGUNTAS PARA REFLEXIONAR

- ¿Te has parado a observar cómo te mueves cuando estás alegre? ¿Y cuando estás triste?
- ¿Notas cómo cambia tu postura, tu tono muscular o tu ritmo al caminar según tu estado emocional?

Tu cuerpo siempre habla. Y cada emoción deja su huella en tu forma de estar y de moverte por el mundo.

Entonces ¿por qué atendemos cada día cientos de notificaciones externas (móvil, pantallas y aplicaciones) y, sin embargo, ignoramos los mensajes que nos envía nuestro propio cuerpo, ese cuerpo que, como tantas veces se dice, nunca miente? Una vez escuché: «Y si la cabeza falla, refúgiate en tu cuerpo». Porque el cuerpo, muchas veces, sabe antes. Y cuando lo escuchamos, también puede ser el principio de la reparación.

Entonces ¿cómo utilizo mis propios recursos internos para cuidarme? Cuidar tu salud mental también pasa por cuidar tu cuerpo; y este está diseñado para moverse.

CIERRE DEL CAPÍTULO

Se dice que, cuando estamos o nos sentimos mal, el cerebro escucha más al cuerpo, aunque, paradójicamente, es cuando solemos registrar de forma menos adecuada las señales corporales reales.

Justamente en esos momentos es cuando más autocuidado necesitamos darnos.

Una vez leí que la salud es el silencio del cuerpo. Y qué cierto es: cuando el cuerpo no duele, cuando no reclama, cuando no interrumpe, es realmente una maravilla.

Ojalá puedas encontrar momentos de silencio en tu cuerpo. Y si no los tienes, quizá sea el momento de crear pequeños hábitos para acercarte a ellos. Porque el descanso, el cuidado y la escucha también se entrenan.

La influencia que ejerce el cuerpo sobre nuestros pensamientos y emociones nos invita a ampliar la mirada: no pensamos y sentimos solo con el cerebro, pensamos, sentimos y procesamos la realidad con todo el cuerpo a la vez.

Cada órgano participa en una red viva de comunicación con el cerebro. Todo está vinculado en doble vía. Por eso ha llegado el momento de cuidar la mente con el mismo compromiso con el que cuidamos el cuerpo. Y viceversa: **cuidar el cuerpo también es cuidar la mente.** Hazlo antes de que tu cuerpo te impida cuidarte. Porque cuidarse, de verdad, solo puede ser integral.

6

ENTORNO: CUIDARSE SIEMPRE ES INTEGRAL, ¿CUÁL ES EL IMPACTO DEL CONTEXTO?

El entorno moldea el comportamiento.

Burrhus Frederic Skinner

La capacidad de cuidado es inherente al ser humano, empezando por el **cuidado de uno mismo**. El estilo de vida se relaciona con **hábitos cotidianos** que una persona mantiene a lo largo de su vida: la alimentación, la actividad física, el descanso, la gestión del estrés, los vínculos sociales, la exposición a la naturaleza, el propósito vital, el altruismo o el uso de tecnología, entre otros.

Tal como venimos desarrollando a lo largo del libro, cada persona cuenta con un laboratorio interior, mente y cuerpo, que está siempre en red y vinculado con los demás, donde podemos observarnos, conocernos, entrenarnos y, en cierto modo, moldearnos.

Comprender cómo influye el entorno es un aspecto esencial de ese proceso. No se trata solo de lo que te sucede a ti de forma individual, sino también de cómo te impactan quienes te rodean, los espacios que habitas, el lugar donde vives o trabajas, el clima, el tipo de arquitectura que te contiene, si estás en un entorno urbano o en plena naturaleza. Incluso el entorno digital, cada vez más presente en nuestra vida cotidiana, ejerce una influencia significativa sobre nuestro bienestar físico, mental y emocional.

Asimismo, me gustaría mencionar algo importante. En tiempos de tanto cambio disruptivo, en los que se habla de que venimos de un mundo VUCA (volátil, incierto, complejo y ambiguo) y en la actualidad vivimos en un mundo BANI (acrónimo en inglés que se traduce como frágil, ansioso, no lineal e incomprensible), es fundamental prestar atención a cómo **nuestro lenguaje diario crea realidades**.

¿Por qué me refiero a esto? Sabemos que la realidad es aquello a lo que le prestamos atención. Una cosa es cómo se explican estos acrónimos en contextos organizacionales o de mercado, y otra muy distinta es cómo cada persona entiende, percibe y siente el entorno en el que vive. No se trata de negar la realidad de este mundo cambiante, sino de asumir que es mucho más saludable y transformador vivir desde la ilusión, desde la oportunidad, desde la pasión por descubrir qué hay de nuevo, qué podemos aprender y cultivar en este nuevo escenario. No confundir lo que pasa afuera con lo que somos por dentro.

Nuestra atención no es neutra: selecciona, sintoniza, enfoca y deja cosas fuera. Como hemos mencionado, educar la atención es también entrenar nuestra capacidad de descubrir las oportunidades escondidas en medio de la complejidad. A fin de cuentas, cada cambio contiene en sí mismo una posibilidad de crecimiento si sabemos mirar con perspectiva, conciencia y esperanza.

Recuerda que no siempre puedes cambiar el entorno en el que vives, pero sí puedes transformar la forma en la que lo habitas y cómo te relacionas con él.

¿Estás percibiendo desde el miedo o desde la curiosidad? ¿Desde la calma o desde la urgencia?

Epigenética

Cada persona está moldeada por la interacción entre su entorno y la carga genética que influye en su comportamiento. Esta perspectiva nos permite comprender que las experiencias y los contextos no solo acompañan nuestra biología, sino que la influyen y la modifican.

La epigenética es la ciencia **que estudia cómo el entorno y los hábitos modulan la expresión genética sin alterar el ADN**. Es decir, tus genes no cambian, pero sí **cambia la forma en la que** se activan o desactivan en función del entorno y del estilo de vida. Varias investigaciones en la Universidad de California, por ejemplo, mostraron que personas que practicaban meditación y *mindfulness* presentaban cambios epigenéticos asociados a una menor inflamación y mejor regulación del estrés. De forma similar, un estudio de la Universidad de Duke de 2016 evidenció que adultos con una infancia marcada por adversidad y falta de apoyo mostraban patrones epigenéticos distintos en genes relacionados con la resiliencia y la respuesta inmune.

Esto está estrechamente vinculado con la neuroplasticidad, esa capacidad del cerebro para modificarse, adaptarse y reorganizarse constantemente a partir de la experiencia, tanto en relación con el mundo interno (cuerpo y mente) como con el mundo externo. Otro estudio, esta vez de la Universidad de Harvard, liderado por la neurocientífica Sara Lazar, concluyó que la práctica regular de meditación *mindfulness* aumentaba el grosor de la corteza cerebral en áreas vinculadas a la memoria, la autorregulación emocional y la empatía.

La epigenética, entonces, revela que los genes no determinan, sino que mantienen un diálogo constante con el ambiente. El hecho de aprender cosas nuevas, de meditar y relajarnos, hacer deporte o mantener una alimentación variada y equilibrada benefician el modo en el que el cuerpo se siente, se adapta y se expresa en el mundo.

Cada ser humano es el resultado de una interacción continua entre lo heredado y lo vivido, donde lo cultural, lo emocional y lo social influyen directamente en la expresión genética y modelan nuestros comportamientos, especialmente en el plano relacional y vincular.

Entonces, **somos mucho más entorno que genética**. Tú puedes encender o silenciar genes a través de tus hábitos. Porque somos, en gran medida, lo que hacemos cada día. Y es el cerebro, nuestro órgano ambiental el que nos permite percibir el mundo exterior que nos rodea, procesar la información recibida, pensar y tomar decisiones.

En este punto, cabe mencionar el término ***salutogénesis***, un concepto desarrollado por el sociólogo médico Aaron Antonovsky, que se refiere a la generación activa de salud más que a la prevención o el tratamiento de la enfermedad. Se centra en qué factores promueven el bienestar y la salud duradera. Es decir, no pregunta ¿por qué enfermamos?, sino ¿qué nos mantiene sanos?

En los años setenta, Antonovsky planteó que la salud no depende de un solo factor, sino del equilibrio entre tres grandes ejes: la genética, el entorno y el estilo de vida. La genética aporta nuestra base biológica; el entorno, incluidos los vínculos, la cultura y los espacios que habitamos, moldea nuestra experiencia; y el estilo de vida reúne todo lo que podemos elegir y entrenar cada día para favorecer la salud, como el movimiento, la alimentación, el sentido, la regulación emocional y el descanso. Ninguno de estos ejes actúa en soledad: cuidar es siempre un acto integral.

La ***salutogénesis*** propone **una mirada proactiva y esperanzadora sobre la salud**, y la epigenética aporta la evidencia científica de cómo nuestros hábitos, entornos y nuestras elecciones pueden construir o deteriorar esa salud.

Un estudio reciente liderado por el neurocientífico argentino Agustín Ibáñez y publicado en *Nature Communications* analizó, por primera vez en América Latina, cómo el exposoma social, es decir, las condiciones de vida, la educación, el acceso a la salud y los vínculos impactan directamente sobre la estructura y la conectividad del cerebro. Los resultados revelaron que **los entornos adversos dejan huellas medibles en nuestro sistema nervioso, lo que aumenta el riesgo de deterioro cognitivo y demencias, mientras que los entornos enriquecidos fortalecen la reserva y la resiliencia cerebral**. Este hallazgo confirma que el envejecimiento cerebral no depende solo de la biología, sino también de las desigualdades sociales y del contexto emocional y cultural en el que vivimos.

Invertir en entornos más humanos, saludables y conscientes es también una forma concreta de **nuestra biología, favorecer nuestra plasticidad cerebral y cultivar bienestar individual y colectivo**. Estamos hechos para el vínculo: es en la interacción donde se construye sentido; sin conexión, nada se sostiene por dentro.

Entorno emocional

Conectar con otros aporta sentido, coherencia social y bienestar compartido. La forma en la que nos vinculamos con los demás y con nosotros mismos determina, en gran medida, la calidad de nuestras vidas. El contexto emocional, que abarca desde el contacto visual, el lenguaje corporal, las expresiones faciales, los diálogos y los climas emocionales, alimenta las redes cerebrales, facilitando un puente emocional más sólido al empatizar socialmente.

En el cuarto capítulo profundizamos en la importancia y el impacto de los vínculos afectivos. Como vimos, desde la epigenética y la plasticidad cerebral, no todo depende de los genes: el entorno emocional, social y cultural moldea la manera en la que pensamos sobre nosotros mismos y sobre los demás, dejando una huella directa en el sistema nervioso, especialmente en las áreas implicadas en la regulación emocional, la toma de decisiones y el pensamiento social.

Nuestro lenguaje y nuestro sistema nervioso se entrelazan para construir, de forma constante, la manera en la que interpretamos el mundo que habitamos. El sentido de pertenencia, la existencia de un tejido social, las redes de apoyo, los actos de solidaridad y las relaciones de amistad constituyen factores protectores esenciales para la salud mental y emocional.

Por tanto, la educación emocional y las relaciones significativas son pilares que influyen directamente en el desarrollo de funciones cognitivas superiores, como la regulación, la empatía y la capacidad de cooperar. Invertir en vínculos de calidad es también una forma de cuidar nuestro cerebro.

Vínculos que moldean la mente y el cuerpo

Hay diversos estudios que demuestran que no todas las habilidades cognitivas se desarrollan igual: algunas dependen más de la genética y otras del entorno compartido (como la educación, la cultura, el núcleo familiar y el contexto emocional).

Los hallazgos confirman que nuestras habilidades cognitivas no se desarrollan de forma uniforme, tampoco responden todas al mismo origen. Mientras que algunas capacidades (como la memoria, la atención, la percepción, o la velocidad de procesamiento de la información) están más influenciadas por factores hereditarios, otras funciones más complejas y profundamente humanas, como la metacognición (la capacidad de observar tus propios pensamientos y pensar sobre lo que pensamos) y la mentalización (comprender el estado mental de los demás), se construyen, sobre todo, a partir del entorno compartido.

Estudios de 2021 de la University College de Londres han concluido, por ejemplo, que estas habilidades sociocognitivas dependen en gran medida de la interacción social, el clima emocional y las experiencias educativas: el tipo de vínculos que hemos tenido, la calidad de la educación emocional recibida, los valores de la familia, la calidad del vínculo de los cuidadores, la comunicación y el cuidado afectivo.

Esto significa que el entorno, lejos de ser accesorio, actúa como un molde activo de nuestra arquitectura cognitiva.

Vivir en entornos donde hay seguridad afectiva, diálogo, confianza y espacio para reflexionar sobre uno mismo y sobre los demás **favorece el desarrollo de habilidades mentales superiores que nos permiten autorregularnos, aprender mejor,**

tomar decisiones más conscientes y crear relaciones más empáticas y significativas.

Es importante subrayar la relevancia de los círculos de empatía en la gestión diaria del estrés. La ciencia nos recuerda que no se trata solo de sentirse acompañado, sino de un efecto que llega hasta nuestras células. Investigaciones pioneras de la Universidad de California han mostrado que las personas sometidas a altos niveles de estrés crónico, como cuidadores de familiares con enfermedades graves, presentan telómeros más cortos, un marcador biológico del envejecimiento celular. Lo sorprendente es que este impacto negativo se atenúa cuando relaciones afectivas cercanas y redes de apoyo tienen telómeros más largos, lo cual se asocia a mayor longevidad y a un menor riesgo de desarrollar enfermedades relacionadas con el envejecimiento. En otras palabras, los vínculos humanos de calidad no solo calman la mente, también protegen la biología de nuestro cuerpo.

¿Qué significa esto? Los telómeros son unas secuencias repetitivas de ADN que tapan el extremo de los cromosomas y que funcionan como un reloj biológico de la célula. Cada vez que una célula se divide, sus telómeros se acortan; cuando alcanzan una longitud crítica, la célula deja de replicarse o entra en **senescencia**. Por ello, la longitud de los telómeros se relaciona con el envejecimiento celular, la longevidad y el riesgo de enfermedades crónicas.

Se ha demostrado que la carga de estrés crónico acelera el acortamiento telomérico. Así lo mostró un estudio de la Universidad de California: las mujeres sometidas a altos niveles de estrés presentaban telómeros significativamente más cortos. Por tanto, el apoyo social y emocional actúa como amortiguador del estrés a nivel celular, ayudando a que nuestras células se mantengan jóvenes por más tiempo.

Por eso se dice: **rodéate de personas que cuiden tus telómeros, esas personas que son fuente de oxitocina**, con un sencillo gesto o un abrazo, desplazan tu química interna hacia un perfil molecular más saludable y duradero.

Esto nos recuerda que cuidar el contexto no solo mejora el bienestar emocional, sino que también expande el potencial del cerebro. **Con las neuronas ocurre algo similar a las relaciones interpersonales**: lo más importante son los contactos, cómo, dónde y con quién los establezcas.

Lo que está pasando en tu corazón, como hemos mencionado, depende, en gran medida, de los corazones de los demás: **estamos en constante sincronía**.

En esta línea, los autores Hasson y Honey, en un artículo publicado en 2023 en la revista *Scientific American*, demostraron que, cuando dos personas interactúan (conversando, cooperando o simplemente compartiendo la atención en un mismo relato), sus ondas cerebrales se sincronizan. Esta «sincronía neural», que ha sido registrada mediante técnicas de neuroimagen, evidencia que los vínculos no solo influyen en lo que sentimos, sino en la forma en la que el cerebro procesa la realidad. **A mayor conexión emocional, mayor alineación entre las mentes.**

Esto también explica por qué, a veces, hay personas que, por ejemplo, tienen un desempeño extraordinario en un trabajo, sienten que pueden desplegar su potencial, desarrollarse y expandirse, y, sin embargo, cuando cambian de entorno laboral, sienten que se marchitan, que están oprimidas y frenadas en su crecimiento. Esto no significa que esa persona tenga un problema, sino que ese entorno no es para ella. Sabemos que a veces el cambio es incómodo o no es lo que esperábamos, pero nada más incómodo que quedarse en un lugar donde ya no perteneces.

Lo veo a diario en las empresas, acompañando procesos de

transformación laboral: los adultos, en muchos casos, no tenemos entrenada la capacidad de saber irnos a tiempo de los lugares que ya no tienen nada que ver con nosotros. Algo que no solo aplica al ámbito profesional; lo mismo sucede con cualquier tipo de vínculo.

Ni qué hablar de los espacios educativos. Cada niño tiene un ritmo distinto, talentos diversos y áreas en las que puede brillar. Hace años, Ken Robinson, en una charla TED, afirmó, con gran lucidez, que las escuelas matan la creatividad. En ella, propuso que la educación debiera parecerse más a la agricultura orgánica (donde se cuida el entorno y se respeta el tiempo único de cada ser) que a una réplica del sistema industrial (lineal e igual para todos).

Con esto quiero decir que no existen talentos únicos, en el sentido de exclusivos o mejores que otros, como tampoco hay un único tipo de cerebro. Cada niño debería poder asistir a escuelas que reconozcan y respeten su singularidad, y que se comprometan con acompañar su despliegue genuino.

Tienes que estar en entornos que te permitan crecer, que honren tu singularidad y que te inviten a expandir tu grandeza y tu potencial.

¿Te ha pasado de estar en ambientes y entornos que no eran para ti, donde sentías que no encajabas? ¿Qué tanto de lo que sientes cada día tiene que ver con los entornos en los que te mueves?

Cuando te sientas con dudas, hazte esta pregunta y reflexiona: **¿estoy en el lugar que realmente me permite crecer, aprender y estar en armonía?**

Cuando te relacionas con personas que te valoran, que te invitan a reflexionar o que te ayudan a ver tu mundo emocional con claridad, estás fortaleciendo tu capacidad de observarte. **Cuando habitas un entorno que favorece la confianza, la escucha y la comprensión, estás potenciando tus habilidades para conectar con los demás.**

Quiero compartirte una palabra griega que me parece poderosa: *eunoia*. Significa 'buen espíritu' o 'buen ánimo'. Es esa actitud interna que nos invita a no dejar que la amargura del entorno contamine la bondad del alma.

Como mencionamos, los climas emocionales se contagian, especialmente los más densos o desagradables. Por eso, así como defendemos la alegría como trinchera, también necesitamos cuidar y proteger ese buen ánimo frente al ruido emocional que nos rodea. Porque mantener el ánimo no es negar lo que duele, sino sostener lo que nos hace bien; es un gesto íntimo de fortaleza emocional.

Recordemos en este punto que cultivar emociones prosociales como la gratitud, la generosidad y el altruismo no solo genera beneficios individuales, sino que mejora la calidad del vínculo social, promueve climas emocionales más saludables y fortalece redes de apoyo. El altruismo y la gratitud activan redes cerebrales asociadas a la recompensa y al bienestar social.

En la práctica de la gratitud se puede entrenar el cerebro para valorar más lo colectivo que lo individual. Esto genera cambios cerebrales que potencian la cooperación, la empatía y la confianza, pilares esenciales para entornos saludables. Compartir emociones positivas puede ayudar a combatir la soledad no elegida y la negatividad.

Recuerdo las clases de universidad y los entrenamientos realizados con médicos oncólogos y cirujanos, en los que trabajábamos el desarrollo de la empatía y el fortalecimiento del vínculo entre el paciente y el profesional de la salud. En esos espacios analizábamos estudios y evidencias que mostraban cómo el amor, el afecto y el cuidado humano inciden directamente en la recuperación de los pacientes.

Se ha comprobado que, cuando las personas se sienten queridas y acompañadas, cicatrizan más rápido, el sistema inmune se fortalece y el proceso de la enfermedad se vuelve más llevadero. Investigaciones de la Universidad de Ohio mostraron que las interacciones afectuosas aceleran la cicatrización de la piel; otros estudios de Carnegie Mellon confirmaron que quienes cuentan con redes de apoyo tienen menor riesgo de enfermar al exponerse a virus comunes. Incluso en enfermedades graves, como el cáncer, los grupos de apoyo emocional mejoran la calidad de vida y la evolución del paciente. **Las conversaciones afectuosas, el tono de voz, la mirada empática, las palabras amables: todo ello influye directamente sobre la fisiología del paciente.**

Podríamos decir que existe una forma de medicina que no se prescribe, pero que cura: el amor. Una medicina que se transmite a través del trato, de la escucha, de la conexión emocional. Porque el trato es igual de importante que el tratamiento. Y el amor, cuando se expresa de manera genuina, es capaz de transformar incluso las dolencias más profundas del ser humano.

Al fin y al cabo, **somos lo que dejamos en el corazón de los demás**. Y es que el significado de nuestra vida no se mide solamente en logros personales, sino también en la huella que dejamos, en el legado que construimos y en lo que aportamos a los demás. Nuestra identidad también se teje en red, en vínculo, en sociedad.

La mayoría de los grandes desafíos que enfrentamos no son solo técnicos ni racionales, sino emocionales y, muchas veces, profundamente vinculares.

Relaciones que nos atraviesan, conversaciones que nos transforman, afectos que nos sostienen o nos duelen. Por eso, en un mundo que nos empuja al rendimiento constante, **socializar con conciencia se convierte en un acto de salud**. En tiempos de distracción permanente, la presencia plena es quizá el regalo más valioso que podemos ofrecer a los demás.

El mundo nos exige velocidad,
pero lo verdaderamente humano reclama profundidad.

PREGUNTAS PARA REFLEXIONAR

- ¿Qué espacios vas a abrir en tu vida diaria para cultivar vínculos que te nutran?
- ¿Con quién puedes compartir una charla sincera?
- ¿Qué tipo de presencia eliges ser para los demás?

Estilo de vida acelerado y entorno digital

¿Puede nuestro cerebro evolucionar al ritmo del mundo en el que vivimos? Desde el punto de vista biológico, nuestro cerebro no ha cambiado mucho del de nuestros antepasados, cuyo desafío era sobrevivir. Por tanto, no evoluciona al ritmo de la tecnología. Las exigencias del entorno son completamente distintas.

Hoy el reto no es escapar de un depredador, sino gestionar el estrés crónico, la sobreinformación, la hiperproductividad y la hiperconexión constante.

Nos hicieron creer que sí, que estamos preparados para la hiperconectividad, la velocidad, la multitarea, el bombardeo constante de estímulos y una tecnología que cambia cada día. A los niños que nacen se les llama «nativos digitales», como si eso implicara que su cerebro está biológicamente listo para esa velocidad, algo que no es cierto.

Es verdad que el cerebro necesita adaptarse, por lo que es necesario entrenarlo y prepararlo para las nuevas exigencias de la vida diaria. Todos vivimos y trabajamos en un entorno digital. Pero también **hay que darle espacio para desconectar y disfrutar del tiempo libre, tan importante para la regeneración**. Y, por encima de todo, **dar espacio a la conexión con uno mismo y con los demás**.

Los entornos digitales son muy dopaminérgicos, ya que vivimos enganchados a subidones, a los logros rápidos, a la notificación que anticipa algo bueno. La dopamina, el neurotransmisor de la recompensa, del placer y de lo inmediato, ha colonizado nuestras agendas. Esto genera picos de euforia seguidos de bajones.

Como vimos en el primer capítulo, una cosa es la búsqueda del placer inmediato y de corto plazo, más vinculada con la dopamina, y otra muy distinta es la búsqueda del bienestar duradero, que se relaciona más con el neurotransmisor llamado «serotonina». La tecnología nos hizo ganar velocidad y tiempo, pero, a la vez, nos los secuestra.

Algo que me llama mucho la atención últimamente, y sobre lo que también he investigado, es cómo en cada interacción digital **se pierden elementos clave de la comunicación**: el contacto visual, la carga emocional del mensaje, la postura, la escucha reflexiva, el tono de voz y la sensibilidad interpersonal; señales y claves empáticas que son indispensables para poder procesar el contexto emocional de nuestros intercambios diarios.

En capítulos anteriores mencionamos el impacto del sentimiento de soledad en un mundo cada vez más conectado digitalmente, pero con menos conexiones reales. También hay una creciente polarización y violencia digital, donde las redes sociales se utilizan como canales de descarga de nuestras broncas y frustraciones. Desde el anonimato, cualquiera formula comentarios sin filtro alguno. La interacción digital rápida y constante hace que nuestra comprensión sea más simplista, porque se reducen las emociones e intenciones al tecleo de unas letras.

¿Nos están volviendo las redes entonces más antisociales? ¿Pasaremos a tener una empatía cada vez más superficial? ¿Qué pasaría si nos aislamos cada vez más y, en gran medida, nuestros vínculos con los que nos rodean se desarrollan sin vernos las caras?

Así como los climas emocionales se contagian, el entorno digital también se ha vuelto un espacio donde, a cualquier hora y desde cualquier parte del mundo, nos podemos contagiar, tanto para bien como para mal. Lo digital trasciende el espacio físico y nos impacta a cada instante, en cada interacción:

- ¿Nos cuidamos de no contagiarnos de emociones que no nos favorecen en los distintos espacios digitales en los que interactuamos?
- ¿Tomamos conciencia de qué le sucede al otro y de que cada vez que tomamos el móvil para despotricar estamos impactando directamente en la salud mental y emocional de otra persona?

Vivimos una **gran paradoja contemporánea**: mientras incrementa la adicción tecnológica, también se dispara la búsqueda del sentido vital y del bienestar. Tenemos al alcance de nuestras manos una tecnología de los dioses y, sin embargo, sentimos menos percepción de bienestar. Cada vez nos llega más estimulación a través de las pantallas, y el cerebro no está preparado para procesarla de forma sostenible. Por eso necesitamos compensarlo con actividades que nos devuelvan el equilibrio, como la contemplación, la práctica de *mindfulness*, el yoga o la meditación, entre otras.

La pausa, la lentitud y la atención son formas de rebelión frente a un mundo que corre sin detenerse. Nos recuerdan que existen prácticas en las que, al hacerlas con calma, el tiempo no se pierde: se gana, se habita y se vuelve más valioso.

El cerebro humano sigue necesitando hoy lo mismo que necesitaba hace cientos o miles de años:

- Pausas reflexivas y silencio.
- Espacios sin estímulos.
- Movimiento físico.
- Conexión humana real.
- Seguridad emocional.
- Sueño profundo.
- Tiempo sin sobresaltos e interrupciones.

Cuando eso falta, lo vemos reflejado en lo cotidiano:

- Ansiedad creciente.
- Agotamiento constante.

- Trastornos del sueño.
- Aislamiento.
- Dificultades de atención.
- Desafíos en la comunicación.
- Enfermedades inflamatorias y estrés crónico.

Los que tenemos más años de recorrido de vida conservamos registro en el cuerpo y en la mente de lo que es escribir a mano cartas, diarios, listas; sentir la presión del lápiz, el trazo; leer despacio, tocar el papel, pasar las páginas con calma, sin hipervínculos, sin interrupciones, sin notificaciones. Cocinar sin distracciones, siguiendo una receta de un libro o del recuerdo, sin mirar una pantalla. Compartir conversaciones cara a cara, sin móviles a la vista, donde el contacto visual era profundo y sostenido. Pedir ayuda o consejo en persona, no solo a través de un chat, y compartir el momento, no solo la respuesta. O viajar en el metro con la mente y la vista puestas en el transcurrir del viaje o en lo que estaba sucediendo en ese instante. Estar en la sala de espera de un médico leyendo, o simplemente esperando en quietud. Hemos perdido la noción y el gusto por la mirada contemplativa.

Hace unas semanas comencé unas clases de cuerpo y emociones en un teatro. Me hacía ilusión poder dedicarme algo más de dos horas a esa experiencia, estar con el cuerpo más presente y tener un espacio donde sentirme aprendiz. Dos cosas me sorprendieron mucho. Primero, cuando llegué y estábamos esperando para pasar a la gran sala de actuación, más de quince personas estaban dentro de sus móviles; nadie respondió al saludo, salvo una señora que leía un libro. Y lo segundo que me sorprendió fue que, durante una clase de casi dos horas y media, casi todo el tiempo de pie y en movimiento, todos dejamos los móviles. Nadie fue a revisar o a sumergirse en el mundo digital. Lo que más nos sorprendió fue decir: «Hace tiempo que no paso un rato largo sin agarrar el móvil».

Estamos viviendo en la «era de la huida» y **padecemos del síndrome de la vida ocupada**. Tener tiempo para aburrirse. Esa pausa espontánea que hoy los nativos digitales tienden a evitar con un clic. Recordemos que tenemos en nuestras manos la decisión de cómo responder y cómo relacionarnos con los demás. El gran desafío actual que me pregunto a diario es cómo lograr otra manera de conversar y de vincularnos en estos tiempos en los que vivimos a toda velocidad y en climas sociales donde muchas veces son hostiles.

Quienes no nacimos con pantallas en la mano tenemos un mapa sensorial y emocional de lo analógico, que podemos recordar, recuperar y enseñar. Eso es una fortaleza adaptativa en este tiempo: podemos proponer modelos de conexión y ritmos más humanos, lentos, saludables e integradores.

Creo que todas las generaciones tienen algo que enseñar y algo que aprender.

Entonces, tal vez la pregunta no sea si el cerebro puede adaptarse a un entorno de tanta presión, tensión y sobreestimulación; sino ¿hasta cuándo podrá resistir sin enfermarse?

Cuando la mente entra en sobrecarga cognitiva y la memoria de trabajo se satura, el cerebro deja de procesar con claridad. El exceso de información supera nuestra capacidad de ordenarla y aparecen errores de pensamiento crítico, sesgos, distracciones y juicios impulsivos. No es solo un cansancio mental: **el cuerpo también lo registra**. El corazón late con más fuerza, la respiración se agita y el sistema nervioso entra en alerta, como si cada dato fuera una amenaza. Este es el precio fisiológico de vivir sin pausa en un entorno que no nos da tiempo para integrar lo que sentimos o lo que pensamos.

Un cerebro hiperfragmentado e hiperestimulado se convierte en uno que **pierde claridad para tomar decisiones y es incapaz de resolver tareas complejas**. Cada vez nos cuesta más concentrarnos y estamos externalizando nuestra memoria en los dispositivos, lo que hace que recordemos cada vez menos cosas.

Y si cada vez estamos más cansados y tenemos la sensación de que no damos abasto con tantas exigencias y agendas tan llenas de cosas, me pregunto, **¿a dónde se fue todo ese tiempo que nos prometieron que la tecnología nos iba a hacer ahorrar?**

PREGUNTAS PARA REFLEXIONAR

- ¿Qué hábitos cotidianos podrían ayudarte a reconectar con un ritmo más humano?
- ¿Qué tipo de espacios estás cultivando para la conexión contigo mismo y el silencio?
- ¿Qué podrías hacer para devolverle profundidad a nuestros vínculos y conversaciones?

Entorno urbano y entorno natural

Vivir en la ciudad

Vivo en Buenos Aires, una urbe intensa a la que muchos han apodado «la ciudad de la furia». Ciudad vibrante, de grandes contrastes, a orillas del inmenso Río de la Plata, pero con una altísima densidad poblacional, ruidosa, caótica y, a la vez, profundamente estimulante. Tiene una energía única, aunque no siempre es sencillo encontrar en ella rincones de silencio, de pausa o de verdadera regeneración.

No obstante, yo crecí rodeada de verde, en un entorno más sereno. Algunos de mis abuelos vivían en zonas rurales, y esa conexión con la naturaleza me marcó profundamente. Quizá por eso mi refugio preferido, mi verdadero cable a tierra, es la montaña. Al menos una vez al año me regalo esa experiencia; un viaje a lo esencial: al silencio, los caminos de altura, la contemplación, los refugios sin wifi, las noches a la luz de las velas, las guitarras compartidas, las charlas lentas y los juegos de mesa. Cuando la aventura y el clima lo permite, la carpa se convierte en hogar durante unos días.

Sé que para el cuerpo y el cerebro no siempre es fácil pasar del bullicio urbano al silencio absoluto de la montaña sin transición. Mas este cambio radical se ha convertido en mi plan regenerativo por excelencia, un ritual que hago desde la infancia y que sigo eligiendo con gratitud.

Mientras, en la ciudad, intento replicar algo de ese espíritu: busco mis propios refugios cotidianos, mis pausas conscientes, mis «*snacks* de movimiento» y esos espacios que me permitan reiniciar el sistema nervioso y cuidar mi bienestar integral.

Uno de los grandes desafíos de nuestra época es que, a medida que crecen las ciudades, se reduce el contacto con los entornos naturales. **La contaminación, la expansión urbana y la escasez de espacios verdes están transformando la manera en la que habitamos el mundo; también, silenciosamente, cómo funciona nuestro cerebro.**

La configuración del entorno urbano, el nivel de luz artificial, la densidad de población, el uso del suelo y la presencia o ausencia de vegetación se relacionan directamente con la salud física, mental y cognitiva. Sabemos, por ejemplo, que quienes pueden ver la naturaleza desde su casa o lugar de trabajo reportan mayores niveles de bienestar. La biodiversidad que nos rodea, el canto de los pájaros, el verde de los árboles o los ciclos de las estaciones actúan como moduladores emocionales, especialmente en contextos en los que el estrés es constante. Cada vez contamos con más evidencia de que la vida urbana genera un tipo de estrés particular, sostenido y muchas veces silencioso. Afortunadamente, incluso una pequeña dosis de contacto con lo natural, aunque sea a través de una ventana, puede tener un efecto reparador.

La naturaleza opera como un antídoto emocional y sensorial en medio de la hiperestimulación cotidiana.

La sobrecarga sensorial, el ruido constante, la falta de silencio y la escasa presencia de espacios verdes han sido asociadas con un mayor riesgo de ansiedad, depresión y estrés crónico. Este vínculo no es menor: el malestar emocional no surge solo de la biografía individual, también se ve modelado por las condiciones del entorno.

De ahí que repensar el diseño de las ciudades no sea un gesto estético o arquitectónico, sino **una necesidad de salud pública**. Incorporar zonas verdes en entornos urbanos, escolares, sanitarios y laborales implica cuidar directamente el sistema nervioso. Diseñar espacios que acompañen las necesidades humanas más profundas es, también, una forma de prevención.

Caminar entre árboles: una medicina preventiva

Una investigación publicada en *Molecular Psychiatry*, en 2022, analizó los efectos cerebrales de caminar durante una hora en dos contextos muy distintos: una calle urbana con alta densidad de tráfico y un bosque. La actividad cerebral se midió antes y después del paseo, prestando especial atención a la amígdala, estructura clave en la regulación del miedo, la amenaza y el estrés social. Los hallazgos fueron representativos:

- Caminar por la ciudad no generó cambios significativos en la actividad de la amígdala.
- En cambio, una hora en el bosque redujo notablemente su activación, lo que sugiere una reducción de la ansiedad y el estrés.

Estos datos refuerzan una máxima: la naturaleza no solo es estética o recreativa, también es neuroprotectora. Caminar por espacios verdes contribuye a restaurar el equilibrio emocional y a prevenir alteraciones del estado de ánimo.

La percepción sensorial del entorno natural tiene efectos profundos sobre el sistema límbico, la zona del cerebro implicada en la gestión de emociones y recuerdos. Aromas como el de la tierra húmeda, la lavanda, el mar o el pino activan mecanismos que reducen el cortisol, modulan la inflamación, fortalecen la inmunidad y mejoran la función cognitiva, la regulación emocional y la calidad del sueño.

No solo el olfato participa de este efecto reparador. También el oído: el simple hecho de escuchar sonidos naturales, como el viento en los árboles, el canto de los pájaros o el murmullo del agua, activa respuestas cerebrales asociadas a la calma, la atención sostenida y la reducción del estrés. Son experiencias aparentemente pequeñas, pero con gran impacto en la salud integral.

Hay estudios que combinaron encuestas a habitantes de grandes ciudades con indicadores biológicos del entorno (cantidad de vegetación y diversidad de aves). Concluyeron que:

- Las personas que ven más naturaleza desde su casa o su trabajo reportan mayores niveles de bienestar.
- La biodiversidad del entorno (como el canto de los pájaros o el verde de los árboles) tiene un impacto emocional positivo, especialmente en contextos urbanos en los que el estrés es constante.

No es de extrañar que vivir en grandes ciudades se asocia a un mayor riesgo de padecer trastornos de ansiedad y depresión. De hecho, la actividad de la amígdala, región cerebral clave en el estrés y la amenaza, es más elevada en habitantes urbanos que en quienes viven en zonas rurales. En entornos urbanos, la sobrecarga sensorial, la hiperestimulación y la falta de espacios verdes pueden incrementar el estrés crónico y afectar al equilibrio emocional.

Las implicaciones de los diversos estudios van más allá del ámbito individual: repensar las ciudades, incluir más zonas verdes en entornos urbanos, escolares, sanitarios y laborales no es un lujo, sino una necesidad de salud pública. En esta línea, un estudio del año 2019 de la Universidad de Exeter con más de 20.000 participantes comprobó que **pasar al menos dos horas semanales en contacto con la naturaleza se asocia a una mejor salud y bienestar**. Diseñar entornos que cuiden el sistema nervioso **es también una forma de prevenir el malestar emocional**.

PREGUNTAS PARA REFLEXIONAR

- ¿Qué espacios de naturaleza tienes cerca y con qué frecuencia los visitas?
- ¿Qué efectos sientes al pasar tiempo en contacto con lo naturaleza?
- ¿Qué podrías hacer esta semana para conectar con un entorno que te devuelva calma?

Reconectar con lo esencial: naturaleza, mente y vínculo

La creciente evidencia científica señala que las actividades al aire libre no solo mejoran el estado de ánimo, también desempeñan un papel decisivo en la prevención de enfermedades crónicas, el fortalecimiento del sistema inmune y la promoción de una salud integral. Caminar, o simplemente respirar en un parque, debería entenderse como una inversión en bienestar personal y colectivo.

Estas prácticas, accesibles y sostenibles, tienen un potencial enorme para reducir la carga de enfermedades no transmisibles y, por tanto, deberían formar parte de las estrategias de salud pública.

Diseñar ciudades con espacios naturales integrados es una oportunidad para impulsar un estilo de vida más activo, consciente y humano, porque el cuerpo y el cerebro necesitan entornos que inviten a la calma, a la conexión y al movimiento. Además, los espacios verdes compartidos fomentan la empatía, el sentido de pertenencia y la red social, claves para la salud emocional.

Curiosidad, entorno y plasticidad cerebral

Nuestro cerebro también se activa y se transforma cuando nos exponemos a entornos novedosos.

Explorar lo desconocido, cambiar de ruta, descubrir paisajes nuevos o visitar lugares distintos **estimula sistemas cerebrales ligados a la curiosidad, a la motivación dopaminérgica y a la neuroplasticidad**. En concreto, el hipocampo, estructura clave para la memoria y el aprendizaje, se beneficia especialmente de estos contextos. Salir de la rutina, por tanto, mejora el bienestar cognitivo, siempre que el estímulo no sobrepase nuestra capacidad de adaptación.

Cambiar de entorno es también cambiar de perspectiva. Lo nuevo despierta al cerebro, lo invita a aprender, a recordar, a ampliar su percepción del mundo.

Naturaleza activa: del contacto al compromiso

La salud mental no se fortalece solo «viendo árboles», sino implicándonos activamente con la naturaleza.

La ciencia lo confirma: caminar por un bosque, cultivar un huerto, hacer *mindfulness* entre árboles, respirar frente al mar o crear arte con elementos naturales son actividades que investigaciones en la Universidad de Essex vincularon con mejoras en el ánimo y en la reducción del estrés y la ansiedad. Actividades como los jardines comunitarios, las caminatas grupales, proyectos de conservación de voluntariado ambiental, también ofrecen una forma de reconexión profunda.

Estas experiencias no solo benefician a nivel individual, son actividades con un efecto doble: neuroprotección emocional y reconstrucción del tejido relacional. En un mundo en el que las redes sociales digitales han sustituido a muchas de nuestras interacciones reales, estas prácticas devuelven el encuentro genuino, sin pantallas ni algoritmos, desde la experiencia compartida.

Aplicaciones prácticas basadas en la evidencia

- Las intervenciones más eficaces, programas de contacto guiado con la naturaleza (como caminatas en entornos verdes, baños de bosque, horticultura o actividades comunitarias al aire libre), se extienden entre ocho y doce semanas, con sesiones de entre veinte y noventa minutos.
- Incluso en personas con antecedentes de trastornos mentales, los beneficios emocionales y cognitivos son claros y sostenibles.
- La dosis mínima recomendada: al menos dos horas por semana de contacto consciente con la naturaleza.

Nutrición y conexión con lo vivo

Curiosamente, quienes se sienten más conectados con la naturaleza tienden a comer mejor, con mayor variedad y un mayor consumo de frutas y verduras. Estudios recientes de la Universidad de Derby, Reino Unido, liderados por Miles Richardson, han mostrado que esta relación positiva se mantiene incluso cuando se ajustan variables como edad, género o nivel socioeconómico. En la infancia, esta conexión también se asocia con una mayor felicidad y comportamientos sostenibles y cooperativos, como confirmó una investigación australiana publicada en 2016.

Volver a la naturaleza no es mirar hacia atrás, sino recordar quiénes somos. Es regresar al cuerpo, al vínculo y al sentido. Es reconciliarnos con lo esencial y, al mismo tiempo, proyectar un futuro más amable, más verde y compartido.

- ¿Qué tipo de entornos potencian tu calma, tu creatividad y tu vitalidad?
- ¿Cómo podrías integrar el contacto con la naturaleza en tu rutina semanal?
- ¿De qué manera podrías cultivar hoy un vínculo más vivo y sostenible con tu entorno?

Contaminación

Hay estudios que demuestran que solo dos horas de exposición al aire contaminado por diésel reducen la conectividad funcional del cerebro, es decir, la comunicación entre diferentes regiones cerebrales. Investigadores de la Universidad de Columbia Británica y de la Universidad de Victoria, Canadá, comprobaron este efecto en voluntarios sanos mediante resonancia magnética funcional: tras la exposición, la conectividad disminuyó de forma notable en áreas relacionadas con la cognición y el estado de ánimo. Esta disminución puede afectar el rendimiento cognitivo y estar asociada a síntomas depresivos. Afortunadamente, los efectos observados fueron temporales y la conectividad se restauró tras finalizar la exposición. No obstante, los investigadores advierten que exposiciones continuas podrían generar efectos más persistentes.

Durante décadas se pensó que el cerebro estaba protegido frente a la del aire, pero la contaminación atmosférica no solo compromete la salud pulmonar y cardiovascular, sino que también tiene efectos rápidos y directos sobre el sistema nervioso central. Esto refuerza la idea de que es necesario implementar políticas públicas que sitúen la calidad del aire como una prioridad urgente en el abordaje de la salud mental y cognitiva.

Se ha observado también que las personas que practican ejercicio en zonas con alta contaminación del aire parecen obtener menos beneficios cerebrales. Esto no significa que debamos evitar la actividad física, ya que el ejercicio sigue siendo una herramienta fundamental para el bienestar integral. Sin embargo, es importante considerar el contexto ambiental, debido a que la exposición prolongada a contaminantes puede moderar los efectos positivos del movimiento sobre el cerebro.

Este conjunto de hallazgos refuerza el concepto de «exposoma», entendido como el conjunto de exposiciones ambientales a lo largo de la vida, y cómo estas influyen significativamente en la salud cerebral. El ambiente podría ser tan importante como la genética en la aparición de enfermedades neurológicas.

Neuroarquitectura

Desde hace años se viene desarrollando la «neuroarquitectura», un campo interdisciplinar que combina conocimientos de arquitectura, neurociencia, psicología ambiental y biología para comprender cómo **los entornos físicos que habitamos influyen en el cerebro, las emociones, los comportamientos y, en última**

instancia, en la salud integral. Hoy se aplica en hospitales en los que se busca reducir la ansiedad de los pacientes con luz natural y espacios verdes, en escuelas diseñadas para favorecer la atención y el aprendizaje o en oficinas que integran *biophilia* para disminuir el estrés laboral. Estudios del año 2015 de la Universidad de Harvard mostraron, por ejemplo, que trabajar en edificios con mejor ventilación y materiales no tóxicos mejora el rendimiento cognitivo y la toma de decisiones.

Este enfoque analiza cómo variables como la luz natural, la ventilación, los colores, la acústica, los materiales utilizados, la disposición de los espacios, la presencia de naturaleza o la densidad urbana impactan tanto en funciones cognitivas (la atención, la memoria o la creatividad) como en procesos emocionales vinculados al estrés, la calma, la ansiedad o la conexión social.

Se trata en esencia de diseñar espacios que impacten de manera positiva en el sistema nervioso, que inviten a la calma, que estimulen el aprendizaje y que favorezcan el bienestar emocional y relacional. Cada vez contamos con mayor conocimiento sobre qué es lo que nos beneficia: ¿por qué no aprovecharlo? En definitiva: crear espacios que cuiden al ser humano en su dimensión integral.

Los entornos diseñados para que las personas, especialmente adultos mayores o grupos de amigos, vivan en comunidad con cierta autonomía, pero compartiendo espacios, recursos y apoyo, se conocen como *cohousing* o «vivienda colaborativa». En la actualidad, este concepto se vincula directamente con la longevidad. La generación actual de personas mayores es la primera en la historia con una esperanza de vida tan alta, pero también con un riesgo creciente de soledad no deseada, aislamiento y ausencia de estructuras familiares tradicionales.

Entre los beneficios que pueden destacarse, se encuentran:

- Disminuye el aislamiento, un factor clave en la prevención del deterioro cognitivo.
- Favorece la estimulación social y emocional.
- Promueve el propósito compartido, esencial para la salud mental y una longevidad saludable.
- Aumenta la percepción de seguridad y pertenencia.
- Facilita prácticas comunitarias como el ejercicio físico, la alimentación saludable, la jardinería o la meditación, todas ellas protectoras del cerebro.

El entorno moldea la mente. Desde el aire que respiramos hasta el paisaje que contemplamos, pasando por el tipo de ciudad en la que vivimos: todo deja huella en nuestro cerebro. El conjunto de exposiciones ambientales a lo largo de la vida empieza a ocupar un lugar central en la comprensión de la salud integral. El entorno configura nuestras respuestas de estrés, modela la forma en que percibimos el mundo e incide incluso en la expresión genética y el envejecimiento cerebral.

Está claro que no se pueden tirar abajo las urbes en las que vivimos y comenzar a construirlas desde cero, pero sí se puede apostar por un rediseño saludable introduciendo, por ejemplo, más zonas de vegetación, más espacios verdes para la recreación y para la agricultura comunitaria, calles más anchas o edificios que aprovechen más la luz natural. No se trata de que ahora todas las personas pensemos en trasladarnos a vivir al campo o a un entorno rural. **La clave está en diseñar espacios urbanos más humanos, que integren las necesidades del individuo y, al mismo tiempo, potencien la vida en comunidad.** Espacios que favorezcan el sentido de identidad, la socialización, la conexión emocional, la participación ciudadana y la calma sensorial. Un lugar diseñado para conectar es, también, un tejido de encuentro, un lugar que ayuda a que el cuerpo y la mente se regulen, se expandan y encuentren la calma.

CIERRE DEL CAPÍTULO

El futuro necesita barrios más humanos, en los que se fomente la convivencia, el apoyo mutuo y el sentido de pertenencia. Hacer ciudades más sostenibles implica entender **los códigos neurales de funcionamiento del cerebro.** Urbanismo, arquitectura, calidad del aire, acceso a lo natural y diseño sensorial no deben ser temas ajenos al debate sobre salud mental. Por el contrario, son componentes fundamentales para construir entornos que protejan, estimulen y devuelvan bienestar. Somos cerebros que habitan espacios, **pero también** somos corazones que los transforman.

¿Será que el futuro se convertirá en verde, natural y compartido?

7

NEUROPLASTICIDAD AUTODIRIGIDA

Es preciso sacudir energéticamente el bosque de las neuronas cerebrales adormecidas; es menester hacerlas vibrar con la emoción de lo nuevo e infundirles nobles y elevadas inquietudes.

SANTIAGO RAMÓN Y CAJAL

Nacimos para cambiar

Siempre me ha intrigado la palabra **«cambio»**. La siento como una invitación a revisar lo aprendido, a resignificar lo vivido y a abrir espacios a nuevas formas de habitar el mundo con mayor conciencia.

Cambiar es lo opuesto a resistirse, porque es también una forma de fluir con la vida, de adaptarse sin perder la esencia, de dejar atrás lo que no nutre para dar lugar a lo que sí lo hace. Es cierto que siempre habrá cosas que queramos cambiar y que no estén dentro de nuestras posibilidades, pero no me refiero a eso, sino a los cambios necesarios, posibles y, por qué no, elegidos. Esos que nos transforman por dentro y que, aunque a veces también nos desafían, nos colocan un paso más cerca de quienes elegimos ser.

Para mí, cambiar ha sido y sigue siendo una manera de actualizarme desde dentro, aprovechando las oportunidades que me brinda lo de afuera. A lo largo de mi vida, transité diversos cambios: algunos sutiles, casi imperceptibles; otros más profundos y transformadores. Claro que, años atrás, aún no conocía el concepto de **«plasticidad cerebral»**, tampoco contaba con los marcos teóricos que hoy me acompañan. No obstante, la experiencia de vida otorga esa sabiduría que, al ser bien aprovechada, se consolida como aprendizaje.

Viví en Brasil por trabajo, una experiencia llena de aprendizajes diversos; pero, sin duda, lo que fue realmente transformador para mí fue haber vivido en Londres. Viajar siempre es una fuente de aprendizaje potente; mudarse de país y comenzar una nueva vida en un entorno profundamente distinto al propio, por contra, es un proceso radical: te obliga a cambiar la perspectiva, a revisar creencias, a adaptar tu mente y tu emocionalidad a otra lógica del mundo. Hay cosas que solo se comprenden cuando se deja la tierra propia, cuando se pierde la familiaridad y se gana en contraste.

¿Por qué comparto esto? **Aprender es cambiar y nacimos para cambiar.** La experiencia vital es una sucesión constante de cambios. Y gracias a los avances de la neurociencia, hoy lo sabemos con certeza: **el cerebro está diseñado para el cambio**.

El cerebro humano no es una estructura ni rígida ni inmutable. Al contrario, es plástico, dinámico y moldeable. Esto significa que, a lo largo de tu vida, las conexiones neuronales se reorganizan constantemente en función de lo que piensas, sientes, haces y aprendes.

Este fenómeno, conocido como **«neuroplasticidad»**, es lo que te permite adaptarte a nuevas circunstancias, adquirir habilidades, recuperarte de dificultades, transformar hábitos, crecer y transformarte, incluso (sobre todo) en contextos de desafío. Es, en esencia, **la base biológica del cambio; es lo que nos hace estar en constante evolución**. Piénsalo así: cuando aprendes un nuevo idioma, tu cerebro crea nuevas conexiones neuronales; cuando practicas un instrumento o un deporte, esas conexiones se refuerzan; y cuando decides dejar un hábito poco saludable (como fumar), tu cerebro va debilitando los circuitos antiguos y fortaleciendo otros más beneficiosos.

Ahora bien, no se trata de cambiar sin rumbo, sino de cultivar una plasticidad que sea **funcional**: ni excesiva ni insuficiente. Una plasticidad equilibrada permite que tu comportamiento sea flexible (sin perder coherencia) y que puedas responder con inteligencia emocional ante los desafíos (sin verte arrastrado por ellos). Por ejemplo, alguien con plasticidad equilibrada puede adaptarse a un cambio laboral sin bloquearse ni perder confianza, pero tampoco se deja llevar por cada novedad o estímulo externo: mantiene un eje propio mientras se ajusta a la situación.

Tu cerebro cambia contigo,
pero necesita que tú también elijas hacia dónde.

Tampoco se trata de activar la plasticidad, porque no es algo que puedas encender a voluntad. **La plasticidad está siempre presente.** El verdadero reto es saber cómo guiarla: se trata de **identificar qué prácticas, hábitos o decisiones te convienen a ti, de forma individual, para que los cambios que haces en tu vida resulten realmente beneficiosos para tu desarrollo y bienestar**.

Por eso, entrenar la mente y cuidar el entorno físico, emocional y relacional no es opcional: es la vía directa para orientar ese cambio de forma consciente y saludable. Es lo que hoy entendemos como **«neuroplasticidad autodirigida»** o «neuroplasticidad intencional»: **la capacidad de participar activamente en la construcción de nuestro propio cerebro, día a día, experiencia a experiencia**.

En neurociencia aplicada al cambio se suele decir: «Somos nuestro conectoma». Es una forma de decir que somos la red de conexiones que construye nuestro cerebro; las neuronas que se activan juntas se fortalecen juntas, tienden a cablearse. El conectoma es el mapa completo de las conexiones neuronales del cerebro, una especie de huella cerebral única que se va formando a lo largo de la vida. Estas conexiones **no son estáticas**. Cada vez que aprendes algo nuevo, cuando sientes una emoción intensa, cuando tomas una decisión distinta o cuando cambias un hábito, tu cerebro se reorganiza, y eso significa que estás modificando tu conectoma.

Nuestras experiencias, nuestros aprendizajes, los vínculos que construimos y las elecciones que hacemos cada día moldean nuestro cerebro.

Lo más esperanzador es que esta red puede seguir cambiando a lo largo de toda la vida: es por eso por lo que se suele decir que la neuroplasticidad es la gran esperanza del ser humano.

Tú no eres solo lo que te ha pasado:
eres también lo que haces con lo que te pasa.

Entonces, **cuanto más flexible eres, más abres la puerta a nuevas rutas mentales**. Cada nueva conexión neuronal es una opción más, una respuesta distinta, una forma renovada de interpretar lo que te pasa. A más neuroplasticidad, más opciones.

Recuerda, asimismo, que no solo cambias tu cerebro con lo que haces, sino con lo que piensas. Retomando una idea sobre la que profundizamos en el primer capítulo: cuando vivimos atrapados en pensamientos negativos, no se trata únicamente de una cuestión de actitud, sino de un mecanismo neuronal real. Al dirigir de forma repetida tu atención hacia emociones y pensamientos negativos, estás fortaleciendo literalmente las conexiones neuronales asociadas a esos estados. Y cuanto más se refuerzan, más automáticos se vuelven, hasta consolidarse como un hábito y patrón de conducta.

Entrenar tu mente es también una forma de sembrar nuevas conexiones.

Rediseñarse siempre

¿Por qué la neuroplasticidad es rediseñarse siempre?

Cada vez que aprendes algo nuevo, te enfrentas a un reto, modificas un hábito, tomas conciencia de una emoción o eliges responder de otro modo, tu cerebro se rediseña. **Rediseñarse no es borrar lo anterior, sino integrar lo vivido** y, desde ahí, generar nuevas formas de pensar, sentir, actuar y vincularse. Implica reinventarse sin dejar de ser uno mismo; ser flexible sin romperse. En el fondo, eso es lo que posibilita la neuroplasticidad: una base biológica que sostiene nuestra capacidad humana de transformación continua.

Una vez escuché decir que debemos convertirnos en artesanos de los «recomienzos». Quizá esa es una de las claves de este tiempo: reiniciarnos y rediseñarnos sin perdernos, volver a empezar tantas veces como sea necesario, con conciencia, propósito y cuidado.

Cada vez que aprendemos algo nuevo el cerebro nos recompensa con sensaciones de placer y bienestar. Este órgano necesita enfrentarse a cosas nuevas para mantenerse sano; debemos proponerle retos (en mi caso, por ejemplo, un desafío totalmente nuevo sería aprender a tocar el ukelele).

El entrenamiento cognitivo es gimnasia para el cerebro y constituye uno de los pilares de la salud cerebral.

La participación en actividades intelectualmente desafiantes promueve la plasticidad cerebral y fomenta la neurogénesis, que es la capacidad del cerebro para generar nuevas neuronas. Aprender y dominar nuevas habilidades es lo que crea y refuerza las conexiones neuronales.

¿Recuerdas cuándo fue la última vez que tuviste que esforzarte de verdad para hacer o aprender algo completamente nuevo? Ese momento en el que sentiste que salías de lo habitual, que tu mente tenía que activarse al máximo para incorporar una habilidad, una idea o una experiencia diferente.

Los tres ingredientes clave para el entrenamiento cognitivo son: **la novedad, la variedad y el desafío**. Todo esto puede tomar la forma de: aprender un idioma, tocar un instrumento, adaptarte a una nueva tecnología, cambiar de entorno laboral, iniciar una práctica corporal distinta o comprender un concepto que cuestionaba tu forma habitual de pensar.

Todavía recuerdo la llamada de mi hermana Ani a finales de marzo de 2015: «Me caso en junio en la Toscana eslovena, eres la madrina y vas a bailar el tango con el padrino en un castillo donde se celebrará la boda». Cabe aclarar que la temática de la boda era el tango.

Aunque soy argentina, nunca había bailado tango: el baile, en general, no es lo mío, soy más de deportes. Terminé la llamada y pensé: tengo tres meses por delante, asumo el reto. Tenía poco tiempo, pero decidí buscar un reconocido profesor de tango de Buenos Aires y la mejor milonga. Y así fue: durante más dos meses, casi a diario, asistí a clases individuales y grupales. No me convertí en experta, ni mucho menos, pero llegué a un nivel intermedio y pude cumplir el objetivo. Lo demás… es anécdota.

Aprender y practicar un idioma nuevo es una de las actividades más estimulantes para el cerebro, con amplio respaldo científico. Ser bilingüe o trilingüe produce una serie de beneficios neurológicos. Una de las explicaciones es que las personas bilingües deben seleccionar constantemente qué idioma y qué palabras van a utilizar y cuáles no. Ese proceso implica un ejercicio continuo para las áreas del cerebro vinculadas a la atención, al control de interferencias y a la toma de decisiones. No olvidemos, sin embargo, que lo que no se utiliza se debilita.

El cerebro necesita práctica constante:
lo que no se entrena se pierde.

Aunque nací y me eduqué en Argentina, mi lengua materna es el esloveno. Un contraste de culturas que se manifestaba en todo: en la lectura, en la escritura, en la comida, en las costumbres, en la noción del tiempo, en la puntualidad y en tantas cosas más. Desde chica los sábados también iba al colegio esloveno.

Con el paso del tiempo fui aprendiendo nuevos idiomas: el inglés, el portugués, el alemán. Cada lengua me aportó no solo palabras, sino nuevas formas de pensar, de percibir, de habitar el mundo. Reafirmé, en cada uno de esos aprendizajes, que el cambio también es expansión. Hoy me encantaría aprender italiano. Y en mis estudios de máster en la Universidad de Barcelona descubrí con curiosidad que el catalán no me resulta tan ajeno: quizá por su musicalidad, por ciertas similitudes con el portugués o simplemente porque escucharlo me resulta familiar. También disfruto aprendiendo algunas palabras, como una forma más de seguir entrenando la mente y la curiosidad.

Practicar hobbies o actividades que nos cultivan o nos hacen fluir también potencia el entrenamiento cognitivo y nos ayuda a cuidar nuestro equilibrio interior. Cuando algo nos apasiona, activa múltiples redes neuronales, nutre el bienestar emocional y conecta con nuestra dimensión más auténtica.

En mi caso, soy una apasionada de la montaña. Crecí en la llanura, cerca de la capital, sin montañas a la vista. Pero desde pequeña, cada año me unía a grupos de montaña y realizaba largas travesías en entornos naturales y profundamente transformadores.

Con el tiempo, esos desafíos fueron creciendo: me formé en escalada en roca y en hielo y emprendí rutas hacia cumbres y recorridos cada vez más exigentes. Cada travesía suponía más que un reto físico: era una práctica de autoconocimiento, de regulación emocional, de presencia plena y de expansión personal. La montaña, con su silencio, su altura y su imprevisibilidad, me enseñó algo esencial: cambiar de entorno y contexto no solo modifica el paisaje exterior, también transforma el paisaje interior. Cada ascenso requiere un cambio de mentalidad, una plasticidad activa, y abre una expansión integral que va mucho más allá del cuerpo. Cada nuevo paso consciente que damos es una nueva ruta neuronal que creamos.

Por eso, este tipo de experiencias nos recuerdan que el cerebro puede seguir expandiéndose. También es cierto que, cuando dejamos de desafiarnos, esa capacidad comienza a apagarse, sobre todo con el paso de los años. A medida que envejecemos, algunas capacidades cognitivas, como la **flexibilidad mental** (tu capacidad para adaptarte, cambiar de estrategia y responder a situaciones nuevas o inesperadas), tienden a deteriorarse.

Hay estudios que demuestran que esa pérdida está relacionada con una menor **neurogénesis** (el proceso por el cual se generan nuevas neuronas en el cerebro) en el hipocampo, la región del cerebro vinculada al aprendizaje, la memoria y la adaptación. En 1998, un equipo de la Universidad de Sahlgrenska, en Suecia, mostró por primera vez que los adultos seguimos generando nuevas neuronas en el hipocampo, aunque este proceso disminuye con la edad. Investigaciones posteriores, como las del neurocientífico Henriette van Praag, confirmaron que esta caída de la neurogénesis se traduce en una **menor flexibilidad para adaptarnos a los cambios**. Más recientemente, en 2019, Amar Sahay y su equipo explicaron que la reducción de neuronas nuevas en el hipocampo afecta directamente a la capacidad de cambiar de estrategia ante lo inesperado.

En pocas palabras: a mayor neurogénesis, mayor flexibilidad cognitiva. Y aunque la edad influye en este proceso, el cerebro sigue siendo plástico y entrenable con las condiciones adecuadas. Por eso, cuando aprendes algo nuevo estás creando condiciones que estimulan la formación de nuevas neuronas y refuerzan tu capacidad de adaptación.

Aprender es construir cerebro. Y, en mi opinión, aprender siempre será una de las formas más sabias de vivir.

¿Qué puedes hacer tú con esta información?

La neurogénesis no es exclusiva de la juventud. También en la vida adulta seguimos generando nuevas neuronas. Este proceso, sin embargo, no ocurre de forma automática: **depende de cómo vives**. El ejercicio físico regular, los desafíos cognitivos, el aprendizaje constante, la novedad, la socialización y un entorno emocionalmente saludable estimulan esta regeneración neuronal

Las personas que han llevado vidas ricas en estimulación intelectual, gracias a su educación, su trabajo, sus intereses o hobbies, **suelen tener una mayor reserva cognitiva**.

¿Qué es la reserva cognitiva?

Es un concepto sobre el que escuché profundizar en el Congreso de Salud y Cerebro de 2022 en Barcelona y que me quedó resonando. La reserva cognitiva se refiere a la capacidad del cerebro para compensar los daños o cambios producidos por la edad o por enfermedades neurológicas. Es como un «almacén» de recursos mentales que permite mantener el funcionamiento cerebral incluso cuando hay deterioro.

Cuanta más reserva cognitiva tengas, menor será la probabilidad de que aparezcan síntomas clínicos de enfermedades como el alzhéimer o demencia y mayor será la capacidad para compensar sus efectos si llegan a manifestarse. Investigadores de la Universidad de Columbia (Yaakov Stern y equipo) llevan décadas insistiendo en que la educación, el bilingüismo y las actividades intelectuales frecuentes retrasan la aparición de los síntomas de demencia. Estudios posteriores, como una revisión publicada en *Nature Reviews Neuroscience* en 2018, confirmaron también que la reserva cognitiva actúa como «colchón»: aunque exista daño cerebral, las personas con más reserva logran mantener sus capacidades durante más tiempo. Además, otras investigaciones en Australia concluyeron que una vida activa a nivel social, cultural y mental reduce significativamente el riesgo de deterioro cognitivo.

Este es un tema muy personal para mí, ya que uno de mis abuelos fue diagnosticado con alzhéimer en edad temprana, al igual que la madre de un amigo. En ambos casos, no llegaban a los sesenta años y eran personas muy instruidas, pero también con vidas marcadas por mucho estrés y dolor.

Por eso siempre insisto en que **el cuidado debe ser integral y que la salud cerebral es una gran olvidada en nuestras conversaciones cotidianas**.

¿Cómo saber cuánta reserva cognitiva tienes?

Actualmente, no se puede medir con exactitud de forma directa, pero se estima a través de factores como el nivel educativo, la ocupación profesional, la variedad de intereses, la calidad de las relaciones sociales o la capacidad para seguir aprendiendo cosas nuevas. Es fundamental también la gestión del estrés y el cultivo de emociones positivas y hábitos que potencien el bienestar.

Lo importante es que nunca es tarde para seguir cultivándola. Cada pequeño gesto cuenta: leer, charlar, moverte, aprender algo nuevo, socializar, descansar y cuidar de tus emociones. Porque cada día puedes hacer algo para fortalecer tu cerebro y tu futuro.

No se trata solo de la cantidad de años que vivimos,
sino de la calidad con la que los vivimos.

Cada vez se habla más de longevidad. Es cierto que la esperanza de vida sigue creciendo en muchas partes del mundo, pero **¿de qué sirve vivir más si no cuidamos nuestra salud cerebral?** Vivir muchos años sin bienestar mental, sin memoria, sin autonomía emocional o sin lucidez no es vivir plenamente.

La verdadera longevidad no es solo cronológica. Es poder disfrutar de una vida consciente, conectada y significativa. Más que sumar años, se trata de sumar vida a los años.

Cuidar de la reserva cognitiva es, en el fondo, prepararse para seguir aprendiendo y adaptándose. Rediseñarse es, de algún modo, otra manera de fortalecer el cerebro, de ampliar la flexibilidad mental, de cuidarte y de cultivar la confianza en que siempre podemos transformarnos. Es aquí cuando la neuroplasticidad se convierte en nuestra mayor aliada: **no se trata solo de evitar el deterioro, sino de entrenar la capacidad de cambio que permanece activa durante toda la vida**.

Yo, por ejemplo, me he convertido en una especialista en rediseñar el cambio: he cambiado, me he transformado y sigo haciéndolo, entrenando a diario a mi «yo del futuro». A lo largo de los años, he acompañado a una enorme cantidad de profesionales de organizaciones, personas emprendedoras, alumnos y equipos de distintos países en sus propios procesos de reinvención. Cientos y cientos de personas, de múltiples culturas y sectores, que me han permitido seguir aprendiendo y afinando esta mirada.

Hace años creé el programa «Rediséñate», que he desarrollado en distintos formatos: de forma individual, en procesos grupales, con equipos de trabajo y también con mis alumnos en el ámbito universitario. Soy testigo de esos cambios, de esas creencias que limitan, de los miedos, de la incertidumbre, pero también de las transformaciones. Y atesoro cada uno de esos procesos como si fueran un puente, una forma de dejar huella compartida.

Porque cuando una persona se permite rediseñarse, no solo cambia su trayectoria, cambia también su forma de estar en el mundo.

La resistencia frente al cambio y los desafíos suele manifestarse de distintas formas: negación, bloqueo mental, enfado o búsqueda de culpables. Estas reacciones no son aleatorias: muchas veces, el cambio activa en nosotros una sensación de vulnerabilidad, incertidumbre o pérdida de control. Cuando nos sentimos así, el cerebro tiende a protegernos, incluso si eso implica frenar o rechazar lo nuevo.

Algunas de las **creencias que más he escuchado en los procesos de rediseño**:

- «Siempre lo he hecho así».
- «No soy bueno con la tecnología, ni con los idiomas ni con los números».
- «A mi edad no tiene sentido».
- «Me da miedo equivocarme».
- «Si cambio, no voy a ser yo».
- «¿Y si sale mal?».
- «No tengo tiempo, energía o cabeza para esto ahora».
- «Lo intenté una vez y no funcionó».
- «Los demás no van a cambiar, así que para qué intentarlo».
- «Todo tiempo pasado fue mejor».

Estas ideas aprendidas, repetidas o asumidas como verdades, a veces sin darnos cuenta actúan como barreras invisibles para el crecimiento personal. Algunas se camuflan como frases lógicas o prudentes («Lo intenté y no funcionó»), pero en realidad encubren emociones como el miedo al error, al juicio o a perder el control a lo conocido. Otras («Soy demasiado mayor para cambiar») reflejan creencias culturales interiorizadas que ignoran todo lo que hoy sabemos sobre la plasticidad del cerebro. En el fondo, todas estas creencias **buscan protegernos del malestar que puede generar lo nuevo, aunque muchas veces lo hagan bloqueando nuestro potencial de adaptación**.

Nuestros momentos de mayor claridad suelen llegar cuando nos sentimos profundamente incómodos, insatisfechos o incluso tristes. Es justamente en esos momentos, cuando algo ya no encaja, cuando la incomodidad se vuelve evidente, cuando nos vemos empujados a salir del camino conocido, y empezamos a buscar otras formas de hacer, de vivir y de responder.

Con frecuencia, el cambio nace del malestar, de una sensación de no poder seguir igual. Nos acostumbramos a vivir «incómodamente cómodos», una expresión que me gusta más que «zona de confort». Ese lugar en el que aparentemente todo está en calma, pero nada nuevo crece. Nos quedamos porque hay algo o alguien que nos da seguridad, pero también porque tememos el vacío que hay fuera de lo conocido, aunque ese mismo espacio nos haga profundamente infelices. Esto se aplica a muchos ámbitos de la vida: vínculos, trabajos, hábitos, formas de pensar.

Por eso, para movernos hacia otro lugar, necesitamos encontrar una razón profunda, significativa, que justifique el vértigo de soltar lo familiar. A veces el motor es el hastío: «estar hartos de estar hartos». O la sensación de que se nos ha vaciado el depósito emocional y no podemos avanzar así mucho más.

Solemos escuchar que, para crecer, debemos «salir de la zona de confort», como si el confort fuera un obstáculo para el aprendizaje. Pero ¿y si en realidad no se trata de salir, sino de ampliarla?

Si entendemos la zona de confort no como un estado de pasividad o estancamiento, sino como ese espacio interno en el que estamos disponibles y capaces de integrar lo que vamos aprendiendo, entonces el verdadero desafío no es romperla, sino expandirla.

Ampliar la zona de confort es darnos el permiso para seguir aprendiendo sin perder nuestro equilibrio interno. Es comprender que crecer no siempre exige tensión o incomodidad extrema, sino un movimiento dinámico donde lo nuevo se incorpora sin fracturar lo esencial.

Esta óptica me la compartió Marta Romo, pedagoga y escritora española, en un vivo-directo que realicé con ella en 2021. Expresaba esta idea transformadora: no siempre es necesario salir, a veces basta con quedarse y ampliar desde la seguridad de contar con un perímetro sólido emocional, cognitivo y relacional para enfrentar los cambios desde un lugar de sentido. Entonces me pregunto:

¿Por qué invertimos, por tanto, tanta energía para no cambiar? ¿Qué ocurriría si pudiésemos empezar a cambiar no solo desde la crisis, sino desde la posibilidad? ¿Y si el motor del cambio fuesen el deseo, el propósito y la inspiración, y no siempre el dolor y la incomodidad?

Tal vez lo que necesitamos es aprender a trazar futuros posibles con el realismo de la esperanza, entrenando la valentía de transformarnos incluso cuando no nos duele.

¿Qué aportan las emociones que favorecen el cambio?

Las emociones que posibilitan el cambio más sostenible y perdurable en el tiempo son aquellas que activan la motivación y ayudan a integrar nuevas experiencias con menor resistencia.

La **curiosidad**, por ejemplo, facilita la exploración sin miedo; hoy sabemos que **no es solo una emoción, sino un estado cerebral que activa los circuitos de la motivación**. Diversas investigaciones, como el modelo PACE, han demostrado que, cuando algo despierta nuestra curiosidad, se libera dopamina y se potencia la actividad del hipocampo, la región clave para el aprendizaje y la memoria. En ese momento, el cerebro se vuelve más plástico y abierto a crear nuevas conexiones. Por eso, cultivar la curiosidad, haciendo preguntas, interesándonos, descubriendo, es una forma de entrenar la neuroplasticidad y mantener viva nuestra capacidad de cambio a lo largo de la vida, ya que actúa como un músculo: cuanto más la ejercitamos, más posibilidad de aprender, adaptarnos y expandir nuestro horizonte interno.

Así como la curiosidad abre la puerta al aprendizaje, otras emociones también participan activamente en el proceso de cambio. La **esperanza** permite imaginar futuros posibles y la **confianza** nos conecta con la sensación de que podremos afrontar lo que venga. Estas emociones no anulan el miedo o la duda, pero nos permiten avanzar. Como vimos, el cerebro aprende mejor cuando se siente seguro, interesado y emocionalmente implicado. Por eso, cultivar emociones como la gratitud, la alegría o el optimismo puede ser una estrategia eficaz para entrenar el cambio desde un lugar más amable, humano y eficaz.

Tus expectativas influyen directamente en cómo percibes y vives la realidad. Elige rodearte de personas que también te impulsen con mensajes positivos y constructivos.

EJERCICIO

Observa cómo reaccionas ante un cambio inesperado: ¿te bloqueas o frustras? ¿Te adaptas con fluidez?

La próxima vez que sientas que te cuesta cambiar de perspectiva o tomar una decisión en contexto incierto, pregúntate: ¿qué nuevos caminos puedo explorar también por dentro?

Cultivar la flexibilidad mental es una forma de cuidarte. Y cuidar de tu mente es también darle espacio a que nazca lo nuevo.

El cambio duradero

Si sabemos que un hábito o un conocimiento que hemos aprendido es bueno, ¿por qué lo llevamos a la práctica durante un tiempo, pero luego lo dejamos de hacer o volvemos a esas rutinas y hábitos que no son saludables o que no nos convienen? Algo que suelo repetir es que, en teoría, todo es práctica. Estamos saturados de teoría, pero ¿qué es lo que entrenamos realmente?

Uno de los factores más importantes para que ese cambio sea duradero, o para que el hábito se instaure de forma estable, es la **constancia**. También la disciplina, el esfuerzo tan denostado en estos tiempos y la dedicación. Se trata de sostener ese hábito en el tiempo sin autosabotearnos, incluso cuando la motivación inicial se diluye y cuando el cansancio aparece. Recuerda que solo podemos cambiar aquello que somos capaces de observar.

¿Qué se precisa para hacer un cambio duradero?

Cambio duradero

=

Conciencia + Acción + Repetición + Emoción + Entorno

Ningún cambio se produce de forma automática. Para que haya un cambio significativo y duradero, también a nivel cerebral, corporal y conductual, es necesario cultivar:

- **Conciencia.** Prestar atención y darte cuenta de qué patrones te limitan, qué necesitas cambiar o mejorar y, sobre todo, para qué lo haces. El cambio empieza cuando uno se da cuenta o cuando aparece una motivación que te impulsa a realizar algo.
- **Acción.** Emprender acciones y pasos concretos para generar ese cambio. Tomar decisiones, probar alternativas y acti-

var recursos personales. Sentir que tienes margen de maniobra es clave para sostener la motivación.

- **Repetición.** Nada se consolida si no se practica. El cerebro necesita tiempo, esfuerzo y coherencia para automatizar un circuito nuevo. La repetición intencionada es la base de la neuroplasticidad.
- **Emoción-vínculo afectivo.** Cuanto más sentido emocional tenga ese cambio para ti, más hondo se grabará en tu sistema nervioso. Lo que se asocia a sensaciones de placer, significado o bienestar se recuerda y se sostiene mejor.
- **Contexto-entorno.** Ningún cambio ocurre en el vacío: el entorno físico, emocional y social puede facilitar o dificultar el proceso. A veces, cambiar no depende solo de ti, sino también de con quién, dónde y cómo lo intentas.

Ejemplos de cómo entrenar el cambio:

- **Cambio de microhábito:**

  ✓ Ejemplo: elegir caminar una ruta distinta cada día.
  ✓ Por qué sirve: activa la flexibilidad cognitiva y rompe la inercia automática.

- **Entrenamiento de pausa consciente:**

  ✓ Ejemplo: antes de responder un mensaje o reaccionar ante algo que te molesta mucho, tomar tres respiraciones profundas.
  ✓ Por qué sirve: refuerza el circuito de autorregulación emocional y permite tomar elecciones más conscientes.

- **Repetir con intención:**

  ✓ Ejemplo: durante siete días, elegir una frase que represente el cambio que quieres integrar («Puedo hacerlo con calma»; «Me doy permiso para probar») y repetirla al iniciar tu día.

  ✓ Por qué sirve: ancla emocionalmente la intención y refuerza la red neuronal deseada.

- **Revisión del entorno:**

  ✓ Ejemplo: hacer una lista de tres factores de tu entorno que facilitan o dificultan el cambio que deseas hacer (personas, espacios, horarios o estímulos).

  ✓ Para qué sirve: aumenta la conciencia sobre el entorno y contexto y permite diseñar apoyos más sostenibles.

En tu día a día, ¿tú cambias, aunque sea de vez en cuando, la forma en la que haces las cosas? **Ojalá que tu rutina sea, precisamente, cambiar tus rutinas.**

Es muy valioso comprender que hacer pequeños cambios en el camino al trabajo, en cómo te mueves al practicar un deporte o en cómo respondes a lo cotidiano puede entrenar no solo tu cuerpo, sino también tu mente. Por ejemplo, cuando hago pilates, muchas veces me hago esta pregunta (sobre todo cuando me siento atrapada por una idea que sobrepienso o cuando no veo alternativas): **¿son las oportunidades que veo las únicas que existen?**

Y es entonces, a través del cuerpo, que siempre es un gran aliado, empiezo a flexibilizar también mi mentalidad. El movimiento físico se convierte en un espacio en el que también se mueve la forma de pensar, de sentir, de ver nuevas posibilidades.

¿Tendremos la flexibilidad mental y emocional para rediseñarnos cuantas veces sea necesario? Tal vez el mayor acto de inteligencia adaptativa sea ese: **recordar que podemos cambiar sin dejar de ser quienes somos**, y que cada pequeño cambio consciente es una semilla de evolución.

Como profesora de neurociencias aplicadas, muchas veces me preguntan: **¿es lo mismo un cambio duradero que un hábito? ¿Cuántos días hacen falta para que un hábito se asiente? ¿De qué depende?**

Mi respuesta es que un cambio duradero y un hábito están relacionados, pero no son exactamente lo mismo:

- **Un cambio duradero** implica una transformación más profunda, sostenida en el tiempo, que puede abarcar lo emocional, conductual, cognitivo y hasta identitario.
- **Un hábito**, en cambio, es una acción que repetimos hasta que la automatizamos. Puede formar parte de un cambio duradero, pero por sí solo no siempre garantiza una transformación completa.

Sobre cuántos días hacen falta, no hay ni una fórmula mágica ni un número universal. Antes se decía que bastaba con veintiún días; otras investigaciones hablan de sesenta y seis días o más. No hay consenso, porque, en realidad, depende de muchos factores: la complejidad del hábito, tu nivel de motivación, el contexto, el acompañamiento emocional y, sobre todo, el sentido que tenga para ti ese cambio. Lo que sí sabemos es que lo que se practica con intención, emoción y repetición, deja huella. Y ahí es donde empieza a construirse un hábito, que puede dar lugar a un cambio duradero.

NEUROPÍLDORA

Cada vez que intentes algo nuevo, recompénsate. De este modo, el cerebro asocia lo nuevo, ese primer paso hacia el cambio, con una experiencia placentera. Así se fortalece la conexión entre el intento de cambiar y una sensación agradable, lo que aumenta la motivación y refuerza el aprendizaje.

Otra pregunta que me suelen hacer mis alumnos es si es posible el desaprender. Técnicamente, no eliminamos lo aprendido, aunque sí podemos debilitar ciertos circuitos neuronales y reforzar otros nuevos, lo que en la práctica se traduce en aprender algo diferente y responder de otra manera.

No se trata de borrar, sino de reconectar: no borras el viejo camino, pero puedes dejar de transitarlo tanto, y si creas uno nuevo, con el tiempo, el otro se cubre de maleza. Las huellas neuronales de lo aprendido, especialmente si están ligadas a emociones intensas, permanecen en el cerebro. El cerebro, sin embargo, es plástico: puede generar nuevas conexiones que compitan con las anteriores; es decir, fortalecer nuevos caminos neuronales hasta que los anteriores pierdan protagonismo.

NEUROPÍLDORA

No pierdas tiempo intentando abandonar malos hábitos: dedícate mejor a crear los nuevos. Al cerebro le cuesta mucho desaprender, porque sabe recordar y le cuesta olvidar.

Consejos para no tener resultados a largo plazo:

- Buscar la gratificación inmediata.
- Esperar el momento perfecto.
- Evitar la incomodidad.
- Abandonar tras el primer traspié.
- No ser tu propia prioridad.
- Echar culpas a las circunstancias externas.

Una cita de Ramón y Cajal encabezada este capítulo: «Es preciso sacudir energéticamente el bosque de las neuronas cerebrales adormecidas; es menester hacerlas vibrar con la emoción de lo nuevo e infundirles nobles y elevadas inquietudes». Lo que en el siglo pasado podía parecer una bella metáfora poética hoy sabemos que es real: **el cerebro se transforma con la experiencia, el aprendizaje y el esfuerzo**. Qué importante resulta entonces sacudir nuestro propio bosque neuronal, como quien le devuelve la vida mediante el movimiento, la curiosidad, el sentido y la conexión con otros.

De alguna manera, sacudir ese bosque es activar la neuroplasticidad, ese potencial que tenemos para seguir moldeando el cerebro y el cuerpo día a día, siendo conscientes de nuestros hábitos, pensamientos y vínculos. Despertar ese bosque interno, nuestro laboratorio interior, con la emoción de lo nuevo, con curiosidad, con propósito y con dirección es, hoy más que nunca, una forma poderosa de acompañar nuestra evolución personal y colectiva.

Es importante recordar que todas las personas somos únicas e irrepetibles, y no solo por nuestra historia o personalidad, sino también porque cada cerebro es único. Esta singularidad nos lleva a considerar un concepto clave: la bioindividualidad. Es decir, no hay una única forma válida de responder al cambio, tampoco una única receta que sirva para todos.

Tu manera de adaptarte, tu ritmo, tus recursos, tu forma de procesar lo nuevo: todo eso es propio y personal.

Por eso, ante cualquier proceso de transformación, lo importante no es tanto lo que deberías hacer, sino qué eliges tú hacer con eso que te toca vivir y cómo respondes, desde tu conciencia, tus valores y tu contexto.

La nueva resiliencia

La resiliencia, en su concepción más clásica, se ha definido como la capacidad de una persona o de un grupo para afrontar la adversidad, atravesarla y emerger de ella fortalecido o transformado.

Desde una mirada más actual e integradora, algunos autores proponen el concepto de resiliencia generativa: no se trata solo de resistir o recuperarse, sino de generar nuevas **posibilidades, convertir las incertezas en oportunidades y transformarse**. Esta forma de resiliencia implica una transformación activa, sostenida por la capacidad del cerebro de reorganizarse, por el sostén de los vínculos significativos y por el ejercicio consciente de la esperanza y del optimismo, entendido no como ingenuidad, sino como la disposición a buscar activamente escenarios posibles en medio de la incertidumbre.

Tres direcciones complementarias

Para promover la resiliencia de manera profunda y sostenida, es necesario abordarla en tres direcciones complementarias:

- En primer lugar, atravesar la adversidad activando estrategias adaptativas positivas que nos permitan sostenernos sin perder la integridad emocional.
- En segundo lugar, prepararnos individual y colectivamente para futuras experiencias desafiantes, fortaleciendo recursos internos y externos.
- En tercer lugar, detenernos a reflexionar y aprender del proceso vivido, integrando la experiencia como parte del propio crecimiento.

En una entrevista que le realicé en 2020 a Anna Forés, doctora en Filosofía y Ciencias de la Educación de la Universidad de Barcelona, compartía conmigo una idea potente: «La resiliencia nunca es solo adaptación; hay que ir un paso más allá. La resiliencia debería conjugarse como un verbo: "resiliar". Eso nos invita a la acción. Para ser resilientes, necesitamos hacer, movernos más allá de la aceptación inicial».

«Resiliar» implica mucho más que resistir: es generar opciones para seguir viviendo con sentido, incluso en escenarios inciertos.

Las personas que desarrollan la capacidad de habitar la incertidumbre, sin paralizarse ni anticipar catástrofes, estarán en mejores condiciones de resiliar. Este nuevo concepto, **«resiliar»**, propone entender la resiliencia no como un estado, sino como una práctica activa. Es decir, la resiliencia se construye mediante el acto mismo de resiliar.

La resiliencia es mucho más que resistir; es también aprender a vivir en movimiento, en transición, en lo no previsto. Y qué importante es reconocer cuántas veces, sin darnos cuenta, nos resistimos al cambio o a las distintas situaciones que se nos presentan, incluso cuando sabemos que es necesario. Resistir no es lo mismo que ser resiliente, es sostenerse ante la adversidad; la resiliencia, en cambio, invita a ir más allá: a transformarse, a adaptarse con sentido y a generar nuevas respuestas.

La resiliencia es un proceso dinámico, complejo y multifactorial, estrechamente vinculado al desarrollo humano, al crecimiento emocional y a la forma en la que interpretamos la realidad. Tiene que ver con entrenar la mirada que ve el vaso medio lleno, sin negar aquello que falta, pero eligiendo enfocar también aquello que sí está.

Hoy sabemos, gracias a los avances científicos, que el cerebro no solo sufre ante la adversidad, también aprende de ella. Un estudio publicado en *Nature Neuroscience* mostró que regiones como la corteza prefrontal y la amígdala, implicadas en la regulación emocional y el miedo, pueden reforzar sus conexiones después de experiencias difíciles. Esto significa que **la resiliencia no es un rasgo fijo, sino una capacidad que puede entrenarse**; algo sin duda esperanzador: prácticas como la atención plena, el ejercicio o el sostén de vínculos significativos ayudan a que ese aprendizaje se transforme en fortaleza para el futuro.

La incertidumbre que tanto nos cuesta habitar nos desafía. Como vimos, estamos neurológicamente programados para evitar lo inesperado; el cerebro tiende a preferir la seguridad, lo conocido, lo predecible. Sin embargo, es justamente en el encuentro con lo incierto donde resiliar se vuelve necesario y posible.

Hoy incluso la ciencia biológica confirma esta idea. Investigaciones recientes de la Universidad de California, publicadas en *Nature Communications*, han demostrado que la resiliencia no es solo una actitud emocional, sino también una **respuesta fisiológica que protege nuestra salud**. Cuando atravesamos una dificultad y somos capaces de recuperar el equilibrio, el sistema inmune activa rutas que reducen la inflamación crónica y fortalecen la reserva vital del organismo. Esta capacidad de volver al centro no solo mejora la adaptación, también se asocia con mayor longevidad: estos estudios muestran que las personas con alta resiliencia pueden vivir hasta quince años más de forma saludable. **Resiliar, por tanto, no es solo resistir; es cuidar el futuro desde cada recuperación presente.**

La resiliencia se construye, en gran medida, sobre la base de un otorgamiento de sentido. Encontrar un propósito vital se convierte en eje fundamental que permite reorganizarse internamente y sobreponerse a la dificultad a quienes han atravesado situaciones adversas.

No se trata solo de resistir, sino de darle coherencia al proyecto de vida, de poder proyectarse hacia el futuro con una dirección clara y emocionalmente significativa.

Descubrir ese sentido y comprometerse con él implica salir del encierro del «yo» y abrirse a la solidaridad, al vínculo altruista y al encuentro con los otros. En ese movimiento de conexión y trascendencia, la persona no solo se recupera: se transforma y vuelve a habitar su vida con mayor profundidad.

La resiliencia generativa nos invita a explorar dos maneras de hacer frente a la incertidumbre, de imaginar futuros posibles y de sostener la convicción de que todo cambio puede ser una puerta:

- La primera es la capacidad de la serendipia: esa apertura sensible que permite descubrir hallazgos inesperados cuando estamos disponibles para lo nuevo.
- La segunda es el poder de las expectativas positivas: esa disposición interna que nos permite anticipar escenarios constructivos y accionar en coherencia con ellos.

Vivimos tiempos marcados por la incertidumbre permanente, donde pocas cosas son sólidas o predecibles y donde el cambio es constante. En este contexto, la resiliencia del futuro no puede sostenerse únicamente en su definición clásica. El concepto necesita evolucionar para acompañar una realidad cada vez más inestable, compleja y ambigua. A Kant se le atribuye una frase que dice:

> La inteligencia de un individuo se mide por la cantidad de incertidumbre que es capaz de soportar

Sin embargo, **personalmente no me convence por la connotación del verbo «soportar»**, tan asociado al aguante pasivo o al sufrimiento silencioso.

Me pregunto si no sería más útil pensar en la **capacidad de habitar la incomodidad de permanecer presentes en medio de lo incierto sin cerrarnos ni bloquearnos como una nueva forma de resiliencia**. Una resiliencia que busca ampliar nuestra tolerancia emocional a lo que no se puede controlar y seguir adelante con sentido.

- ¿Y si la nueva resiliencia se pareciera a entrenar el optimismo?
- ¿A abrirnos a nuevas posibilidades y convertir la incertidumbre en oportunidad?
- ¿A valorar lo bueno, lo posible, lo que aún puede ser?
- ¿A aprender a convivir con la complejidad sin quedar bloqueados?

No podemos predecir el futuro, pero sí que podemos participar activamente en su diseño: influir en él y construirlo. Contamos con una capacidad extraordinaria: la de imaginar nuevas posibilidades y transformarlas en acciones con sentido. Eso, en esencia, es dar forma al futuro.

Y es que el futuro no se espera: se ensaya desde hoy, con la mente, con el cuerpo y con el corazón. **El futuro es lo que hacemos hoy.**

Podemos entrenar la acción de resiliar cultivando la apertura a lo inesperado. Desarrollar esta habilidad no solo nos prepara mejor para los cambios, sino que también nos permite responder con mayor flexibilidad, creatividad y propósito ante los desafíos que aún no han llegado.

EJERCICIO

Te propongo cultivar la apertura a lo inesperado y la capacidad de descubrir oportunidades en lo incierto.

- Al final del día, escribe una o dos cosas inesperadas o sorpresivas que te hayan sucedido o que hayas descubierto.

- Reflexiona brevemente sobre cómo te sentiste ante eso y si de alguna manera fue una oportunidad.

Este ejercicio fortalece la atención abierta y la actitud positiva hacia lo imprevisible, dos claves fundamentales de la resiliencia generativa.

Sembrar calma en tiempos inciertos

¿Recuerdas la cita de Borges sobre serenidad que mencionamos en el primer capítulo?

La serenidad no es pasividad: es un estado de calma activa. Se crea desde dentro, a través de la presencia, los vínculos y la aceptación. Sin calma no hay claridad y, cuando la calma se pierde, suele abrir paso a la confusión.

La calma tiene su propia química. La neurobiología la explica con claridad: no es un estado vacío, sino **un modo activo del cerebro que libera serotonina y ácido gamma-aminobutírico (GABA, por sus siglas en inglés), dos mensajeros que favorecen la claridad mental y el equilibrio emocional**, mientras reduce la noradrenalina, la señal de alerta que alimenta la reacción de lucha o huida. En este estado, lejos de desconectar, **el cerebro recupera el centro**. Investigaciones del doctor Richard Davidson, en la Universidad de Wisconsin, confirmaron que, cuando practicamos estados de calma y serenidad, se activa el córtex prefrontal izquierdo, una región asociada a emociones positivas y a la capacidad de recuperación. Este hallazgo mostró que la calma sostenida no solo regula cómo nos sentimos: también cómo nos recuperamos del estrés y de las experiencias adversas, fortaleciendo así la resiliencia y la plasticidad.

Cada vez que te enfrentas a una situación desafiante, tu cerebro pone en marcha una serie de mecanismos para adaptarse al reto. La primera respuesta es bioquímica: se activa, entre otras sustancias, el cortisol (hormona del estrés), cuya función es la de preparar a tu sistema nervioso para la lucha o la defensa. Sin embargo, ese mismo cortisol reduce la dinámica neuronal del hipocampo, lo que afecta tu capacidad de aprendizaje y de almacenamiento de la memoria.

Además, la corteza prefrontal, responsable de la atención, la toma de decisiones y el control de los impulsos, también ve disminuida su actividad. Mientras, la amígdala, que gestiona el miedo y la reactividad emocional, se activa con más intensidad, aferrándose por sostener el conflicto como una forma de protección. Este escenario cerebral, intoxicado de cortisol, altera tu percepción y distorsiona la lectura que haces de las situaciones. Por eso, bajo estrés, te cuesta más diseñar estrategias claras y efectivas para resolver problemas e inventar futuros posibles.

El nerviosismo, el miedo, la ansiedad y la incertidumbre no solo agotan: nublan la percepción. Y cuando eso ocurre, la confusión se instala. **La falta de calma siempre deriva en falta de claridad.**

Ahora bien, estos mecanismos de activación tienen una naturaleza transitoria. Puedes, a través de la toma de conciencia y la voluntad, regresar a la calma. Es una capacidad del cuerpo, incluso en medio del caos. Cuando atraviesas situaciones marcadas por el miedo o la ansiedad, es común que tu respiración se vuelva más rápida, superficial y entrecortada y que sientas que te falta el aire. Pero justamente ahí, **en la respiración, tienes una puerta de entrada para volver a ti**. Recuerda que siempre es el cuerpo la mejor vía para gestionar tus emociones y volver al momento presente.

Tu mente busca anticipar lo que viene,
para sentir seguridad. Cuando no puede hacerlo,
se activa el sistema de alerta, se eleva el estrés
y tu cuerpo entra en modo vigilancia.

La incertidumbre es una de las experiencias más estresantes para tu cerebro

¿La razón? Rompe uno de sus principios fundamentales: la capacidad de predecir. **Eres parte de la única especie viva capaz de anticiparse al futuro de manera consciente.** Precisamente por eso también eres quien percibe con mayor claridad la incertidumbre de lo que vendrá. Esa conciencia tan humana como compleja hace que necesites aprender a gestionarla.

La anticipación es una función clave para la supervivencia: te permite apartarte a tiempo de las amenazas antes de que sean irreversibles; también aprovechar las oportunidades incluso antes de que lleguen a manifestarse. Para ello, tu cerebro recurre a múltiples recursos.

Por un lado, utiliza la memoria: todos los aprendizajes, vivencias y experiencias previas se convierten en la base para proyectar escenarios futuros. Según cómo hayas vivido esas experiencias y la carga emocional que asociaste en ellas, tus previsiones del futuro y también tu manera de gestionar la incertidumbre adoptarán distintas formas.

Pero tu mente no solo mira hacia atrás. Para anticiparse, también necesita leer el presente. Y lo hace utilizando la memoria más inmediata (memoria de trabajo): eso que percibes aquí y ahora, de forma subjetiva y única. Porque **no vemos las cosas como son, sino como somos**. Y a esa interpretación se suman las necesidades que sientes o imaginas para tu futuro, entre las que destacan, especialmente, las anticipaciones de posibles recompensas.

Para todo ello, necesitas de una herramienta maravillosa: la **imaginación**. Anticipar implica hacer uso del pensamiento creativo, generar asociaciones entre recuerdos del pasado, el análisis del presente y el deseo del porvenir. Tu cerebro hace esta prospección de forma constante, sin que te des cuenta. Solo cuando detecta algo que considera relevante activa tu atención consciente. Y también, por supuesto, puedes enfocar la atención de forma voluntaria.

La **capacidad de anticipar recompensas** fortalece la confianza, y la confianza, a su vez, incrementa la expectativa de recompensa. A nivel cerebral, este proceso se traduce en un aumento del neurotransmisor dopamina, asociado a la motivación, el optimismo y el bienestar.

En otras palabras: cuando confías, no solo imaginas un buen futuro. También lo siembras químicamente en tu cerebro.

Comparto contigo dos ejemplos reales de personas a las cuales he acompañado en sus procesos de rediseño:

Ejemplo 1

SITUACIÓN. Un empleado, con amplia trayectoria y reconocimiento profesional, siente miedo a quedarse sin trabajo por la competencia interna y externa. Lo que lo trajo hasta el rol no le sirve como receta o camino y, por los avances de la inteligencia artificial, teme quedarse obsoleto. Se paraliza por miedo, se siente reemplazable, ve el futuro como amenaza, cree que nunca ganará el mismo dinero que gana en la actualidad y no sabe cómo seguirá su carrera y su porvenir personal y familiar. El sistema de alerta se activa (amígdala, eje del estrés) y baja la dopamina. Esto reduce su creatividad, motivación y su capacidad de aprendizaje. ¿Cómo puede sembrar confianza?

1. **Reconocer el miedo sin quedarse a vivir en él:** «Siento incertidumbre; es normal y no significa que no pueda adaptarme».

2. **Imaginar un futuro posible y entrenarse para eso mismo:**

    - Visualizar escenarios concretos en los que su rol evoluciona: «¿Cómo podría aportar valor humano allí donde las máquinas no pueden?».
    - Hacer una lista de sus habilidades: empatía, pensamiento crítico y comunicación.

3. **Practicar pequeñas acciones con sentido:**

    - Pedir feedback e iniciar una conversación sobre el futuro de su puesto.

- Aprender algo nuevo que lo desafíe y le dé nuevas herramientas. Esto potencia su neuroplasticidad y flexibilidad mental e impacta en su autoconfianza y seguridad.

4. **Conectar con otros en su situación**, buscando alternativas:

   - El vínculo social reduce el cortisol, genera oxitocina y aumenta la dopamina. Compartir el sentir lo regula y sentirse en red da seguridad.

5. **Buscar la guía de algún mentor**, coach o par que haya pasado por esos estadios y que esta persona pueda percibir como norte y apoyo.

RESULTADO FINAL. Esta persona empieza a proyectar un rol activo frente al cambio. Al sentir que puede hacer algo, se refuerza la motivación, lo que genera estados emocionales más facilitadores.

Ejemplo 2

SITUACIÓN. Un deportista teme fracasar en una competencia. Se anticipa constantemente al fracaso. Su diálogo interno activa un alto estrés, lo que hace que disminuya la claridad mental, le suba el cortisol y su desempeño empeore. ¿Cómo puede sembrar confianza en su cerebro?

1. **Visualización.** Imaginar detalladamente cómo se mueve, cómo respira, cómo se recupera. Esto activa las mismas áreas cere-

brales que la ejecución real y refuerza redes neuronales funcionales.

2. **Reescribir el dialogo interno.** De «no voy a lograrlo» a «sé prepararme, sé regularme y confío en mi proceso». Las palabras generan bioquímica: un lenguaje interno regulador mejora la variabilidad cardíaca y la respuesta de enfoque.
3. **Rituales antes de la competencia con anclajes positivos.** Música, respiración, frases que lo reconecten con experiencias pasadas de éxito; todo esto genera un aumento en la dopamina anticipatoria.
4. **Pequeños logros como estímulo.** Celebrar pequeños avances durante el entrenamiento, no solo el resultado final.

RESULTADO FINAL. El cerebro asocia la competencia no solo al peligro del fracaso, sino también a la recompensa de participar, de superarse y conectar con el propósito del reto. Esto libera dopamina y endorfinas que mejoran el foco, la energía y la resiliencia.

Confiar no es una ingenuidad, es una práctica diaria. Como toda práctica, se entrena, con imaginación, acciones pequeñas y entornos que acompañen.

¿Y si buscar la calma fuera un propósito cotidiano, más que una excepción?

No como una meta lejana, sino como una forma de habitar el día. Tal vez no se trata de alcanzarla del todo, sino de recordarla, de elegirla y de volver a ella cada vez que podamos.

Recordemos que regular la respiración es una forma directa y accesible de ordenar la mente. Por eso se dice que, cuando tu respiración se desvía, también lo hace tu presencia. Como vimos en el quinto capítulo, la respiración es una puerta de entrada para regular la mente. La repetición consciente de una secuencia de respiraciones regula el ritmo respiratorio y, con ello, ayuda a estabilizar el sistema nervioso. Respirar de forma rítmica y sostenida no solo calma: **educa al cuerpo a habitar la serenidad**.

Según el doctor Jack Feldman, neurobiólogo de la Universidad de California en Los Ángeles que lleva más de cuarenta años estudiando la respiración, al respirar lenta y rítmicamente se activan circuitos cerebrales que inducen a la calma, reducen la ansiedad y, con práctica regular, incluso alivian síntomas depresivos. Ejercicios simples como la respiración 4-8-8 o la respiración en caja pueden generar beneficios en solo cinco minutos. En palabras del propio Feldman: **«No necesitas creer en nada para que funcione; solo sentarte y respirar»**.

Cuando la mente no para: cómo encontrar calma en medio de la rumiación

Gran parte del tiempo, cuando algo nos preocupa mucho, entramos en un bucle mental constante: lo que me dijo, lo que le dije, lo que debería haber hecho, etc. Eso no es ni pensar ni analizar. En realidad, no hay aprendizaje en ese estado. Lo que hacemos es rumiar y la rumiación es uno de los grandes factores que afectan a nuestra salud mental. Nos genera ansiedad, agotamiento y, aunque intentemos dejar de pensar en el tema, vuelve una y otra vez.

Cuando el problema es muy grande,
el cerebro pierde capacidad para pensar con claridad:
se ve superado y se reduce el control cognitivo.

Una estrategia sencilla pero eficaz ante ese tipo de rumiación es repetir internamente una palabra, como, por ejemplo: «confía» o «calma». No hace falta pronunciarla o decirla en voz alta, solo acompasarla en silencio con tu respiración.

Cuando estamos muy ansiosos, el cerebro tiende a aumentar la actividad verbal interna. Sin ese lenguaje, no hay pensamiento como tal. Al repetir una palabra con intención, modulas el ritmo respiratorio, lo vuelves más regular. Y eso, en una situación estresante, le da al cerebro una señal de seguridad, de que puede encontrar la calma.

Gimnasia del cambio

Dirigir la neuroplasticidad es la capacidad del cerebro para modificarse a sí mismo a lo largo de toda la vida, no solo por lo que nos sucede, sino también a través de lo que elegimos practicar con intención. Significa que **podemos ser agentes activos en la manera en la que pensamos, sentimos y nos adaptamos**.

La neuroplasticidad autodirigida en esencia
es un acto de conciencia transformadora:
entrenar nuestro cerebro desde dentro.

Pero ¿qué significa hacer gimnasia del cambio? Se trata de entrenar el músculo interno de la flexibilidad, practicar la neuroplasticidad con intención, desde lo cotidiano, con propósito, cuerpo y emoción. Se trata de un camino de **autonomía interna ante lo incierto**, a lo largo del que, poco a poco, el cambio deja de vivirse como una amenaza y empieza a percibirse como una oportunidad:

- **La neuroplasticidad** es la base biológica (el «con qué»). Como vimos, tu cerebro tiene la capacidad de reorganizar sus conexiones en función de lo que practicas, sientes, aprendes o decides cambiar.
- **La gimnasia del cambio** es el entrenamiento diario (el «cómo»). Es la práctica que convierte esa potencialidad neuroplástica en acción concreta.
- **Resiliar** es la respuesta significativa y transformadora (el «para qué»). Es el movimiento vital que da sentido al cambio. Generas nuevas respuestas, te reorganizas emocionalmente, construyes significado y proyectas hacia delante.

Es una respuesta creativa y profundamente personal al cambio, muchas veces anclada en tus vínculos, tus valores y tu propósito. Es la resiliencia puesta en acción y una práctica cotidiana que fortalece la capacidad de:

- Salir del piloto automático.
- Cuestionar creencias rígidas o narrativas limitantes.
- Aceptar la incertidumbre sin quedarnos paralizados.
- Reorganizar nuestra identidad y hábitos sin rompernos.

Así como el cuerpo necesita movimiento para mantenerse ágil, nuestra mente y emociones también necesitan entrenamiento adaptativo. La gimnasia del cambio es una manera de preparar al sistema nervioso para que no solo tolere el cambio, sino que pueda integrarlo y crecer con él.

¿Cómo puedes entrenarla?

- Observa tus reacciones automáticas y crea pausas antes de actuar.
- Aprende cosas nuevas, incluso cuando te desafían.
- Activa emociones que expanden (como curiosidad o esperanza).
- Cuida tu cuerpo como aliado del cerebro: respira, ten aficiones, sé amable (contigo y los demás), descansa con conciencia.

Cada pequeño paso que das con intención te transforma.

Define una meta. Traza un plan. Llévalo a cabo. Pocas cosas fortalecen tanto como cumplir con lo que te prometes. La autodisciplina es una forma de cultivar **respeto propio**. No estás compitiendo con nadie. No necesitas demostrar nada a los demás. Solo avanzar un poco cada día, **centrándote en ti y en lo que realmente importa**. ¿Qué pequeña acción puedes hacer hoy por ti?

El futuro se construye con lo que eliges entrenar cada día. Lo que haces hoy moldea lo que serás mañana. Sé una gimnasta de la flexibilidad mental y emocional: entrena tu capacidad de adaptarte, transformarte y avanzar incluso en lo inesperado, haciendo del cambio un camino con sentido.

El futuro es ancestral: la vuelta a los básicos

Me pregunto y te pregunto: ¿por qué vamos cada vez más rápido y contamos con más tecnología y, sin embargo, el mundo vuelve la mirada hacia lo esencial? ¿Por qué, en medio de tanta complejidad, volvemos a valorar lo básico, lo profundo, las raíces?

Quizá porque en lo simple está lo que nos sostiene; **porque volver a los básicos no es retroceder, es recordar lo que nunca debimos dejar atrás**. Hay una sabiduría antigua que no caduca: la del cuerpo, los vínculos, la presencia, el propósito.

¿El cuerpo y la mente han evolucionado para funcionar de forma saludable en combinación con la tecnología?

En un mundo cada vez más acelerado, **el verdadero progreso quizá resida en volver a lo esencial**, a lo que nos conecta con la vida real, con el cuerpo, con los demás y con nuestro propio interior. Porque vivir sin anestesia digital no es renunciar a la tecnología, es aprender a no perdernos en ella. Algunas pequeñas acciones cotidianas pueden convertirse en actos poderosos de reconexión:

- **Movimiento consciente:**

  ✓ Camina sin el móvil en la mano.
  ✓ Sube y baja escaleras en lugar de usar el ascensor.
  ✓ Camina sin Google Maps. Elige perderte para hallarte.
  ✓ Entrena sin auriculares. Escucha tu cuerpo, tu respiración, tu ritmo.

- ✓ Aprovecha los espacios verdes, pisa la tierra y aprovecha la luz natural: el cuerpo se oxigena y la mente se serena.

- **Alimentación con presencia:**

  - ✓ Come sin vídeos, sin pantallas. Saborea los alimentos con todos los sentidos.
  - ✓ Cocina con calma, como un acto de cuidado hacia ti misma y hacia los demás.
  - ✓ Elige alimentos frescos, de la huerta si puedes.

- **Conexiones reales:**

  - ✓ Tómate un café con alguien y, mientras lo haces, deja el móvil fuera de la mesa.
  - ✓ Escucha sin interrumpir. Mira a los ojos. Abraza.
  - ✓ Juega con niños. Su inocencia, su capacidad de asombro y sus risas son contagiosas.
  - ✓ Escucha a los mayores. Su sabiduría ni está ni se aprende en libros.

- **Pausa y contemplación:**

  - ✓ Contempla el atardecer sin hacer una foto; solo míralo.
  - ✓ Siéntate y no hagas nada. A veces no hacer es hacer.
  - ✓ Conduce sin música. Observa lo que piensas cuando no estás distraído.
  - ✓ Escucha el canto de los pájaros. Huele los aromas del cambio de estación.
  - ✓ Pregúntate: ¿qué quiere hoy la vida de mí?

- **Manos y espíritu:**

  ✓ Escribe a mano y en papel. Así se graba más profundo.
  ✓ Haz manualidades. Las manos son las antenas del alma.
  ✓ Recupera aficiones: lo que amas de niño se ama de por vida.
  ✓ Cuida a tus mascotas. El vínculo con los animales también entrena tu sensibilidad.
  ✓ Cultiva tu espíritu: respira, medita, escucha, regálate espacios de silencio y agradece.

Profundiza en tus raíces y amplía tus horizontes.

Guardo en mi corazón, como un verdadero tesoro, los momentos compartidos con mis abuelos, especialmente con mi abuela materna Margarita y mi abuelo paterno Antonio.

Mi abuela Margarita me regaló el amor por los libros, la cultura y la educación. Nunca me dejó hablarle en español y todavía hoy la escucho en mi interior. Recuerdo especialmente una conferencia sobre neuroeducación que di en esloveno, en Ljubljana, Eslovenia en 2023. Creo que, de algún modo, debió sentirse orgullosa del legado que me transmitió.

La historia de mi abuelo Antonio es tan larga como profunda. Cuando se jubiló, se hizo una huerta enorme y recorrió el país buscando cabras, a las que les construyó pequeñas casitas de madera con sus propias manos. Amaba la naturaleza y a sus animales. Siempre decía que no necesitaba nada más de lo que tenía, porque se sentía afortunado. Hoy pienso cuánto sentido tiene aprender a vivir con las expectativas justas; quizá, cuando son demasiado altas, se convierten en ladronas de felicidad.

De niña, tal vez no comprendía del todo aquellas palabras,

pero ahora sí. Y reconozco cuánto me enseñó. Lo que hoy vemos como tendencia o como práctica con nombres en inglés, como el *grounding* o el *mindfulness*, yo lo vivía con él, sin etiquetas: caminar descalza sobre la tierra, contemplar el atardecer sin prisas, acompañarle mientras cosechaba hortalizas, cuidar de sus cabras o elaborar queso. Lo observaba en sus tareas cotidianas, como si todo formase parte de un ritual tranquilo y lleno de sentido.

Me transmitió valores profundos, como también lo hicieron todos mis abuelos, a quienes llevo en el corazón y admiro sinceramente. De él aprendí su conexión con la montaña, la naturaleza y la vida sencilla del campo. Pero, por encima de todo, me enseñó que ser resiliente no significa ser invulnerable.

Su vida estuvo marcada por la pérdida y por caminos difíciles que lo obligaron a rehacerse solo, lejos de sus raíces y desde muy joven. Se sobrepuso a todo con esfuerzo, humildad y una dignidad que impresionaba. Años después, le tocó enfrentar lo más doloroso: enterrar a su propio hijo, mi padre.

Guardo con ternura el recuerdo de nuestras caminatas por el campo, en silencio, compartiendo el dolor sin necesidad de muchas palabras. A veces con alguna lágrima, otras simplemente con una mirada cómplice que lo decía todo.

De él aprendí también que el dolor no desaparece, pero puede transformarse. Que uno puede ser resiliente y seguir siendo tierno, noble y profundamente humano. Nunca perdió ni su sonrisa ni su ternura. Y esa, tal vez, fue su mayor enseñanza.

Con el tiempo he comprendido que muchas de las evidencias científicas actuales sobre bienestar, salud o conexión cuerpo-mente no hacen más que ponerle nombre a lo que nuestros abuelos o antepasados ya sabían. Tal vez lo hacían desde la intuición o desde una sabiduría interior que no necesitaba complejidades para ser valiosa.

Creo firmemente que **lo verdaderamente humano nunca**

va a pasar de moda, que **el futuro es ancestral** y que necesitamos volver a esa sabiduría sencilla, viva y esencial que llevamos dentro, y que hoy más que nunca merece ser recuperada.

CIERRE DEL CAPÍTULO

Cuidar el futuro es volver a lo esencial: a la presencia, al cuerpo, a los vínculos, al sentido vital y a la comunidad.

Volver a los básicos no es retroceder, **es recuperar lo que importa**, es aprender a habitar el presente con intención, con sensibilidad y con humanidad. Es una forma de reconectar con lo que da sostén: **la calma como entrenamiento, el vínculo como refugio y el propósito como guía**.

Porque construir un futuro más habitable empieza por **cómo decidimos estar hoy, aquí y ahora**. Lo importante no es lo que falta, sino lo que podemos hacer con lo que somos. Lo que eliges practicar hoy se convierte en tu realidad de mañana.

No hay caminos predeterminados: cada persona tiene uno propio, que se va trazando a medida que se escucha a sí misma, reconoce sus emociones y se permite cambiar. Revalorizar los aprendizajes del pasado, la sabiduría adquirida, con presencia en el presente, es también una forma de honrar lo que somos y de proyectar con conciencia e ilusión lo que viene.

El futuro se construye con lo que eliges ahora.

CONCLUSIONES

Cada época invita a hacerse una pregunta esencial: cómo queremos vivir lo que está por venir. Lo que está por venir se moldea desde cómo elegimos vivir este momento. Y es en esa elección donde empieza el futuro.

El bienestar no se busca: se cultiva. Y empieza hoy.

El futuro es una posibilidad que se cultiva cada día. Un diseño vivo que nace de tu presencia, de lo que sientes y del sentido que te acompaña. Por eso, podemos expresarlo así:

Gimnasia del futuro

=

(Presencia + Sentir + Sentido + Comunidad + Cuerpo + Entorno + Plasticidad) × Acción de hoy

Una fórmula simple que resume algo profundo: el futuro crece con lo que practicas, con la manera en la que te vinculas y con el entorno que eliges habitar. Cada uno de estos elementos se potencia en los otros. **Y la acción de hoy es el multiplicador que transforma lo posible en camino.**

Nadie vivió el futuro, y menos el que nos espera. Lo único que conocemos es este instante; este territorio donde cada elección, cada decisión y cada nuevo aprendizaje van trazando un camino. El futuro es algo que diseñamos cada día, que elegimos cultivar, practicar y habitar. Y cada gesto que repetimos se convierte en una forma de estar, de sentir, de mirar el mundo.

En tiempos donde la velocidad y el ruido parecen marcar el ritmo, la invitación es volver a lo propiamente humano. Recuperar la serenidad con la que abrimos este libro. **Tomar presencia, respirar; escuchar lo que sucede en nuestro interior antes de dar el siguiente paso.** Habitar el ahora como quien cuida un espacio sagrado: el único lugar donde la vida ocurre realmente.

Cuando eliges caminar con atención e intención, vas creando nuevas carreteras en tu cerebro y nuevas rutas en tu cuerpo; dos sistemas que se nutren mutuamente. Tus emociones, tu movimiento y tus decisiones construyen conexiones que sostienen la vida que buscas. Convertir las incertidumbres en oportunidades es una práctica que se entrena a diario, como quien cultiva una tierra interior fértil donde puede florecer lo que todavía no tiene forma. Y, en ese proceso, descubrimos algo esencial: lo podemos hacer con lo que ya somos, porque todo lo necesario ya habita en nuestro interior.

Tu cerebro es plástico, tu bienestar también.
Cada día puedes enseñarle una forma más amable,
más consciente y presente de vivir.

El futuro se crea en tribu y en comunidad. Lo que más nos vitaliza es la calidad de nuestros vínculos y el sentido que le damos a la vida compartida. La trascendencia se expresa en lo que dejamos en el corazón de los demás: una presencia que acompaña, una escucha que abraza, una mirada que reconoce. Cada encuentro auténtico es parte del legado que construimos.

Ojalá que nunca tengamos la sensación de haber vivido dentro de un tren de alta velocidad. La plenitud se cultiva cuando saboreas cada instante, cuando eliges con calma, cuando te permites sentir el propio ritmo. Somos custodios de nuestra atención: allí donde la dirigimos se despliega la calidad y la plenitud de nuestra existencia. Lo que atiendes crece y lo que cuidas se transforma.

La esperanza es la memoria del futuro, porque el cerebro crea una imagen de lo que todavía no existe, pero que ya empieza a tomar forma en nuestro interior. Es una memoria hacia delante: una representación emocional que orienta nuestras decisiones y da sentido a nuestros pasos.

La ilusión abre camino. Te pone en marcha, suaviza la incertidumbre y te da dirección. Impulsa la colaboración y el sentido compartido. Cuando te atreves a ilusionarte, das permiso a otros a imaginar un futuro más amable, más humano y posible.

El futuro es de quienes aprenden,
no de quienes solo saben. Porque aprender
es abrir la mente, expandir la mirada
y renovar la vida desde dentro.

Te invito a mirar el futuro con optimismo e ilusión. Con la apertura de quien se sabe capaz de crear su propio camino, incluso cuando aún no ve todos los detalles. Cada persona lleva una brújula interior que se activa cuando se escucha, cuando reconoce sus emociones y cuando se permite avanzar con autenticidad. Los caminos no se encuentran: se crean. Y en el acto de crear se transforma tanto el destino como quien lo forja.

Lo que eliges practicar hoy se convierte en tu realidad de mañana.

El futuro comienza con lo que eliges ahora. Es lo que haces hoy. Lo creas tú día a día.

El futuro es lo que eres ahora, y ya está sucediendo en este instante.

Por eso, este libro es una invitación a cuidar y habitar tu tierra interior, a cultivar una vida que se sostiene en tu presencia, en tu claridad y en la fuerza suave de tus decisiones cotidianas. Cada paso que das configura un mapa nuevo, un recorrido más propio, más consciente, más pleno.

Ojalá que este libro sea una compañía serena y un impulso amable para seguir caminando.

Al fin y al cabo, tú acabas siendo lo que entrenas en esta vida.

AGRADECIMIENTOS

Como ya conté, la gratitud es mi emoción favorita y una de las virtudes más valiosas que podemos cultivar. A lo largo de mi camino, he tenido la fortuna de encontrar personas que me ofrecieron oportunidades, que confiaron en mí y que me acompañaron en cada etapa de mi crecimiento, aprendizaje y expansión. Gracias a quienes han enriquecido mi vida.

Gracias a los que creyeron en mí, a los que me dieron oportunidad y me acompañaron.

A quienes estuvieron cerca en los momentos decisivos, a quienes me sostuvieron con su presencia, su escucha y su mirada. Y también a todas las personas que impulsaron mis ideas, me enseñaron otras formas de ver el mundo y me animaron a rediseñarme una y otra vez. ¡Gracias!

Gracias a quienes forman parte de mis círculos de empatía y de este tejido humano que me impulsa a avanzar con sentido. Gracias por el apoyo, por las raíces que me sostienen y por el espacio seguro donde compartir con tanto afecto. Este libro se ha nutrido de cada vínculo, de cada conversación y de cada persona que estuvo —y está— en mi camino.

Gracias a los que me dieron raíces para crecer y alas para volar, y especialmente a quienes confiaron en mí. Creo profundamente que *somos* nuestras conexiones.

Gracias a mi familia y amigos por acompañarme con tanto amor y generosidad.

Gracias a la red de corazón que cree profundamente en mí y que me ha ayudado a desplegar y a compartir. Por ser bálsamo y refugio. Todos saben quiénes son y yo los llevo dentro de mí a donde vaya. Gracias a los que acompañan, seguramente con una sonrisa de ternura desde arriba, porque siempre es bueno reconocer de dónde venimos; para ellos también va este agradecimiento. Aquí también es bueno decir gracias en esloveno: *hvala*.

Gracias también a mis colaboradores, compañeros y alumnos, por ser fuentes de inspiración, por la dedicación con la que se implican y por ser gente que es mi hinchada y que me alienta.

Gracias a todos los que se alegraron por este libro y lo están esperando, y que han acompañado este proceso con cada pregunta, conversación y aliento.

Y gracias a todos ustedes que forman parte de mi comunidad y mi tribu; que acompañan, leen, preguntan, sostienen y retroalimentan esta curiosidad y también este entusiasmo por tender más puentes entre la teoría y la práctica.

Por último, quisiera reconocerme a mí misma la voluntad, la constancia, el amor y la pasión por lo que hago. Incluso cuando hay tropiezos o retos, siempre procuro atender aquello que hace brillar los ojos de los demás y, por añadidura, los míos.

A todas estas personas, **mi más profundo agradecimiento**.

BIBLIOGRAFÍA

1. ¿En busca del bienestar o la felicidad?

Aristóteles, *Ética a Nicómaco*, Gredos, 1995.

Baumeister, R. F., Bratslavsky, E., Finkenauer, C. y Vohs, K. D., «Bad is stronger than good», *Review of General Psychology* 5, 4 (2001), pp. 323-370.

Bear, M. F., Connors, B. W. y Paradiso, M. A., *Neurociencia: la exploración del cerebro* (4.ª ed.), Wolters Kluwer, 2016.

Damasio, A., *El sentimiento de lo que ocurre: cuerpo y emoción en la construcción de la conciencia*, Debate, 1999.

— *En busca de Spinoza: neurobiología de la emoción y los sentimientos*, Crítica, 2003.

Deci, E. L. y Ryan, R. M., «The "what" and "why" of goal pursuits: Human needs and the self-determination of behavior», *Psychological Inquiry* 11, 4 (2000), pp. 227-268.

Diener, E., «Subjective well-being», *Psychological Bulletin* 95, 3 (1984), pp. 542-575.

Dweck, C. S., *Mindset: The new psychology of success*, Random House, 2006.

Fredrickson, B. L., «The role of positive emotions in positive psychology: The broaden-and-build theory of positive emotions», *American Psychologist* 56, 3 (2001), pp. 218-226

Gong, D., Draschkow, D. y Nobre, A. C., «Focusing attention in working and long-term memory through dissociable mechanisms», *Nature Communications* 16 (2025), art. 4126.

Hebb, D. O., *The organization of behavior: A neuropsychological theory*, Wiley, 1949.

Kahneman, D., *Pensar rápido, pensar despacio*, Debate, 2011.

Kennedy, A. M., Makkar, M. y Appau, S., «Eudaimonic consumption careers», *International Journal of Research in Marketing* (2025).

Killingsworth, M. A. y Gilbert, D. T., «A wandering mind is an unhappy mind», *Science* 330, 6006 (2010), p. 932.

Kleinert, J., Seli, P., Smilek, D. y Danckert, J., «Neural dynamics of internal attention predict moment-to-moment fluctuations in executive control», *Psychological Science* 34, 9 (2023), pp.1183-1197.

LeDoux, J., *The emotional brain: The mysterious underpinnings of emotional life*, Simon & Schuster, 1996.

Mark, G., «Attention span: A grounded theory of managing attention in digital work», *Human Computer Interaction* 38, 1-2 (2023), pp. 1-54.

— «Multitasking in the digital age», *Synthesis Lectures on Human-Centered Informatics* 8, 3 (2015), pp. 1-113.

— «No task left behind? Examining the nature of fragmented work», *Proceedings of the SIGCHI Conference on Human Factors in Computing Systems, CHI* (2005).

— Gudith, D. y Klocke, U., «The cost of interrupted work: More speed and stress», *Proceedings of the SIGCHI Conference on Human Factors in Computing Systems, CHI* (2008).

McEwen, B. S., «Physiology and neurobiology of stress and adaptation: Central role of the brain», *Physiological Reviews* 87, 3 (2007), pp. 873-904.

Miyake, A., Friedman, N. P., Emerson, M. J., Witzki, A. H., Howerter, A.

y Wager, T. D., «The unity and diversity of executive functions and their contributions to complex "frontal lobe" tasks: A latent variable analysis», *Cognitive Psychology* 41, 1 (2000), pp. 49-100.

Panksepp, J., *Affective neuroscience: The foundations of human and animal emotions*, Oxford University Press, 1998.

Posner, M. I., «Orienting of attention», *Quarterly Journal of Experimental Psychology* 32, 1 (1980), pp. 3-25.

Rozin, P. y Royzman, E. B., «Negativity bias, negativity dominance, and contagion», *Personality and Social Psychology Review* 5, 4 (2001), pp. 296-320.

Saint-Exupéry, A. de., *Vuelo nocturno*, Editorial Sudamericana, 1931.

Schultz, W., «Predictive reward signal of dopamine neurons», *Journal of Neurophysiology* 80, 1 (1998), pp. 1-27.

Seligman, M. E. P., *Flourish: A visionary new understanding of happiness and well-being*. Free Press, 2011.

Varela, F. J., Thompson, E. y Rosch, E., *The embodied mind: Cognitive science and human experience*. MIT Press, 1991.

Waterman, A. S., «Two conceptions of happiness: Contrasts of personal expressiveness (eudaimonia) and hedonic enjoyment», *Journal of Personality and Social Psychology 64*, 4 (1993), pp. 678- 691.

2. Lo que el corazón quiere sentir: entrenar la mente a nuestro favor

Alcaraz, M. L., Bermejo, R. M. y Villanueva, C., «Stress can lead to an increase in smartphone use. An experimental study», *Frontiers in Psychology* 13 (2022), 760107.

Aldao, A., Nolen-Hoeksema, S. y Schweizer, S., «Emotion-regulation strategies across psychopathology. A meta-analytic review», *Clinical Psychology Review* 30, 2 (2010), pp. 217-237.

Barsade, S. G. y O'Neill, O. A., «What's love got to do with it? The influence of a culture of companionate love in the long-term care setting», *Administrative Science Quarterly* 59, 4 (2014), pp. 551-598.

Bartlett, M. Y., «Practicing gratitude builds resilience and hope», *Neuroscience News* (27 de abril de 2025).

Bergland, C., «The neurochemicals of happiness», *Psychology Today* (29 de abril de 2019).

Bisquerra, R. y Laymuns, G., *Diccionario de emociones y fenómenos afectivos*, PalauGea, 2018.

Bisquerra, R., *Psicopedagogía de las emociones*, Síntesis, 2009.

Butler, E. A. *et al.*, «The social consequences of expressive suppression», *Emotion* 3, 1 (2003), pp. 48-67.

Clifton, J., «Can great management improve mental health?», *Gallup* (9 de octubre de 2023).

Damasio, A. R., *Descartes' error. Emotion, reason, and the human brain*, Putnam, 1994.

Davidson, R. J. *et al.*, «Alterations in brain and immune function produced by mindfulness meditation», *Psychosomatic Medicine* 65, 4 (2003), pp. 564-570.

Eisenberger, N. I. y Lieberman, M. D., «Why rejection hurts. A common neural alarm system for physical and social pain», *Trends in Cognitive Sciences* 8, 7 (2004), pp. 294-300.

English, T. y John, O. P., «Understanding the social effects of emotion regulation. The mediating role of authenticity for individual differences in suppression», *Emotion* 13, 2 (2013), pp. 314-329.

Fredrickson, B. L., «What good are positive emotions?», *Review of General Psychology* 2, 3 (1998), pp. 300-319.

Fredrickson, B. L., «The role of positive emotions in positive psychology. The broaden-and-build theory of positive emotions», *American Psychologist* 56, 3 (2001), pp. 218-226.

Gross, J. J. y Levenson, R. W., «Hiding feelings. The acute effects of inhibiting negative and positive emotion», *Journal of Abnormal Psychology* 106, 1 (1997), pp. 95-103.

Karns, C. M., Moore, W. E. y Mayr, U., «The cultivation of pure altruism via gratitude. A functional MRI study of change with gratitude practice», *Frontiers in Human Neuroscience* 11 (2017), 599.

Khan, M. A., Ashraf, F., Anwar, A. y Malik, N. I., «Excessive smartphone use is associated with depression, anxiety, and stress among university students», *Frontiers in Psychiatry* 14 (2023), 10587281.

Kim, E. J., Pellman, B. y Kim, J. J., «Stress effects on the hippocampus: a critical review», *Learning & Memory* 22, 9 (2015), pp. 411-416.

Layous, K., Chancellor, J. y Lyubomirsky, S., «Positive activities as protective factors against mental health conditions», *Journal of Abnormal Psychology* 123, 1 (2014), pp. 3-12.

Lerner, J. S., Li, Y., Valdesolo, P. y Kassam, K. S., «Emotion and decision making», *Annual Review of Psychology* 66 (2015), pp. 799-823.

Liston, C. *et al.*, «Chronic stress, cortical plasticity and neuroecology», *Behavioural Processes* 124 (2016), p. 2740.

Liu, D., Baumeister, R. F., Yang, C. C. y Hu, B., «Digital stress and social media use. Stress-driven social media use predicts increased social media use and negative outcomes», *Frontiers in Psychology* 13 (2022), 9248848.

Liu, G. *et al.*, «Neural responses to intention and benefit appraisal are critical in distinguishing gratitude and joy», *Scientific Reports* 10 (2020), 7864.

Lopes, P. N., Salovey, P. y Straus, R., «Emotional intelligence, personality, and the perceived quality of social relationships», *Personality and Individual Differences* 35, 3 (2003), pp. 641-658.

Luo, W., Liu, B., Tang, Y., Huang, J. y Wu, J., «*Rest to Promote Learning. A Brain Default Mode Network Perspective*», *Behavioral Sciences* **14,** 4 (2024), p. 349.

Martins, A., Ramalho, N. y Morin, E., «A comprehensive meta-analysis of the relationship between emotional intelligence and health», *Personality and Individual Differences* 49, 6 (2010), pp. 554-564.

Mayer, J. D., Caruso, D. R. y Salovey, P., «Emotional intelligence meets traditional standards for an intelligence», *Intelligence* 27, 4 (2000), pp. 267-298.

Mayer, J. D., Roberts, R. D. y Barsade, S. G., «Human abilities. Emotional intelligence», *Annual Review of Psychology* 59 (2008), pp. 507-536.

Neff, K. D., Kirkpatrick, K. L. y Rude, S. S., «Self-compassion and adaptive psychological functioning», *Journal of Research in Personality* 41, 1 (2007), pp. 139-154.

Pascual-Leone, A., Fernández Ibáñez, A. y Bartrés-Faz, D., *El cerebro que cura*, Plataforma, 2019.

Pessoa, L., «On the relationship between emotion and cognition», *Nature Reviews Neuroscience* 9, 2 (2008), pp. 148-158.

Plomin, R. *et al.*, «Optimism, pessimism and mental health. A twin/adoption analysis», *Personality and Individual Differences* 13, 8 (1992), pp. 921-930.

Salovey, P. y Mayer, J. D., «Emotional intelligence», *Imagination, Cognition and Personality* 9, 3 (1990), pp. 185-211.

Sapolsky, R. M., «Glucocorticoids, stress, and their adverse neurological effects», en Sapolsky, R. M., *Glucocorticoids, Stress, and Their Adverse Neurological Effects*, NCBI Bookshelf, 2000.

Sapolsky, R. M., *Why Zebras Don't Get Ulcers*, Owl Book-Henry Holt and Co, 2004.

Schutte, N. S. *et al.*, «A meta-analytic investigation of the relationship between emotional intelligence and health», *Personality and Individual Differences* 42, 6 (2007), pp. 921-933.

Vine, V., Boyd, R. L. y Pennebaker, J. W., «Natural emotion vocabularies as windows on distress and well-being», *Nature Communications* 11 (2020), 4525.

3. Dotarnos de sentido: el fluir y la huella. ¿Has encontrado tu por qué y para qué?

Abellaneda-Pérez, K. *et al.*, «Purpose in life promotes resilience to age-related brain burden in middle-aged adults», *Alzheimer's Research &Theraphy* 15, 1 (2023), pp. 1-11.

Alimujiang, A. *et al.*, «Association between life purpose and mortality among US adults older than 50 years», *JAMA Network Open* 2, 5 (2019), e194270.

Boyle, P. A., Buchman, A. S., Barnes, L. L. y Bennett, D. A., «Purpose in life as a predictor of cognitive decline and Alzheimer's disease», *Neurology* 96, 2 (2025), pp. 48-55.

Csikszentmihalyi, M., *Fluir (flow). Una psicología de la felicidad*, Kairós, 1997.

Frankl, V. E., *El hombre en busca de sentido*, Herder, 2004.

Fredrickson, B. L. y Cole, S. W., «A functional genomic perspective on human well-being», *Proceedings of the National Academy of Sciences* 110, 33 (2013), pp. 13684-13689.

García, H. y Miralles, F., *Ikigai. Los secretos de Japón para una vida larga y feliz*, Urano, 2016.

Hill, P. L. y Turiano, N. A., «Purpose in life as a predictor of mortality across adulthood», *Psychological Science* 25, 7 (2014), pp. 1482-1486.

Inagaki, T. K. y Eisenberger, N. I., «Giving support to others reduces sympathetic nervous system-related responses to stress», *Brain, Behavior, and Immunity* 52 (2016), pp. 1-7.

Kim, E. S., Sun, J. K., Park, N. y Peterson, C., «Purpose in life and reduced incidence of stroke and myocardial infarction. Findings from a 10-year follow-up study», *Psychosomatic Medicine* 75, 7 (2013), pp. 691-697.

Kim, E. S., Shiba, K., Boehm, J. K. y Kubzansky, L. D., «Reduced epigenetic aging in older adults with high sense of purpose in life», *Aging* 15, 4 (2023), pp. 1201-1214.

Kim, E. S., Shiba, K., Boehm, J. K. y Kawachi, I., «Purpose in life and sleep health in older adults», *Sleep Health* 7, 2 (2021), pp. 267-273.

Okun, M. A., Yeung, E. W. y Brown, S., «Volunteering by older adults and risk of mortality. A meta-analysis», *American Journal of Preventive Medicine* 45, 5 (2013), pp. 569-576.

Robinson, K. y Aronica, L., *El elemento. Descubrir tu pasión lo cambia todo*, Grijalbo, 2010.

Schreier, H. M. C., Schonert-Reichl, K. A. y Chen, E., «Effect of volunteering on risk factors for cardiovascular disease in adolescents. A randomized controlled trial», *JAMA Pediatrics* 167, 4 (2013), pp. 327-332.

Shiba, K., Kawachi, I. y Kim, E. S., «Purpose in life and mortality in older adults. A prospective study», *The Lancet Public Health* 6, 11 (2021), e760-e768.

Sutin, A. R., Stephan, Y. y Terracciano, A., «Purpose in life and pulmonary function. A meta-analysis of longitudinal cohort studies», *Journal of Psychosomatic Research* 165 (2025), pp. 111-119.

Tosi, A. y Warmuth, A., «Loneliness, purpose in life, and neural network organization. A population-based study», *Journal of Affective Disorders* 256 (2019), pp. 490-498.

Ryff, C. D. y Singer, B., «Emotional well-being. What and why?», *Annals of the New York Academy of Sciences* 935, 1 (2001), pp. 13-23.

Ryff, C. D. y Singer, B., «Purpose in life and its role in health and longevity. Findings from the MIDUS study», *Journal of Health Psychology* 23, 7 (2018), pp. 1067-1078.

Wilson, E. O., *El sentido de la existencia humana*, Gedisa, 2016.

4. La potencia de contar con círculos de empatía: el impacto de nuestras redes

Algoe, S. B. y Haidt, J., «Witnessing excellence in action. The "other-praising" emotions of elevation, gratitude, and admiration», *Emotion* 9, 3 (2009), pp. 371-408.

Coan, J. A., Schaefer, H. S. y Davidson, R. J., «Lending a hand. Social regulation of the neural response to threat», *Psychological Science* 17, 12 (2006), pp. 1032-1039.

Cozolino, L., *The social neuroscience of education. Optimizing attachment and learning in the classroom*, W. W. Norton & Company, 2014.

Davidson, R. J. y McEwen, B. S., «Social influences on neuroplasticity. Stress and interventions to promote well-being», *Nature Neuroscience* 15, 5 (2012), pp. 689-695.

Decety, J., «Dissecting the neural mechanisms mediating empathy», *Emotion Review* 3, 1 (2011), pp. 92-108.

Decety, J. y Cowell, J. M., «The complex relation between morality and empathy», *Trends in Cognitive Sciences* 18, 7 (2014), pp. 337-339.

Decety, J. y Jackson, P. L., «The functional architecture of human empathy», *Behavioral and Cognitive Neuroscience Reviews* 3, 2 (2004), pp. 71-100.

Dikker, S. *et al.*, «*Brain-to-brain synchrony tracks real-world dynamic group interactions in the classroom*», *Current Biology* 27, 9 (2017), pp. 1375-1380.

Dreisoerner, A., Junker, N. M., Schmukle, S. C. y Ditzen, B., «The stress-buffering effect of physical touch: Experimental evidence for the stress-reducing effect of hugging», *Psychosomatic Medicine* 83, 9 (2021), pp. 927-935.

Eisenberger, N. I., Lieberman, M. D. y Williams, K. D., «Does rejection hurt? An fMRI study of social exclusion», *Science* 302, 5643 (2003), pp. 290-292.

Engen, H. G. y Singer, T., «Compassion-based emotion regulation up-regulates experienced positive affect and associated neural networks», *Social Cognitive and Affective Neuroscience* 10, 9 (2015), pp. 1291-1301.

Feldman, R., «The neurobiology of human attachments», *Trends in Cognitive Sciences* 21, 2 (2017), pp. 80-99.

Fredrickson, B. L. *et al.*, «A functional genomic perspective on human well-being», *Proceedings of the National Academy of Sciences* 110, 33 (2013), pp. 13684-13689.

Hari, R. y Kujala, M. V., «Brain basis of human social interaction. From concepts to brain imaging», *Physiological Reviews* 89, 2 (2009), pp. 453-479.

Holt-Lunstad, J., Smith, T. B. y Layton, J. B., «Social relationships and mortality risk: A meta-analytic review», *PLoS Medicine* 7, 7 (2010), e1000316.

Klimecki, O. M., Leiberg, S., Lamm, C. y Singer, T., «Functional neural plasticity and associated changes in positive affect after compassion training», *Cerebral Cortex* 24, 7 (2014), pp. 1664-1673.

Kok, B. E. *et al.*, «How positive emotions build physical health. Perceived positive social connections account for the upward-spiral between positive emotions and vagal tone», *Psychological Science* 24, 7 (2013), pp. 1123-1132.

Lämmer, L. *et al.*, «Impact of social isolation on grey matter structure and cognitive functions. A population-based longitudinal neuroimaging study» *eLife* 12 (2023), e83660.

Light, K. C., Grewen, K. M. y Amico, J. A., «More frequent partner hugs and higher oxytocin levels are linked to lower blood pressure and heart rate in premenopausal women», *Biological Psychology* 69, 1 (2005), pp. 5-21.

Lutz, A., Brefczynski-Lewis, J., Johnstone, T. y Davidson, R. J., «Regulation of the neural circuitry of emotion by compassion meditation. Effects of meditative expertise», *PLoS ONE* 3, 3 (2008), e1897.

McEwen, B. S., «Physiology and neurobiology of stress and adaptation. Central role of the brain», *Physiological Reviews* 87, 3 (2007), pp. 873-904.

Murphy, M. L. M., Janicki-Deverts, D. y Cohen, S., «Receiving a hug is associated with the attenuation of negative mood that occurs on days with interpersonal conflict», *PLoS ONE* 13, 10 (2018), e0203522.

Neff, K. D., «Self-compassion. An alternative conceptualization of a healthy attitude toward oneself», *Self and Identity* 2, 2 (2003), pp. 85-101.

Pascual-Leone, A., Fernández Ibáñez, A. y Bartrés-Faz, D, *El cerebro que cura*, Plataforma Editorial, 2019.

Siegel, D. J., *The developing mind. How relationships and the brain interact to shape who we are*, Guilford Press, 2012.

Singer, T. y Lamm, C., «The social neuroscience of empathy», *Annals of the New York Academy of Sciences* 1156, 1 (2009), pp. 81-96.

Waldinger, R. J. y Schulz, M. S., *The Harvard Study of Adult Development*, Department of Psychiatry of Harvard Medical School, Boston, 2010-presente.

Waldinger, R. J. y Schulz, M. S., *What makes a good life? Lessons from the longest study on happiness* (TED Talk), 2016, <https://www.ted.com/talks/robert_waldinger_what_makes_a_good_life_lessons_from_the_longest_study_on_happiness>.

Waldinger, R. J. y Schulz, M. S., *The good life. Lessons from the world's longest scientific study of happiness*, Simon y Schuster, 2003.

Zak, P. J., «Oxytocin increases generosity in humans», *PLoS ONE* 1, 1 (2005), e112.

Zak, P. J., *The Moral Molecule. The Source of Love and Prosperity*, Dutton, 2013.

Zaki, J. y Ochsner, K. N., «The neuroscience of empathy: Progress, pitfalls and promise», *Nature Neuroscience* 15, 5 (2012), pp. 675-680.

5. La sabiduría del cuerpo. La influencia de la doble vía cuerpo-cerebro

Arslanova, I., Buonomano, D. V. y Melloni, L., «Wrinkles in subsecond time perception are synchronized to the heartbeat», *Proceedings of the National Academy of Sciences* 120, 13 (2023), e2219316120.

Arslanova, I., Ten Oever, S., Meijer, D. y Sack, A. T., «Perceived time expands and contracts within each heartbeat», *Nature Human Behaviour* 7 (2023), pp. 1952-1961.

ASICS, *ASICS public service announcement warns the world about workplace mental health threat*, ASICS Corporation, 7 de octubre de 2024.

Balban, M. Y. *et al.*, «Brief structured respiration practices enhance mood and reduce physiological arousal», *Cell Reports Medicine* 4, 2 (2023), 100985.

Besedovsky, L., Lange, T. y Born, J., «Sleep and immune function», *Pflugers Archiv-European Journal of Physiology* 463, 1 (2011), pp. 121-137.

Black, D. S., O'Reilly, G. A., Olmstead, R., Breen, E. C. y Irwin, M. R., «Mindfulness meditation and improvement in sleep quality and daytime impairment among older adults with sleep disturbances. A randomized clinical trial», *JAMA Internal Medicine* 175, 4 (2015), pp. 494-501.

Booth, F. W., Roberts, C. K. y Laye, M. J., «Lack of exercise is a major cause of chronic diseases», *Comprehensive Physiology* 2, 2 (2012), pp. 1143-1211.

Brooks, A., Lack, L. y Wright, H., «To nap or not to nap? A systematic review evaluating the effect of napping on mood, cognition, health, and performance», *Sleep Medicine Reviews* 59 (2021), 101448.

Castellanos, N., *Neurociencia del cuerpo*, Kairós, 2022.

Clark, A., Mach, N. y Exercise and Gut Microbiota Research Group, «Exercise-induced stress behavior, gut–microbiota–brain axis, and diet. A systematic review for athletes», *Journal of the International Society of Sports Nutrition* 13, 43 (2016), pp. 1-21.

Craig, M., Dewar, M., Della Sala, S. y Wolbers, T., «Rest boosts the long-term retention of spatial associative and temporal order information», *Hippocampus* 25, 9 (2015), pp. 1017-1027.

Cryan, J. F. *et al.*, «The microbiota-gut-brain axis», *Nature Reviews Neuroscience* 20, 1 (2019), pp. 53-67.

Damasio, A. R., *Descartes' error: Emotion, reason, and the human brain*, G. P. Putnam's Sons, 1994.

Fond, G. *et al.*, «The role of microbiota and inflammation in self-judgement and empathy. Implications for understanding the brain–gut–microbiome axis in depression», *Translational Psychiatry* 9 (2019), p. 227.

Fülling, C., Dinan, T. G. y Cryan, J. F., «Gut Microbe to Brain Signaling. What Happens in Vagus», *Neuron* 101, 6 (2019), pp. 998-1002.

Furness, J. B., «The enteric nervous system and neurogastroenterology», *Nature Reviews Gastroenterology & Hepatology* 9, 5 (2012), pp. 286-294.

Gershon, M. D., *The second brain. A groundbreaking new understanding of nervous disorders of the stomach and intestine*, HarperCollins, 1998.

Harvard Health Publishing, *Mind/body connection. How your emotions affect your health*, Harvard Medical School, 2018.

Hillman, C. H. *et al.*, «The effect of acute treadmill walking on cognitive control and academic achievement in preadolescent children», *Neuroscience* 159, 3 (2009), pp. 1044-1054.

Holzer, P., «Gut signals and gut feelings. The gut–brain axis and its effect on affect, cognition, and decision making», *Neurogastroenterology & Motility* 34, 6 (2022), e14384.

Hsiao, E. Y. *et al.*, «Microbiota modulate behavioral and physiological abnormalities associated with neurodevelopmental disorders», *Cell* 155, 7 (2013), pp. 1451-1463.

Hu, C., Wang, Y., Sun, Y., Arteta-Garcia, J. y Purol, S., «The relationship between self-compassion and sleep quality», *Mindfulness* 9, 6 (2015), pp. 1937-1945.

Jung, J. H. *et al.*, «Investigation on the effect of oral breathing on cognitive function», *Brain Sciences* 11, 6 (2021), p. 771.

Kiecolt-Glaser, J. K., McGuire, L., Robles, T. F. y Glaser, R., «Emotions, morbidity, and mortality. New perspectives from psychoneuroimmunology», *Proceedings of the National Academy of Sciences* 99, 1 (2002), pp. 16403-16407.

Kirste, I. *et al.*, «Is silence golden? Effects of auditory stimuli and their absence on adult hippocampal neurogenesis», *Brain Structure and Function* 219, 3 (2013), pp. 1221-1228.

Kral, T. R. A. *et al.*, «Impact of short- and long-term mindfulness meditation training on amygdala reactivity to emotional stimuli», *NeuroImage* 181 (2018), pp. 301-313.

Latella, C., Hendy, A. M. y Pearce, A. J., «Cortical corticospinal and reticulospinal contributions to strength training», *Journal of Neuroscience* 40, 34 (2020), pp. 6482-6489.

Leung, M. K. *et al.*, «Increased gray matter volume in the right angular and posterior parahippocampal gyri in loving-kindness meditators», *Social Cognitive and Affective Neuroscience* 8, 1 (2013), pp. 34-39.

Lourenço, M. V. *et al.*, «Exercise-linked FNDC5/irisin rescues synaptic plasticity and memory defects in Alzheimer's models», *Nature Medicine* 25, 1 (2022), pp. 165-175.

Ma, C. *et al.*, «Physical exercise induces hippocampal neurogenesis and prevents cognitive decline», *Behavioural Brain Research* 317 (2017), pp. 332-339.

Russo, S. J. *et al.*, «Neurobiology of resilience», *Nature Neuroscience* 15, 11 (2012), pp. 1475-1484.

Mayer, E. A. *et al.*, «Gut microbes and the brain. Paradigm shift in neuroscience», *Journal of Neuroscience* 34, 46 (2014), 15490-15496.

Merom, D., Ding, D. y Stamatakis, E., «Dancing participation and cardiovascular disease mortality. A pooled analysis of 11 population-based surveys with 48,000 participants», *American Journal of Preventive Medicine* 50, 6 (2016), pp. 756-760.

Monda, V. *et al.*, «Exercise modifies the gut microbiota with positive health effects», *Oxidative Medicine and Cellular Longevity* 2017 (2017), 3831972.

Moser, G., «Desde el centro del cuerpo», *Revista Mente y Cerebro* 57 (2012).

Nicolas, G. R., Chang, P. V. *et al.*, «Exercise mitigates a gut microbiota-mediated reduction in anxiety-like behaviors», *Translational Psychiatry* 14 (2024), p. 215.

Northey, J. M. *et al.*, «Exercise interventions for cognitive function in adults older than 50. A systematic review with meta-analysis», *British Journal of Sports Medicine* 52, 3 (2018), pp. 154-160.

Park, D. H., Kim, J. W., Park, H.-J. y Hahm, D.-H., *Comparative Analysis of the Microbiome across the Gut–Skin Axis in Atopic Dermatitis*, 2021.

Peper, E., Lin, I. M., Harvey, R. y Perez, J., «How posture affects memory recall and mood», *Biofeedback* 45, 2 (2017), pp. 36-41.

Raichle, M. E., «The brain's default mode network», *Annual Review of Neuroscience* 38 (2015), pp. 433-447.

Raichle, M. E. *et al.* «A default mode of brain function», *Cerebral Cortex* 11, 8 (2001), pp. 793-805.

Rasch, B. y Born, J., «About sleep's role in memory», *Physiological Reviews* 93, 2 (2013), pp. 681-766.

Richter, C. G., Babo-Rebelo, M., Schwartz, D. y Tallon-Baudry, C., «Phase–amplitude coupling at the organism level. The amplitude of spontaneous alpha rhythm fluctuations varies with the phase of the gastric basal rhythm», *Journal of Neuroscience* 37, 3 (2017), pp. 811-822.

Schaub, A. C. *et al.* «Clinical, gut microbial and neural effects of a probiotic add-on therapy in depression. A randomized controlled trial», *Translational Psychiatry* 12 (2022), p. 227.

Slavich, G. M. y Irwin, M. R., «From stress to inflammation and major depressive disorder. A social signal transduction theory of depression», *Psychological Bulletin* 140, 3 (2014), pp. 774-815.

Smirnov, D. *et al.*, «Emotions amplify speaker–listener neural alignment», *Human Brain Mapping* 40, 15 (2019), pp. 4777-4788.

Stellar, J. E. *et al.*, «Positive affect and markers of inflammation. Discrete positive emotions predict lower levels of proinflammatory cytokines», *Emotion* 15, 2 (2015), pp. 129-133.

Stoffers, D. *et al.*, «The emergence of resting state fMRI as a paradigm for understanding brain function», *NeuroImage* 62, 2 (2012), pp. 891-905.

Suga, A., Uraguchi, M., Tange, A., Ishikawa, H. y Ohira, H., «Cardiac interaction between mother and infant. Enhancement of heart rate variability», *Scientific Reports* 9 (2019), 20019.

Tallon-Baudry, C., Campana, F., Park, H. D. y Babo-Rebelo, M., «The neural monitoring of visceral inputs, rather than attention, accounts for first-person perspective in conscious vision», *Cortex* 74 (2014), pp. 240-248.

Tarr, B., Launay, J., Cohen, E. y Dunbar, R. I. M., «Synchrony and exertion during dance independently raise pain threshold and encourage social bonding», *Biology Letters* 11, 10 (2015), 20150767.

Van Lutterveld, R., Van Dellen, E., Pal, P., Yang, H., Stam, C. J. y Brewer, J., «Meditation is associated with increased brain network integration», *NeuroImage* 158 (2017), pp. 18-25.

Varghese, T., Mishra, S., Sudhakar, M. y Mishra, B., «Physical exercise and the gut microbiome. A bidirectional interaction», *Nutrients* 16, 21(2024), 3663.

Veenstra, L., Schneider, I. K. y Koole, S. L., «Embodied mood regulation», *Cognition and Emotion* 31, 7 (2017), pp. 1361-1376.

Villringer, A., Nikulin, V. V. y Gaebler, M., «Brain–body states as a link between cardiovascular and mental health», *Trends in Neurosciences* (2025).

Wang, S. *et al.*, «Shared neural mechanisms of chronic insomnia disorder and sleep deprivation. A meta-analysis of functional neuroimaging studies», *JAMA Psychiatry* 80, 9 (2023), pp. 941-951.

Wrann, C. D. *et al.*, «Exercise induces hippocampal BDNF through a PGC-1a/FNDC5 pathway», *Cell Metabolism* 18, 5 (2013), pp. 649-659.

Xie, L. *et al.*, «Sleep drives metabolite clearance from the adult brain», *Science* 342, 6156 (2013), pp. 373-377.

Yano, J. M. *et al.*, «Indigenous bacteria from the gut microbiota regulate host serotonin biosynthesis», *Cell* 161, 2 (2015), pp. 264-276.

Zaccaro, A., Filippi, R., Verrienti, P. y Gemignani, A., «Nasal airflow promotes default mode network activity», *Respiratory Physiology & Neurobiology* 301 (2022), 103902.

Zhai, L., Zhang, Y. y Zhang, D., «Sedentary behaviour and the risk of depression. A meta-analysis», *BMC Public Health* 15 (2015), p. 768.

6. Entorno: cuidarse siempre es integral, ¿cuál es el impacto del contexto?

Allen, J. G. *et al.*, «Associations of cognitive function scores with carbon dioxide, ventilation, and volatile organic compound exposures in office workers. A controlled exposure study of green and conventional office environments», *Environmental Health Perspectives* 124, 6 (2016), pp. 805-812.

Barton, J., Griffin, M. y Pretty, J., «Exercise-, nature- and socially interactive-based initiatives improve mood and self-esteem in the clinical population», *Perspectives in Public Health* 132, 2 (2012), pp. 89-96.

Bouchard, T. J. y McGue, M., «Genetic and environmental influences on human psychological differences», *Journal of Neurobiology* 54 1 (2003), pp. 4-45.

Bowers, M. E. y Yehuda, R., «Intergenerational transmission of stress in humans», *Neuropsychopharmacology* 41, 1 (2016), pp. 232-244.

Browning, W. D., Ryan, C. O. y Clancy, J. O., *14 Patterns of Biophilic Design*, Terrapin Bright Green, 2014.

Cohen, S. *et al.*, «Social ties and susceptibility to the common cold», *JAMA* 277, 24 (1997), pp. 1940-1944.

Collado, S., Evans, G. W. y Sorrel, M. A., «The role of children's connection to nature in determining environmental attitudes and behaviors», *Environment and Behavior* 49, 1 (2017), pp. 31-61.

Cox, D. T. C. *et al.*, «Doses of neighborhood nature. The benefits for mental health of living with nature», *Bioscience* 67, 2 (2017), pp. 147-155.

Devine, R. T. y Hughes, C., «Family influences on the development of metacognition and mentalizing in childhood», *Child Development Perspectives* 15, 2 (2021), pp. 97-103.

Epel, E. S. *et al.*, «Accelerated telomere shortening in response to life stress», *Proceedings of the National Academy of Sciences* 101, 49 (2004), 17312-17315.

Hasson, U. y Honey, C. J., «Synchronized minds: Brain-to-brain coupling during communication», *Scientific American* 329, 1 (2023), pp. 50-57.

Hedblom, M. *et al.*, «Bird diversity improves the well-being of people in green spaces», *Urban Forestry & Urban Greening* 24 (2017), pp. 82-90.

Helgeson, V. S. y Cohen, S., «Social support and adjustment to cancer. Reconciling descriptive, correlational, and intervention research», *Health Psychology / Journal of Behavioral Medicine* (1996).

Hughes, C. y Devine, R. T., «Individual differences in theory of mind from preschool to adolescence: Achievements and directions», *Child Development Perspectives* 13, 1 (2019), pp. 26-31.

Ibáñez, A., Sedeño, L., García, A. M. *et al.*, «Social exposome shapes brain health in Latin America: Evidence from structural and functional networks», *Nature Communications* 14 (2023), 1234.

Kaliman, P. *et al.*, «Rapid changes in histone deacetylases and inflammatory gene expression in expert meditators», *Psychoneuroendocrinology* 40 (2014), pp. 96-107.

Kiecolt-Glaser, J. K. *et al.*, «Hostile marital interactions, proinflammatory cytokine production, and wound healing», *Archives of General Psychiatry* 62, 12 (2005), pp. 1377-1384.

Lazar, S. W., Kerr, C. E., Wasserman, R. H. *et al.*, «Meditation experience is associated with increased cortical thickness», *NeuroReport* 16, 17 (2005), pp. 1893-1897.

Lederbogen, F. *et al.*, «City living and urban upbringing affect neural social stress processing in humans», *Nature* 474 (2011), pp. 498-501.

Marselle, M. R., Irvine, K. N. y Warber, S. L., «Examining group walks in nature and multiple aspects of well-being. A large-scale study», *Ecopsychology* 6, 3 (2014), pp. 134-147.

Martin, L., White, M. P., Hunt, A., Richardson, M., Pahl, S. y Burt, J., «Nature contact, nature connectedness and associations with health, wellbeing and pro-environmental behaviours», *Journal of Environmental Psychology* 68 (2020), 101389.

Park, B. J., Tsunetsugu, Y., Kasetani, T., Kagawa, T. y Miyazaki, Y., «The physiological effects of Shinrin-yoku (taking in the forest atmosphere or forest bathing): evidence from field experiments in 24 forests across Japan», *Environmental Health and Preventive Medicine* 15, 1 (2010), pp. 18-26.

Plomin, R., DeFries, J. C., Knopik, V. S. y Neiderhiser, J. M., *Behavioral Genetics*, Worth Publishers, 2013.

Poelmans, H., Cole-Hunter, T., De Marco, R., Gawryluk, J. R. *et al.*, «Diesel exhaust acutely alters brain functional connectivity in humans. A randomized controlled crossover study», *Environmental Health* 22, 1 (2023), p. 9.

Pretty, J., Peacock, J., Sellens, M. y Griffin, M., «The mental and physical health outcomes of green exercise», *International Journal of Environmental Health Research* 15, 5 (2007), pp. 319-337.

Puterman, E., Lin, J., Krauss, J., Blackburn, E. H. y Epel, E. S., «Determinants of telomere attrition over 1 year in healthy older women. Stress and health behaviors matter», *Molecular Psychiatry* 20, 4 (2015), pp. 529-535.

Richardson, M., Passmore, H.-A., Barbett, L., Lumber, R., Thomas, R. y Hunt, A., «The nature connectedness research group. Improving wellbeing through nature», *Journal of Public Mental Health* 19, 4 (2020), pp. 275-284.

Robinson, K., *Do schools kill creativity?*, TED Conference [Charla TED], 2006, <https://www.ted.com/talks/ken_robinson_do_schools_kill_creativity>.

Rouault, M., Seow, T., Gillan, C. M. y Fleming, S. M., «Psychiatric symptom dimensions are associated with dissociable shifts in metacognition but not task performance», *Biological Psychiatry* 84, 6 (2018), pp. 443-451.

Spiegel, D., Bloom, J. R., Kraemer, H. C. y Gottheil, E., «Effect of psychosocial treatment on survival of patients with metastatic breast cancer», *The Lancet* 334, 8668 (1989), pp. 888-891.

Sudimac, S., Sale, V. y Kühn, S., «How nature nurtures. Amygdala activity decreases as the result of a one-hour walk in nature», *Molecular Psychiatry* 27 (2022), pp. 4445-4452.

Uchino, B. N., «Social support and health. A review of physiological processes potentially underlying links to disease outcomes», *Journal of Behavioral Medicine* 29, 4 (2006), pp. 377-387.

White, M. P. *et al.*, «Spending at least 120 minutes a week in nature is associated with good health and wellbeing», *Scientific Reports* 9 (2019), 7730.

7. Neuroplasticidad autodirigida

Barulli, D. y Stern, Y., «Cognitive reserve. Implications for assessment and intervention», *Nature Reviews Neuroscience* 19, 11 (2018), pp. 653-665.

Davidson, R. J. *et al.*, «Alterations in brain and immune function produced by mindfulness meditation», *Psychosomatic Medicine* 65, 4 (2003), pp. 564-570.

Eriksson, P. S. *et al.*, «Neurogenesis in the adult human hippocampus», *Nature Medicine* 4, 11 (1998), pp. 1313-1317.

Feldman, J. L., «Central pattern generators and the neural control of breathing. Toward a unified theory of respiratory rhythm generation», *Annual Review of Neuroscience* 39 (2016), pp. 501-523.

Feldman, J. L., Del Negro, C. A. y Gray, P. A., «Understanding the rhythm of breathing. So near, yet so far», *Annual Review of Physiology* 75 (2013), pp. 423-452.

Gould, E., Tanapat, P., Hastings, N. B. y Shors, T. J., «Neurogenesis in adulthood. A possible role in learning», *Trends in Cognitive Sciences* 3, 5 (1999), pp. 186-192.

Gruber, M. J. y Ranganath, C., «How curiosity enhances hippocampus-dependent memory. The Prediction, Appraisal, Curiosity, and Exploration (PACE) framework», *Trends in Cognitive Sciences* 23, 12 (2019), pp. 1014-1025.

Kuhn, H. G., Dickinson-Anson, H. y Gage, F. H., «Neurogenesis in the dentate gyrus of the adult rat. Age-related decrease of neuronal progenitor proliferation», *Journal of Neuroscience* 16, 6 (1996), pp. 2027-2033.

Lazar, S. W. *et al.*, «Meditation experience is associated with increased cortical thickness», *NeuroReport* 16, 17 (2005), pp. 1893-1897.

Liu, T. y Slavich, G. M., «Immune resilience predicts resístanse to mortality and longevity in humans», *Nature Communications* 14 (2023), art. 12345.

Ma, C. *et al.*, «Physical exercise induces hippocampal neurogenesis and prevents cognitive decline», *Behavioural Brain Research* 317 (2017), pp. 332-339.

Mamey, M. J., «Maternal care, gene expression, and the transmission of individual differences in stress reactivity across generations», *Annual Review of Neuroscience* 24 (2004), pp. 1161-1192.

Miller, S. M. y Sahay, A., «Functions of adult-barn neurons in hippocampal memory interferente and indexing», *Nature Reviews Neuroscience* 20, 10 (2019), pp. 593-605.

Pascual-Leone, A. y García Vega, J., *El cerebro que cura*, Plataforma Editorial, 2019.

Russo, S. J. *et al.*, «Neurobiology of resilience», *Nature Neuroscience* 15, 11 (2012), pp. 1475-1484.

Santaella, L. *et al.*, «Requieren of hippocampal neurogenesis for the behavioral effects of antidepressants», *Science* 301, 5634 (2003), pp. 805-809.

Scarmeas, N. y Stern, Y., «Cognitive reserve and lifestyle», *Journal of Clinical and Experimental Neuropsychology* 25, 5 (2003), pp. 625-633.

Stern, Y., «Cognitive reserve», *Neuropsychologia* 47, 10 (2009), pp. 2015-2028.

Stern, Y., Barnes, C. A., Grady, C., Jones, R. N. y Raz, N., «Cognitive reserve», *Nature Reviews Neuroscience* 19, 11 (2018), pp. 653-666.

Valenzuela, M. J. y Sachdev, P., «Brain reserve and cognitive decline. A non-parametric systematic review», *Psychological Medicine* 36, 8 (2006), pp. 1065-1073.

Yackle, K. *et al.*, «Breathing control center neurons that promote arousal in mice», *Science* 355, 6332 (2017), pp. 1411-1415.